头颈部放射治疗解剖图谱

第2版

编著｜罗京伟　罗德红

主审｜徐国镇　高　黎　高　艳

人民卫生出版社

·北京·

图书在版编目（CIP）数据

头颈部放射治疗解剖图谱 / 罗京伟，罗德红编著
. —2 版 . —北京：人民卫生出版社，2023.3
ISBN 978-7-117-33953-7

Ⅰ.①头… Ⅱ.①罗…②罗… Ⅲ.①头颈部肿瘤 —
放射疗法 —图谱 Ⅳ.①R739.91–64

中国版本图书馆 CIP 数据核字（2022）第 204560 号

人卫智网	www.ipmph.com	医学教育、学术、考试、健康，购书智慧智能综合服务平台
人卫官网	www.pmph.com	人卫官方资讯发布平台

头颈部放射治疗解剖图谱

Toujingbu Fangshe Zhiliao Jiepou Tupu

第 2 版

编　　著：罗京伟　罗德红

出版发行：人民卫生出版社（中继线 010-59780011）

地　　址：北京市朝阳区潘家园南里 19 号

邮　　编：100021

E - mail：pmph @ pmph.com

购书热线：010-59787592　010-59787584　010-65264830

印　　刷：北京华联印刷有限公司

经　　销：新华书店

开　　本：889×1194　1/16　**印张**：22　**插页**：1

字　　数：729 千字

版　　次：2017 年 3 月第 1 版　　2023 年 3 月第 2 版

印　　次：2023 年 5 月第 1 次印刷

标准书号：ISBN 978-7-117-33953-7

定　　价：218.00 元

打击盗版举报电话：010-59787491　**E-mail**：WQ @ pmph.com

质量问题联系电话：010-59787234　**E-mail**：zhiliang @ pmph.com

数字融合服务电话：4001118166　　**E-mail**：zengzhi @ pmph.com

作者简介

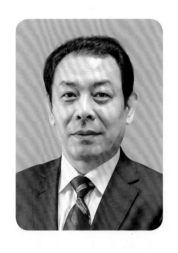

罗京伟

医学博士,中国医学科学院肿瘤医院放射治疗科主任医师,教授,博士研究生导师。

全国肿瘤规范化诊疗专家委员会成员,中国医师协会放射肿瘤治疗学分会常委,中国颅底外科多学科协作组常委,中国抗癌协会热疗专业委员会副主任委员,中国老年医学学会老年肿瘤专业委员会放射治疗学分会首届主任委员。

从事肿瘤放射治疗和综合治疗工作30余年,在头颈部肿瘤放射治疗、综合治疗及个体化治疗方面积累了大量的临床经验;对于少见肿瘤的规范化治疗也做了有益的探索,如对颈段食管癌、嗅神经母细胞瘤、鼻腔副鼻窦肿瘤等病种临床资料的总结和研究,表明中国医学科学院肿瘤医院综合治疗水平具备中国特色并已达到国际水平;对难治性肿瘤积累了热疗的大量临床经验,也开展了许多开拓性的临床研究;同时对头颈部肿瘤并发症,如放射性脑病、溃疡等临床诊治上也有较深入研究。获得中国医药卫生发展基金资助项目的优秀成果奖1项,以及院校奖4项。

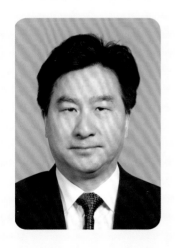

罗德红

主任医师,北京协和医学院、南方科技大学博士研究生导师,中国医学科学院肿瘤医院影像诊断科副主任,中国医学科学院肿瘤医院深圳医院放射诊断科主任。

中华医学会放射学分会头颈专业组副组长,中国抗癌协会肿瘤影像专业委员会常委,中国医学装备协会放射影像装备分会常委,中国研究型医院学会肿瘤影像诊断专业委员会常委,广东省医学会放射学分会常委,深圳市抗癌协会肿瘤影像专业委员会主任委员。

熟悉CT、MRI等影像解剖及肿瘤分期,掌握全身各种肿瘤的发病规律及影像学特点,在肿瘤诊断、鉴别诊断、影像学方法及治疗方法的选择,疗效分析,预后评估等方面有丰富的经验。主持国家级课题4项,参与国家级及省部级课题多项。2010年、2011年获教育部科技进步奖一等奖及国家教育部科技进步奖二等奖(第三完成人)。

主审简介

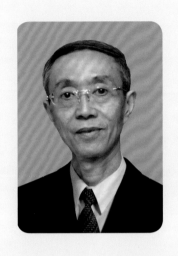

徐国镇

主任医师，教授，中国医学科学院肿瘤医院放射治疗科首席专家。《中华放射肿瘤杂志》名誉主编。曾任放射治疗科科主任，中华医学会放射肿瘤治疗学会常委，中国抗癌协会肿瘤放射治疗分会副主任委员，北京医学会肿瘤学分会副主任委员。

多学科知识扎实、临床经验丰富，在放射治疗专业，尤其在头颈部肿瘤的放射治疗、综合治疗、保留功能治疗方面做了大量的开拓性工作，在国内率先开展多项新技术，如高剂量率近距离后装治疗、立体定向放射治疗、调强适形放射治疗等，并为全国培养了大量的放射治疗人才。获医科院级奖 4 项、院级奖 2 项、国际会议奖 2 项，获 1997 年北京市优秀教师与 2007 年北京市医德标兵称号。

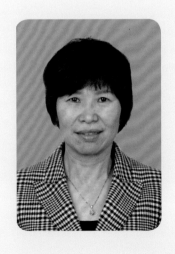

高　黎

主任医师，教授，曾任中国医学科学院肿瘤医院放射治疗科副主任。中华医学会放射肿瘤专业委员会委员，北京医学会放射肿瘤专业委员会委员，中国鼻咽癌临床分期工作委员会委员，中国抗癌协会临床肿瘤学协作中心鼻咽癌专业委员会副主任委员。

主要研究领域为头颈部肿瘤及中枢神经系统肿瘤的放射治疗和综合治疗。参与或组织多项头颈部肿瘤的国际多中心临床研究、全国多中心临床研究、多学科合作的临床研究等。获国家自然科学基金、北京市自然科学基金、北京市科技计划、首发基金重点项目、首发基金面上项目、国家"863"生物和医药技术领域 - 现代医学技术专题子课题等基金的资助。获北京市科技进步奖三等奖、医科院医疗成就奖等。

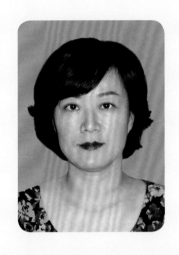

高 艳

　　教授、博士研究生导师，首都医科大学基础医学院人体解剖与组织胚胎学系副主任、解剖学教研室主任，基础医学实验教学中心副主任。中国解剖学会常务理事，北京解剖学会副理事长，《解剖学报》《中华解剖与临床杂志》编委，国家医学考试中心基础医学试题开发专家委员会专业组长。

　　在肿瘤及肥胖研究动物模型的建立和表型分析方面具有丰富的经验；获得国家自然科学基金、北京市自然科学基金、北京市教委科技发展计划等多项基金资助。

前　言

　　本书作为头颈部肿瘤放射治疗相关解剖的工具书,自 2017 年首版发行后,得到放疗同行的欢迎和认可,一致认为本书简洁、实用,对认识和掌握头颈部肿瘤放疗相关解剖知识很有帮助、对靶区勾画的理解起到一定的溯源作用,但不足之处是浅尝辄止、不够深入,且也有错误之处有待修正。放疗同道,尤其是全国各地到笔者所在医院放疗科的访问学者、进修医生提出不少修改意见,并期望及时更新内容,早日再版。鉴于此,笔者在前版的基础上做了大范围的补充和修正,以期满足临床工作的需求。

　　再版的特点包括:

　　1. 补充了大量的解剖和 CT/MRI 影像资料,同时将大体解剖与相关影像对照,便于更好地理解和掌握相关的影像解剖学内容,从而为放疗靶区勾画时分析、评判肿瘤侵犯范围奠定基础。

　　2. 肿瘤的嗜神经生长在临床上愈来愈引起大家的重视,而相关资料比较欠缺,因此再版补充了大量神经相关的解剖和影像资料,便于理解和掌握肿瘤嗜神经侵犯的途径,从而为制订合理的靶区勾画方案提供解剖学上的参考和依据。

　　3. 与其他解剖书不同的是,本书是从临床放疗医生的角度,以临床实用为主题,展示更多的实例、影像资料,给予更多直观感知。

　　本书内容除笔者多年学习感悟和积累的资料外,也参阅了国内外大量书刊和文献,以及相关网站公开的内容(包括视频)等,限于篇幅未能一一列出,在此表示歉意,并表示由衷谢意!

　　再版过程中,得到前辈、领导、周围同事的鼎力支持,在此深表谢意! 同时,国内诸多放疗同道和朋友也提出了许多修改建议,尤其是吉林省肿瘤医院的艾郁葱副教授,不仅参与全书的审校,而且对内容撰写及图文处理都提出独到见解;还有放疗科的孙萌博士、刘茜博士、王泽坤博士等一并参与文稿的审校工作;内镜科的倪晓光教授依然无私提供清晰的内镜图像;作图方面得到李诗女士的不吝赐教,在此一并表示由衷的感谢!

　　相信本书的出版能帮助同道进一步深入学习和掌握头颈部相关解剖知识,解决头颈部肿瘤放射治疗靶区及危及器官勾画所存在的一些困惑。为了进一步提高本书的质量,以供再版时修改,一如既往地希望同道多多批评指正,以便共同学习、共同提高。

罗京伟　罗德红

2022 年 8 月 12 日

第 1 版前言

头颈部放射治疗技术复杂，与该部位发生的肿瘤种类多、病理类型复杂等固然有关，但另外一个不容忽视的重要原因就是头颈部解剖结构的复杂性，众多的重要器官汇集在如此狭小的空间且功能重要，因此使得放疗医师在了解肿瘤具体侵犯范围、设计肿瘤靶区时颇为棘手。

笔者编著的《头颈部肿瘤放射治疗图谱》自 2005 年在人民卫生出版社出版，2012 年修订出版第 2版，多次重印，深受业内读者的好评，同时也收到读者对头颈部解剖进一步学习的期待。鉴于此，笔者基于在肿瘤医院多年的临床实践中积累的大量资料，结合个人对放射治疗学的理解，站在放射治疗医师的角度上撰写这本头颈部解剖的图谱，以简单实用、便于掌握为原则，为临床放疗医师提供相关帮助。因此本书与《头颈部肿瘤放射治疗图谱》一脉相承，堪称姊妹篇。

本书的宗旨与其他传统的解剖学及影像学教材不同，其主要特点包括以下几个方面：①内容以放射治疗实用的解剖资料为主，包括大体解剖、CT 和 MRI 影像资料，对放疗临床上少见且不易掌握的解剖内容相应省略；②对于重要的解剖结构，同时附有大体解剖和 CT/MRI 图像的对比，便于更好地理解和掌握；③重要的解剖结构，以单张图像重点显示，其与周围结构的关系另附其他图像注明，便于强化记忆及温故知新；④有些插图无标识，主要是学习其前面的插图后便于自我测试辨认相应的解剖结构；⑤放射治疗有一些常用的解剖术语与传统的解剖学有所不同，本书也一并述及。

对于本书的图稿，除笔者多年学习和积累的资料外，也参阅了国内外大量书刊和文献，以及相关网站公开的内容，限于篇幅未能一一列出，在此特别声明并表示诚挚的谢意！

在本书的写作过程中，诸多专家、同仁提出了许多宝贵建议和修改意见，包括来自全国各地在我院进修访问的学者，在此深表谢意。

相信本书的出版能在一定程度上帮助同道快速掌握头颈部相关解剖知识，解决头颈部肿瘤放射治疗靶区及危及器官勾画所存在的一些困惑。但限于我们的学识和能力，尤其是对解剖学和影像学的解读，难免会有一些遗漏及错误之处，也不可能解决临床放射治疗上所有的解剖问题，还希望同道多多批评指正，并恳请读者不吝赐教，以便再版时及时更正。

感谢中国医学科学院肿瘤医院作为国家一流的肿瘤专科中心，为我们每位医生的发展提供了广阔的平台！

感谢我们的老师和前辈，一代一代的言传身教成就了我们的今天！

感谢神经外科的万经海主任对脑部解剖、脑神经章节的审阅及解惑释疑！

感谢腔镜科倪晓光教授提供内镜图像！

感谢放射治疗物理师任雯廷老师提供脑部薄扫的 MRI 资料！

感谢 CT 模拟定位室曹莹老师在作图方面给予的技术指导！

感谢我们的家人，正是他们的理解、支持和鼓励，使我们能全身心地投入工作！

罗京伟　罗德红

2016 年 12 月 15 日

目　录

音频资源目录

脑

》 概述

脑解剖分为端脑、间脑、中脑、脑桥、延髓和小脑六个部分(图1)。

端脑即大脑半球,分左、右大脑半球,借胼胝体连接而成。

大脑半球的结构包括:大脑皮质、髓质、基底核和侧脑室。

间脑即丘脑,系连接大脑半球和中脑的部分。

小脑:包括小脑半球、小脑蚓部。

脑干:包括中脑、脑桥及延脑(延髓)。

此外,在脑的内部,存在一些腔隙和管道,统称为脑室系统:包括侧脑室(额角、颞角、枕角、体部和三角区)、第三脑室、中脑导水管和第四脑室。其中,侧脑室额角,又名侧脑室前角;侧脑室颞角,又名侧脑室下角;侧脑室枕角,又名侧脑室后角。

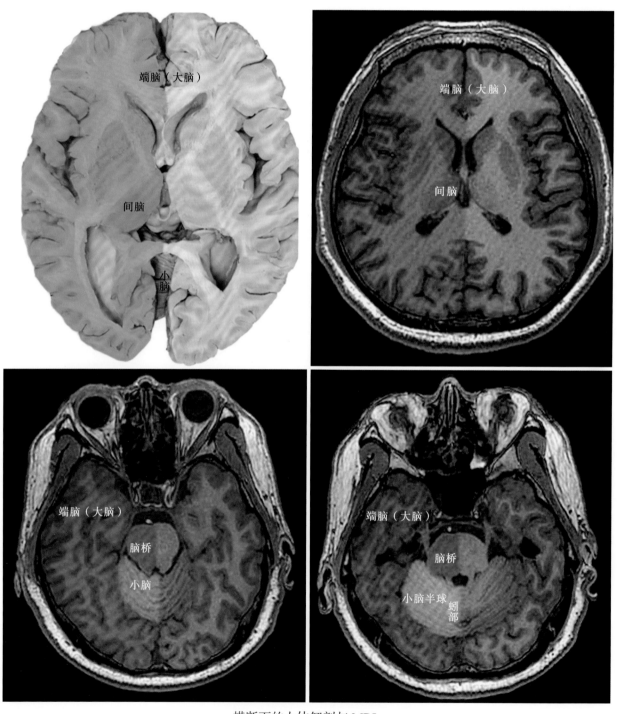

横断面的大体解剖与 MRI

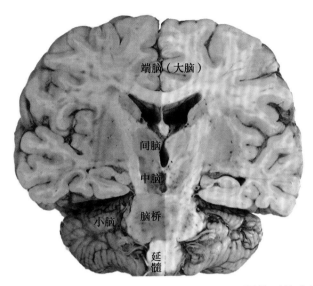
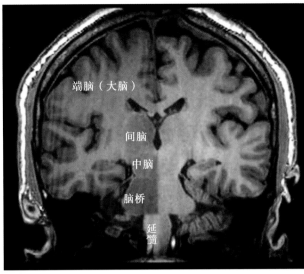

冠状面的大体解剖与 MRI

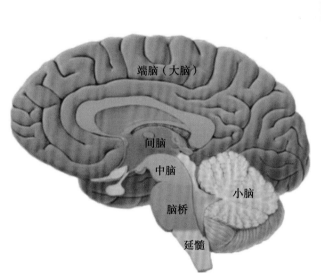
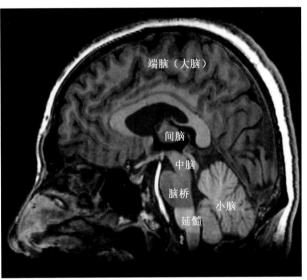

矢状面的大体解剖与 MRI

图 1　三维层面显示的脑大体解剖与 MRI

脑解剖

端脑

1. 端脑的外形和分叶　端脑,即大脑半球。

大脑半球表面的灰质层,又名大脑皮质,其深部为白质,又名大脑髓质,蕴藏在白质内的灰质团块为基底核。

大脑半球由额叶、顶叶、枕叶、颞叶、岛叶 5 个脑叶组成(图 2)。临床上有时也将大脑半球分为 4 个脑叶,即将岛叶归入颞叶范畴,放疗靶区危及器官勾画的颞叶即包括岛叶。

CT 图像上,大脑皮质的密度高于髓质;MRI 图像上,T_1WI 像上大脑皮质低信号,髓质信号高于皮质,而 T_2WI 像上相反,皮质信号高于髓质(图 3)。

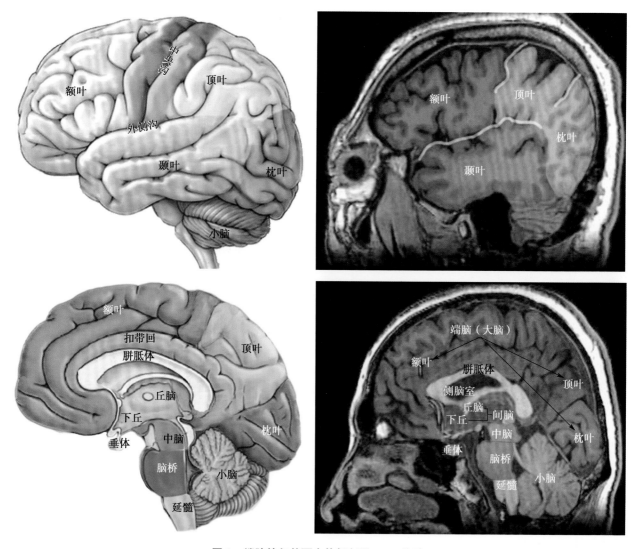

图 2 端脑的矢状面大体解剖及 MRI 分叶

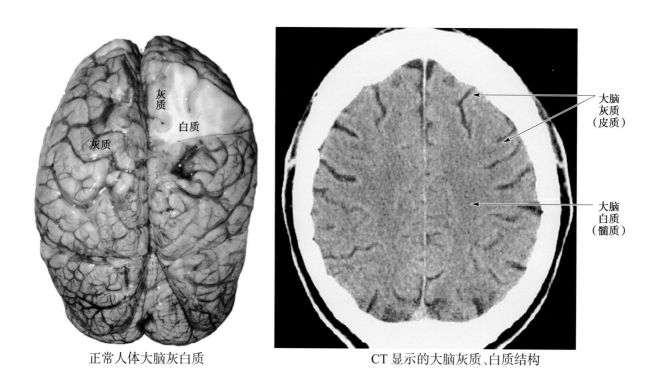

正常人体大脑灰白质   CT 显示的大脑灰质、白质结构

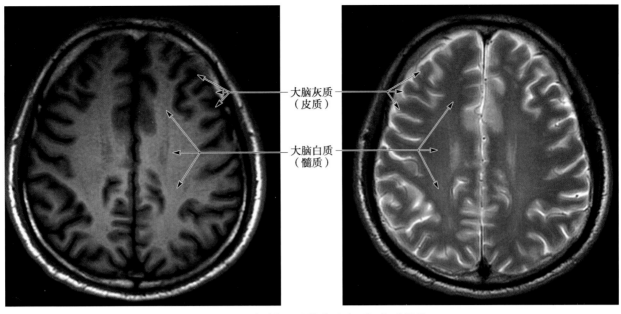

大脑灰质
（皮质）

大脑白质
（髓质）

MRI T$_1$/T$_2$ 扫描显示的大脑灰质、白质结构

图 3　大脑的灰质与白质结构

大脑白质主要由纤维束组成。纤维束在大脑半球和脑干之间形成三维互相关联的结构。

大脑的白质纤维束分为三种（图 4）：

（1）同一半球内的联络纤维。

（2）左右半球间的连合纤维。

（3）大脑皮质与皮质下各中枢间的投射纤维。

胼胝体就是大脑半球最大的连合纤维，位于大脑正中央，连接左右大脑半球的横行神经纤维，在前后、左右方向上将额叶、顶叶、枕叶、颞叶形成纤维连接，因此不同脑叶间的肿瘤不仅可以互相侵犯，并且可通过胼胝体侵犯对侧。

胼胝体在大脑的矢状面上形同弓状，从前下到后又分为胼胝体嘴、膝部、干和压部。

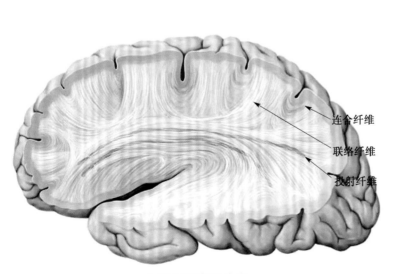

连合纤维

联络纤维

投射纤维

白质纤维束的分类

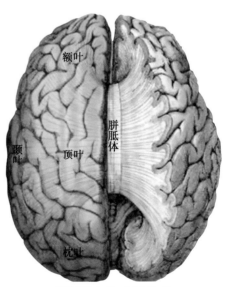

额叶

胼胝体

颞叶

顶叶

枕叶

胼胝体与脑叶间关系

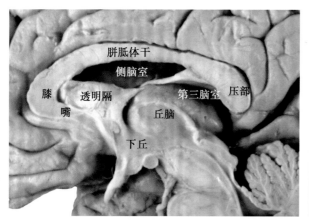
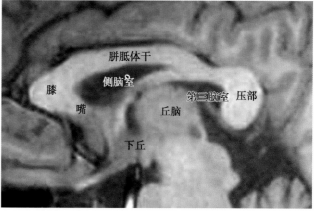

矢状面胼胝体的大体解剖与 MRI

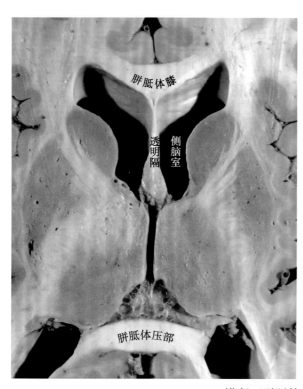
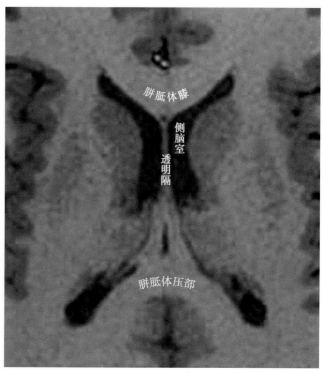

横断面胼胝体的大体解剖与 MRI

图 4　白质纤维束与胼胝体

　　胶质瘤的扩展主要就是沿着白质纤维束互相侵犯,了解白质纤维束相应的连接结构对于勾画靶区及评估失败模式有帮助。

　　在 CT/MRI 图像上辨认不同的脑叶,主要根据"3 沟 2 线 5 叶"原则(图 5):

　　3 沟:大脑半球内有 3 条恒定的沟分别为外侧沟、中央沟、顶枕沟,将每侧大脑半球分为额叶、顶叶、颞叶、枕叶。

　　中央沟:把额叶、顶叶分开,其前为额叶,后为顶叶。

　　外侧沟:把颞、额、顶、枕叶分开,其上为额叶、顶叶,下为颞叶,后为枕叶。

　　顶枕沟:把顶、枕叶分开,其前上为顶叶、后下为枕叶。

　　2 线:

　　由顶枕沟外侧面起,引一虚线至枕前切迹。

　　此线为枕叶的前界,其前上为顶叶、前下为颞叶、后下为枕叶。

　　由上一虚线中点,引一虚线至外侧沟后端,此线为颞叶和顶叶的分界:其后上为顶叶、前下为颞叶。

　　因此,影像上辨认出 3 沟对定位、分区至关重要,以下为脑沟定位的一些原则(图 6):

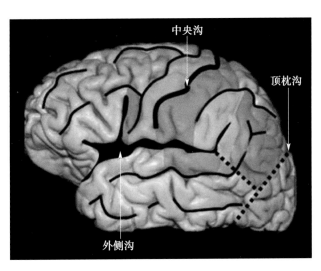

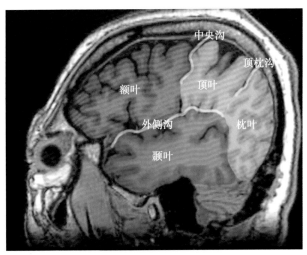

图 5 大体解剖及 MRI 显示的 "3 沟 2 线 5 叶（岛叶未显示）"

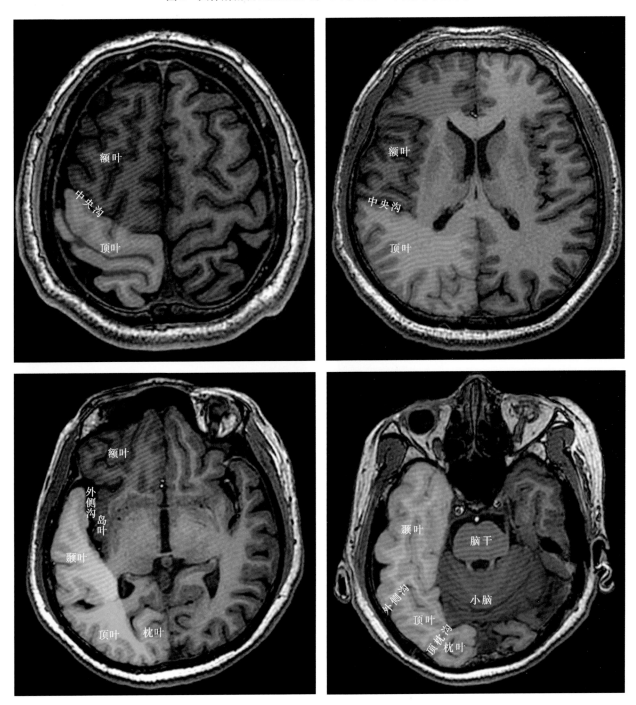

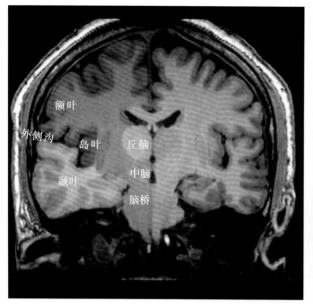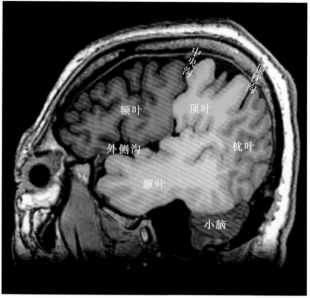

图 6　MRI 不同层面及像位显示的"3 沟 5 叶"

（1）中央沟：

1）起于大脑半球上缘中点稍后方，由后上走向前下方，止于外侧沟的稍上方。

2）中央沟较深，弯形走行，在其前方和后方可见与之伴行的中央前沟、中央后沟。

3）中央前回通常厚于中央后回。

（2）外侧沟：位于大脑半球外侧面、斜向后上走行。

（3）顶枕沟：在半球内侧面后部，自下而上并略转至上外侧面。

通过"3 沟 2 线"，将大脑分为以下 5 叶：

（1）额叶：在外侧沟上方、中央沟以前。

中央沟之前有与之平行的中央前沟，两者间为中央前回。

（2）顶叶：中央沟之后，顶枕沟与枕前切迹连线之前。

前面以中央沟与额叶分界。

后面以顶枕沟和枕前切迹的连线与枕叶分界。

下面以外侧沟与颞叶分界。

（3）颞叶：外侧沟以下的部分为颞叶。

颞叶深部有海马结构及边缘系统。

（4）枕叶：顶枕沟以后的部分，位于顶枕沟至枕前切迹连线的后方，其后端为枕极。

（5）岛叶：外侧沟内侧，被额叶、顶叶及颞叶相邻部位所掩盖，属于边缘系统的一部分。

岛叶外观呈三角形岛状。

岛叶周围以未封闭的三角形的岛环状沟与额、顶、颞叶分界。

2. 端脑的内部结构　包括基底核（又名基底神经节、基底节）、内囊和边缘系统等重要结构（图 7~ 图 9）。

（1）基底核：由尾状核、豆状核、屏状核和杏仁核等组成。尾状核前端粗尾端细，弯曲并环绕背侧丘脑；豆状核位于尾状核与背侧丘脑的外侧，又分为内侧的苍白球与外侧的壳核。

（2）内囊：内囊位于豆状核、尾状核和丘脑之间，是大脑皮质与皮质下各中枢之间联系的重要神经束的必经之路，形似宽厚的白质纤维带。内囊可分三部：额部称前肢或前脚、枕部称后肢或后脚、两部的汇合区为膝部。内囊纤维向各方向放射至大脑皮质，称辐射冠，与胼胝体的纤维交错。内囊向下续于中脑的大脑脚底。

（3）边缘系统：位于两侧大脑半球内侧面，呈"C"字形结构环绕于脑干前端和胼胝体周围，包括海马结构、海马旁回、杏仁核、乳头体及扣带回等重要结构。其功能是调节内脏活动、情绪反应，并参与记忆的形成与巩固。因为边缘系统的重要性，因此有解剖学家将边缘系统称为"第六脑叶"。

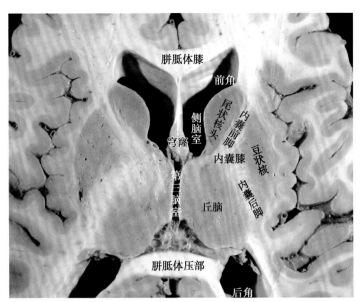

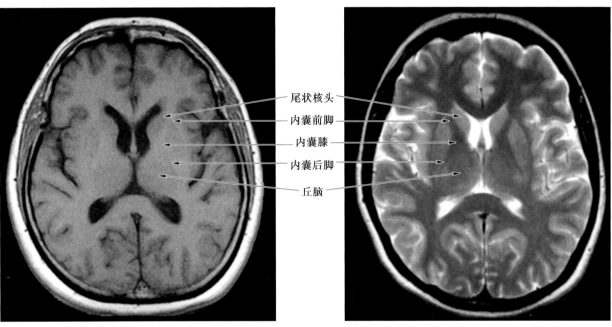

图 7　基底核和内囊的横断面大体解剖与 MRI（侧脑室水平）

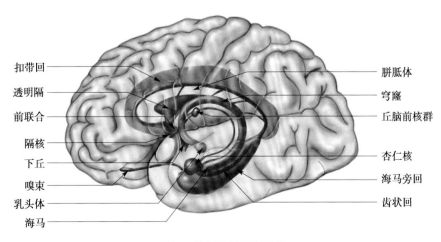

图 8　边缘系统解剖示意

海马结构是大脑边缘系统的重要组成部分,左、右各一,由海马和齿状回组成(图 9)。

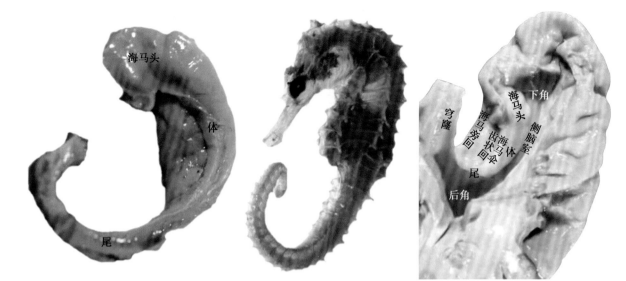

海马的外形

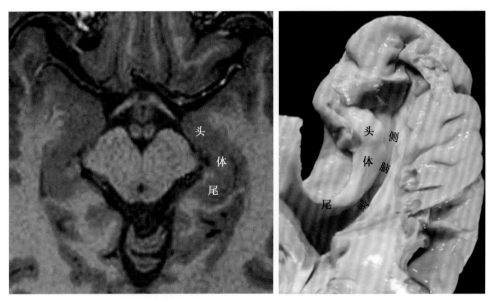

海马 MRI 与大体解剖的比较

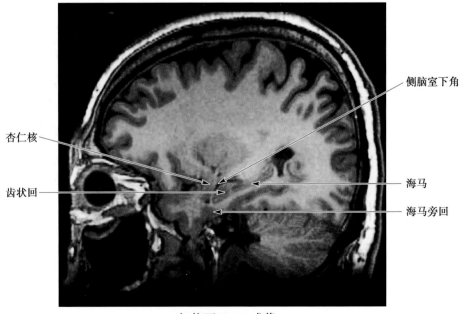

矢状面 T₁WI 成像

10

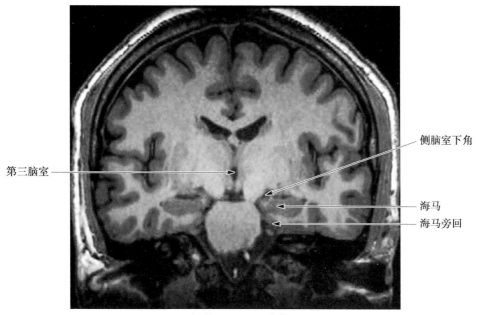

第三脑室

侧脑室下角

海马

海马旁回

冠状面 T₁WI 成像

图 9　MRI 显示的海马结构

海马,又名海马体、海马回、海马区,位于左、右大脑半球颞叶深部,具体位于侧脑室下角底部及内侧壁,因形似海马而得名,全长约 5cm。与机体的高级精神活动学习、记忆密切相关。

在海马内侧有一呈锯齿状的窄条灰质,即为齿状回。

海马旁回:位于颞叶底面和内侧面的交接区。其前端向后弯曲,称钩。海马旁回、钩与扣带回在半球内构成穹窿状脑回,称穹窿回。

(4)旁边缘系统:又名中脑皮质,包括额叶眶区、颞极及岛叶。该系统由 3 个白质纤维束(弓状束、钩状束和额枕下束)相互连接,因此相应部位及其邻近部位发生的胶质瘤可以互相侵犯,靶区设计时应予重视。现已归入广义的岛叶范畴。

间脑

位于中脑上方、尾状核和内囊的内侧,大部分被大脑半球遮盖。

间脑连接大脑半球和中脑(图 10)。

间脑中间有第三脑室,分隔间脑为左、右两部分。

间脑主要包括背侧丘脑(又名丘脑)、下丘脑、底丘脑、上丘脑和后丘脑五部分。

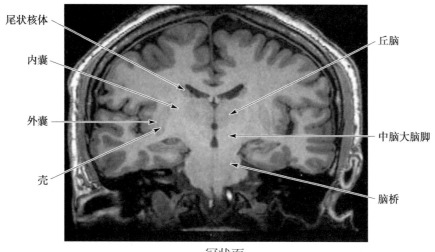

尾状核体

内囊

外囊

壳

丘脑

中脑大脑脚

脑桥

冠状面

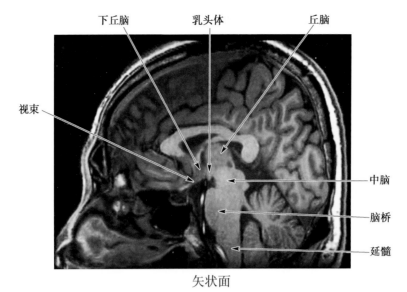

矢状面

图 10　MRI 显示的间脑解剖结构及毗邻关系

≫ 脑干

脑干位于间脑和脊髓之间,从上而下由中脑、脑桥和延髓三部分组成。

脑干前方(腹侧面)毗邻斜坡,后方(背侧面)与小脑相邻。

延髓、脑桥和小脑之间围成的腔隙为第四脑室,上接中脑的中脑导水管,下连延髓和脊髓的中央管(图 11)。

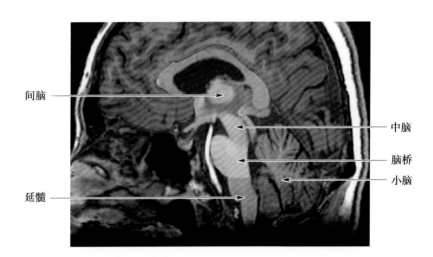

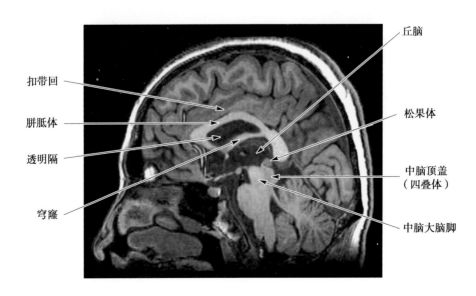

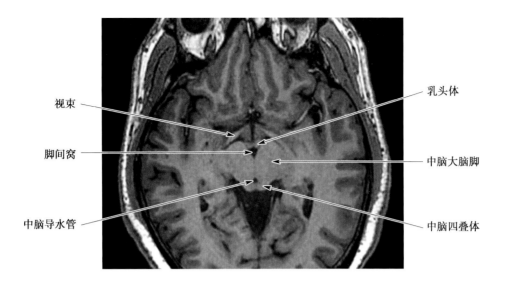

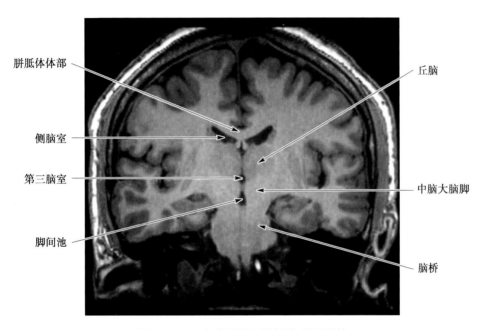

图 11　MRI 矢状面显示的间脑、脑干结构

12 对脑神经除嗅神经、视神经外均从脑干发出（具体参见脑神经章节）。

中脑位于间脑下方、脑桥之上，恰好是整个脑的中央。

中脑是视觉和听觉的反射中枢。

中脑的位置与外形：

腹侧面：以视束与间脑分界，有一对粗大的柱状隆起，称大脑脚，其间为深陷的脚间窝，动眼神经从脚间窝发出。

背侧面：有一对上丘和一对下丘，合称四叠体，又称顶盖。上丘与视觉反射有关，下丘与听觉反射有关。

> ### 小脑

小脑位于颅后窝，由中间的小脑蚓部及两侧的小脑半球组成（图 12）。

小脑半球下面内侧部有一膨出部分，称小脑扁桃体，它的位置靠近枕骨大孔。当颅内压增高时，小脑扁桃体可嵌入枕骨大孔，形成小脑扁桃体疝，又称枕骨大孔疝，压迫延髓，危及生命。

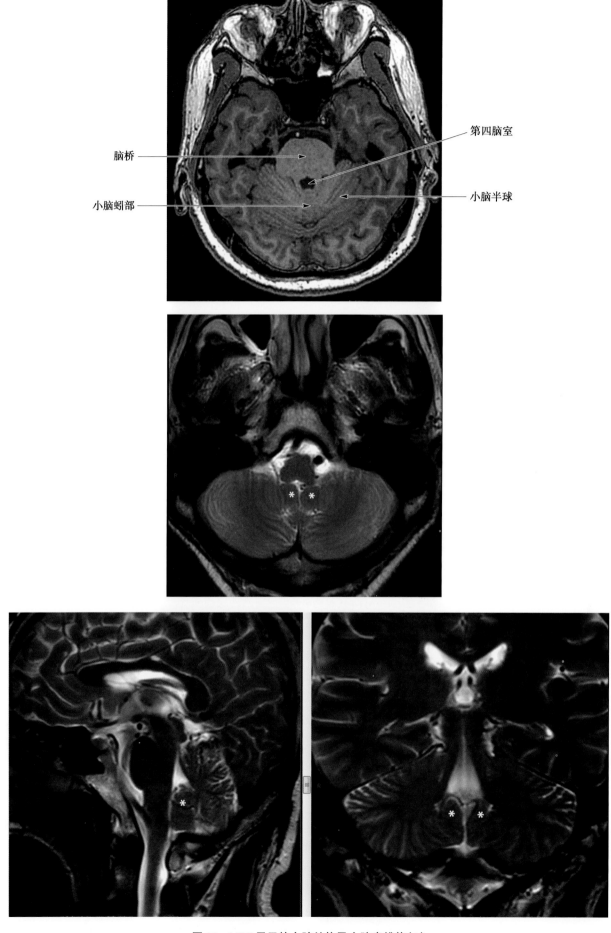

第四脑室

脑桥

小脑半球

小脑蚓部

图 12　MRI 显示的小脑结构及小脑扁桃体（*）

≫ 脑血管

1. 脑的动脉 脑的动脉来源于颈内动脉和椎动脉。

以顶枕沟为界,大脑半球的前 2/3 和间脑前部由颈内动脉供应,大脑半球后 1/3 及间脑后部、脑干和小脑由椎动脉供应。

(1)颈内动脉,主要分支有:

1)大脑前动脉:两侧大脑前动脉借前交通动脉相连。

2)大脑中动脉:是颈内动脉的直接延续,供血范围广,沿外侧沟走行。

(2)椎 - 基底动脉:由椎动脉、基底动脉、大脑后动脉组成。

大脑后动脉通过后交通动脉与颈内动脉根部相连。

(3)大脑动脉环:又称脑底动脉环、Willis 环。

由前交通动脉、两侧大脑前动脉起始段、两侧颈内动脉末端、两侧后交通动脉和两侧大脑后动脉起始段共同组成(图 13、图 14)。

2. 脑的静脉 脑静脉不与动脉伴行,可分浅、深两组,两组间广泛吻合互相交通。

(1)大脑浅静脉:由皮质和浅层髓质的小静脉组成。

(2)大脑深静脉:主要由左、右大脑内静脉汇集而成。

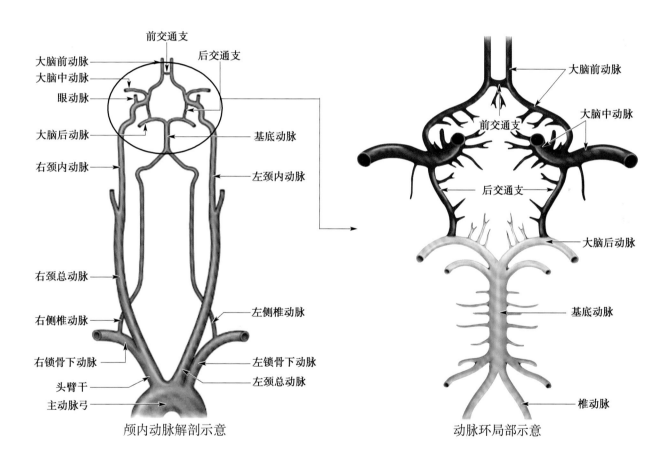

颅内动脉解剖示意　　　　　　动脉环局部示意

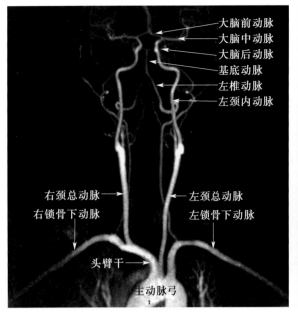
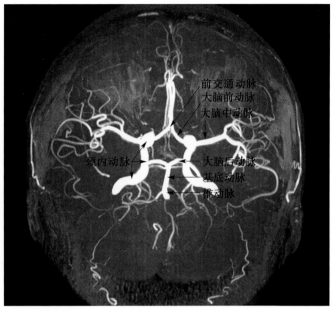

MRA 显示的颅内动脉

图 13 脑底动脉环(Willis 环)

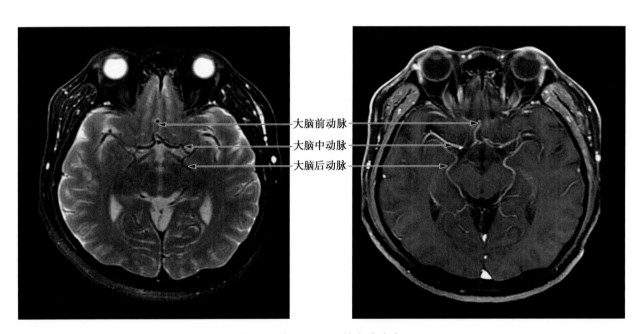

图 14 脑 MRI 显示的大脑动脉

>> **脑膜**

脑和脊髓的表面包有三层被膜,由外至内分别为硬脑膜、脑蛛网膜、软脑膜。

1. 硬脑膜 硬脑膜坚韧而有光泽,由两层合成。

硬脑膜在脑神经出颅处移行为神经外膜,附着于枕骨大孔的边缘并与硬脊膜相延续(图 15)。

硬脑膜在某些部位两层分开,内衬内皮细胞,构成硬脑膜窦,窦内含静脉血,窦壁无平滑肌,不能收缩,如上矢状窦、下矢状窦、横窦、直窦、乙状窦、海绵窦等,硬脑膜窦内的血液最终汇入颈内静脉。

硬脑膜突入大脑纵裂者,外形似镰,称大脑镰;突入左、右小脑半球之间者称小脑镰;突入大脑横裂者,称小脑幕。

2. 脑蛛网膜 脑蛛网膜薄而透明,缺乏血管和神经。

蛛网膜与硬脑膜之间有硬膜下隙,与软脑膜之间有蛛网膜下隙。

脑蛛网膜下隙内充满脑脊液,向下与脊髓蛛网膜下隙相通。

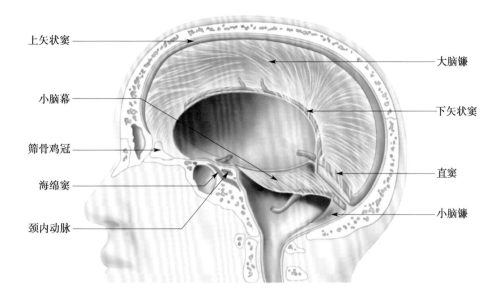

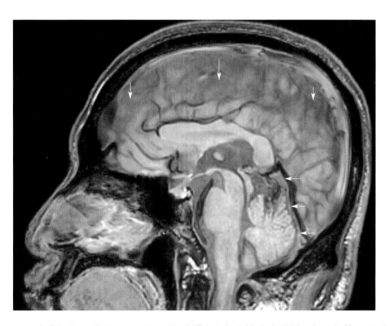

图 15　硬脑膜解剖示意及 MRI 显示的脑膜(垂直白箭为大脑镰,水平白箭为小脑幕)

3. **软脑膜**　软脑膜薄而富有血管和神经,覆盖于脑的表面并伸入沟裂内。

在脑室的一定部位,软脑膜及其血管与该部的室管膜上皮共同构成脉络组织,脉络组织的血管反复分支成丛,连同其表面的软脑膜和室管膜上皮一起突入脑室,形成脉络丛,产生脑脊液。

脑室系统

脑室为脑内部充满脑脊液的一组腔隙结构,并延伸至脊髓形成中央管。

脑室内表面覆盖有上皮状的室管膜。

脑室系统由 4 个脑室组成(图 16):左、右侧脑室(第一和第二脑室)、第三脑室、第四脑室。

侧脑室:所有脑室中最大,左、右各一位于大脑半球内,通过室间孔与第三脑室相连。

侧脑室分为五部分:侧脑室前角(额角)、体部(中央部)、后角(枕角)、侧脑室下角(颞角)、侧脑室三角部(房部)。

第三脑室:为一狭长间隙,前上方经室间孔与侧脑室相通,后下方与中脑导水管相连。

第四脑室:位于延髓、脑桥和丘脑中间,上通中脑导水管,下接脊髓中央管。同时还有一个中间孔和 2 个侧孔与蛛网膜下腔互通,靶区勾画时尤其要注意中间孔和侧孔在影像上的准确位置,避免脱靶。

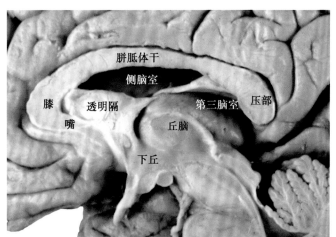
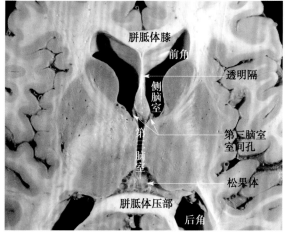

脑室的大体解剖

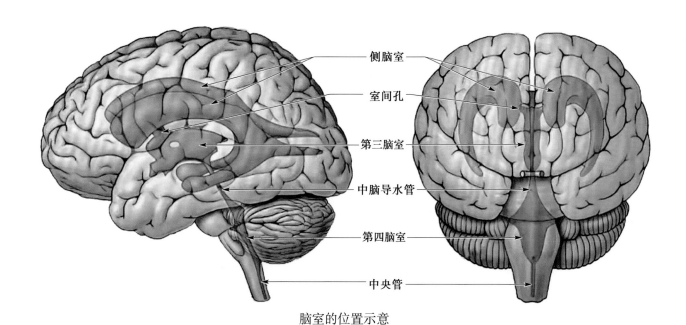

脑室的位置示意

脑室的分区示意

图 16　脑室解剖示意

脑室的影像所见,以 MRI 显示的最为清晰,图 17 为正常人体的脑室 MRI 所见。

脑脊液循环:

脑脊液主要由各脑室内的脉络丛产生,其产生和循环方向为(图 18):

左右侧脑室产生的脑脊液→室间孔→会同第三脑室产生的脑脊液→中脑导水管→会同第四脑室产生的脑脊液→第四脑室的正中孔、外侧孔→蛛网膜下腔→蛛网膜粒→上矢状窦→窦汇→左右横窦→左右乙状窦→颈内静脉。

其中,少量脑脊液在第四脑室经中央管进入脊髓。

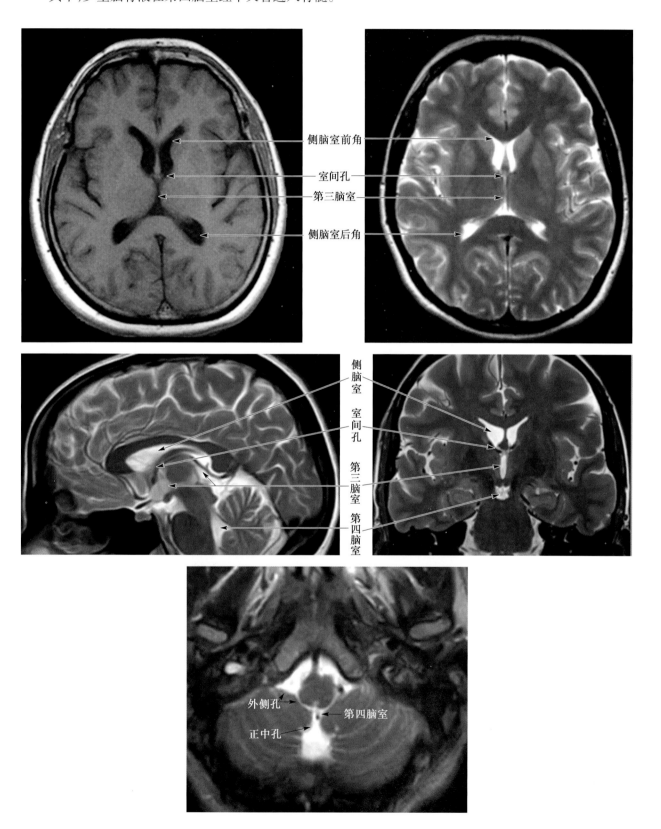

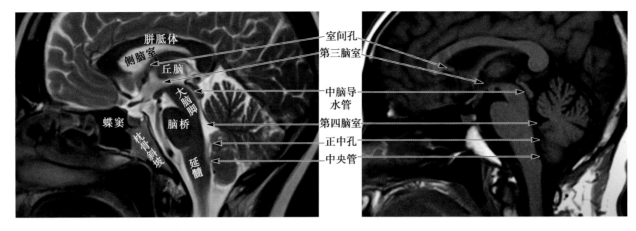

图 17 MRI 显示的脑室结构

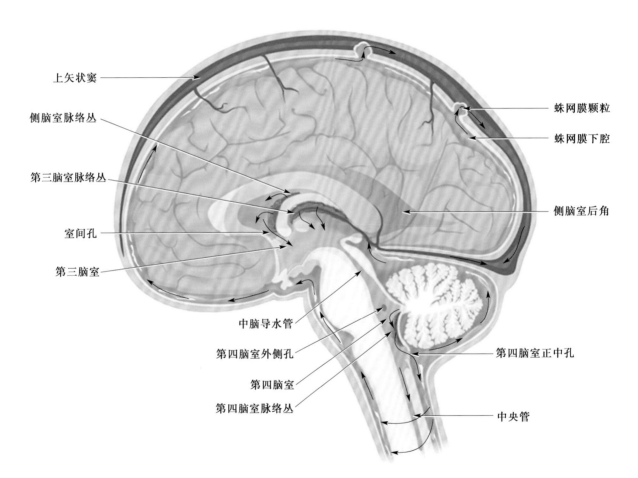

图 18 脑脊液产生及循环示意

脑脊液循环流程：

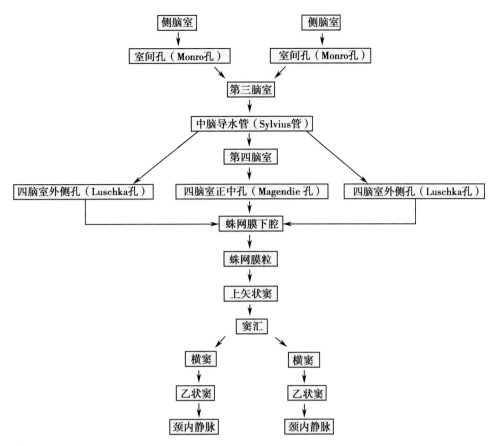

脑池系统

蛛网膜和软脑膜之间的腔隙为蛛网膜下隙，其在一些部位扩大即形成蛛网膜下池，又称脑池。

一般将脑池系统分为：

成对脑池：大脑纵裂池、大脑外侧窝池、环池、脑桥小脑角池。

不成对脑池：背侧：帆间池、大脑大静脉池、四叠体池、小脑上池、小脑延髓池、小脑溪。

　　　　　　　腹侧：终板池、交叉池、脚间池、桥池、延池。

以下介绍常见脑池：

1. **大脑纵裂池**　位于两侧大脑半球之间的大脑纵裂内，内有大脑镰插入，故此池分为左右两部。又称胼胝体周池，前通终板池、后续大脑大静脉池。

2. **大脑外侧窝池**　位于大脑外侧沟内，周围是额叶、顶叶、颞叶和岛叶。内有大脑中动脉及其分支和大脑中浅静脉通过。

3. **交叉池**　视交叉周围，前界是颈内动脉、前方有大脑前动脉和前交通动脉、池内有视交叉。

4. **脚间池**　又名基底池，其前界是视交叉、后界是脚间窝及大脑脚的内面，两侧界是大脑的颞极，池内有动眼神经和大脑后动脉的水平段。

5. **环池**　围绕大脑脚两侧，连接四叠体池和脚间池，内有大脑后动脉、小脑上动脉，脉络丛前、后动脉，基底静脉和滑车神经通过。

6. **桥池**　又名桥前池，位于枕骨斜坡和脑桥腹侧面之间。上通脚间池、两侧通脑桥小脑角池、池内有基底动脉及其分支。

以上6个脑池在影像学上统称为鞍上池，因为位居蝶鞍上方而得名。其前方为大脑纵裂池，前外侧为大脑外侧窝池，后外侧有环池，后方为脚间池，鞍上池内有视交叉、视束、垂体柄、颈内动脉、基底动脉等（图19）。

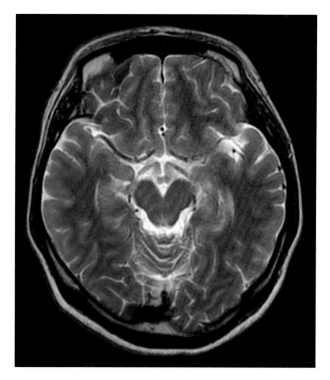

图 19　MRI T₂WI 像显示的鞍上池范围（粉红色区域）

7. **延池**　位于延髓腹侧和枕骨斜坡之间。两侧的椎动脉在此汇合成基底动脉，池内还有舌咽神经、迷走神经、副神经和舌下神经通过。

8. **四叠体池**　位于四叠体背面与小脑上蚓前缘之间，向上通大脑大静脉池。

9. **脑桥小脑角池**　位于脑桥、延髓与小脑交界处，为桥池向外侧的延续。面神经和前庭蜗神经经此池入内听道。

10. **小脑延髓池**　又名枕大池，是最大的脑池。向前通第四脑室，向下通脊髓的蛛网膜下腔。池的两侧为小脑半球的后下部。

临床上常将脚池、脚间池和四叠体池共同围成的脑池称为环池（图 20）。

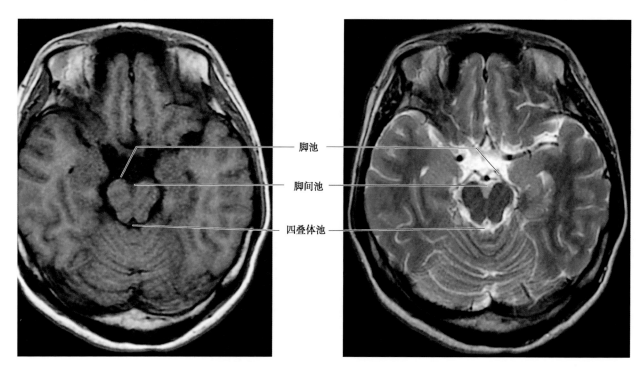

图 20　MRI 横断位图像显示的（左图 T₁WI 像、右图 T₂WI 像）环池结构（粉红色区域）

图 21 为 MRI 显示的主要脑池结构。

其他脑池尚有：

1. **帆间池**　又称中间帆腔,或第三脑室上池,或第三脑室脉络组织池。位于第三脑室上方、穹窿体和穹窿联合的下方,为一尖向前的三角区。该池较小,正常情况下不全显影,只有扩大时才显影。

2. **大脑大静脉池**　四叠体向上的延续,位于第三脑室后方、胼胝体压部后下方,四叠体池和松果体的上方。池内前有松果体、后有大脑大静脉。

3. **小脑上池**　位于小脑幕下方和小脑上面之间,向前通四叠体池。

4. **终板池**　位于终板的前方、胼胝体嘴的后方,为一纵行的狭长裂隙,向后下通交叉池。

5. **小脑溪**　位于两侧小脑扁桃体之间、小脑蚓部下方。

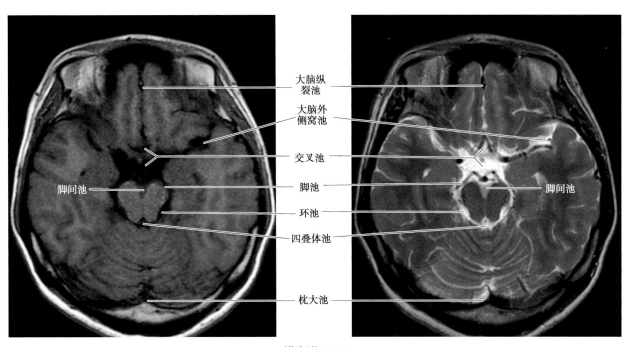

横断位 MRI

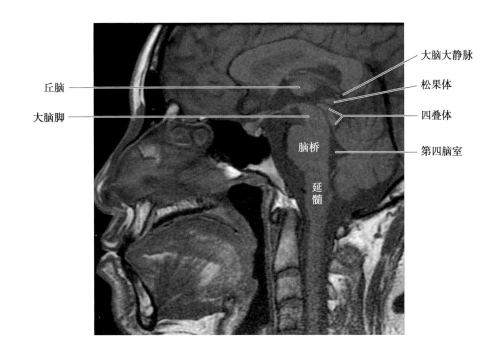

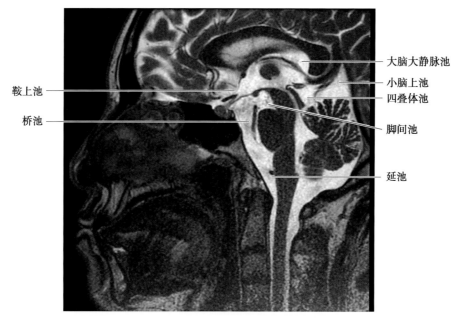

大脑大静脉池

小脑上池

四叠体池

鞍上池

脚间池

桥池

延池

矢状位 MRI

图 21　MRI 图像显示的主要脑池结构

脑重要结构的辨认及勾画

1. **颞叶勾画(图 22)**　放疗靶区危及器官颞叶的勾画较传统的颞叶为大,即其包括了传统的颞叶和岛叶,其具体边界:

(1)上方:外侧裂上方。

(2)下方:颅中窝底部。

(3)前方:颞骨和外侧沟、蝶骨大翼之间。

(4)后方:颞骨岩部、小脑幕、枕前切迹之间。

(5)外侧:颞骨。

(6)内侧:海绵窦、蝶窦、蝶鞍、外侧裂,包括海马旁回和海马回。

图 23 为 MRI 不同层面显示的颞叶与其毗邻的脑叶结构。

2. **海马结构**　海马结构与人类的记忆密切相关,而且对放疗较为敏感,因此,如果海马照射,会出现一定程度的认知障碍,而且临床研究已经明确,脑转移癌少有发生于海马结构者,因此对脑转移癌行全脑放疗时,海马的防护就显得尤为重要。

下面介绍的为海马勾画原则(图 24):

(1)MRI 扫面层厚应不超过 1.5mm。

(2)T_1WI 平扫横断面上勾画。

(3)海马结构位于灰质,因此 T_1WI 平扫表现为低信号区域,不能勾画高信号的白质区。

(4)主要参考结构为侧脑室,一般从下向上勾画,最下层面以侧脑室下角开始出现的层面勾画。依次向上勾画,其位置逐渐向后内侧移位,但位置一般位于侧脑室内缘与环池之间逐渐上行。

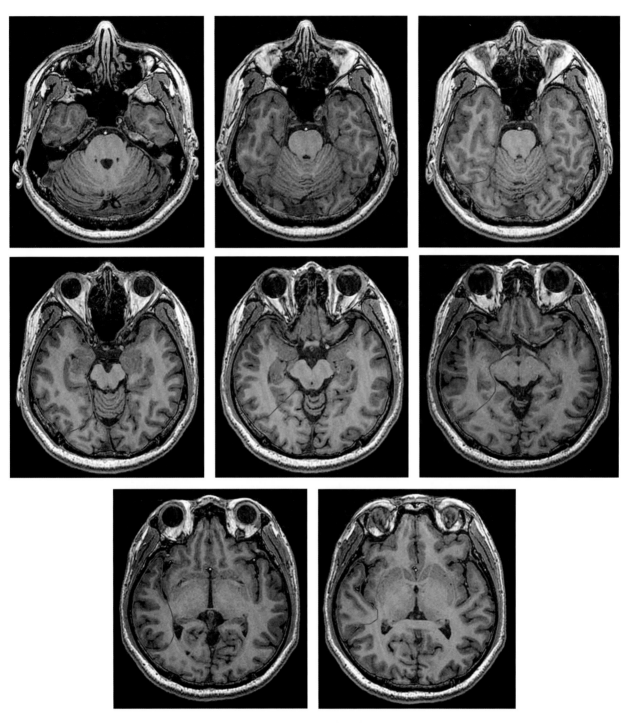

图 22 由颅中窝底至外侧裂方向显示的颞叶结构（由下至上方向排列）

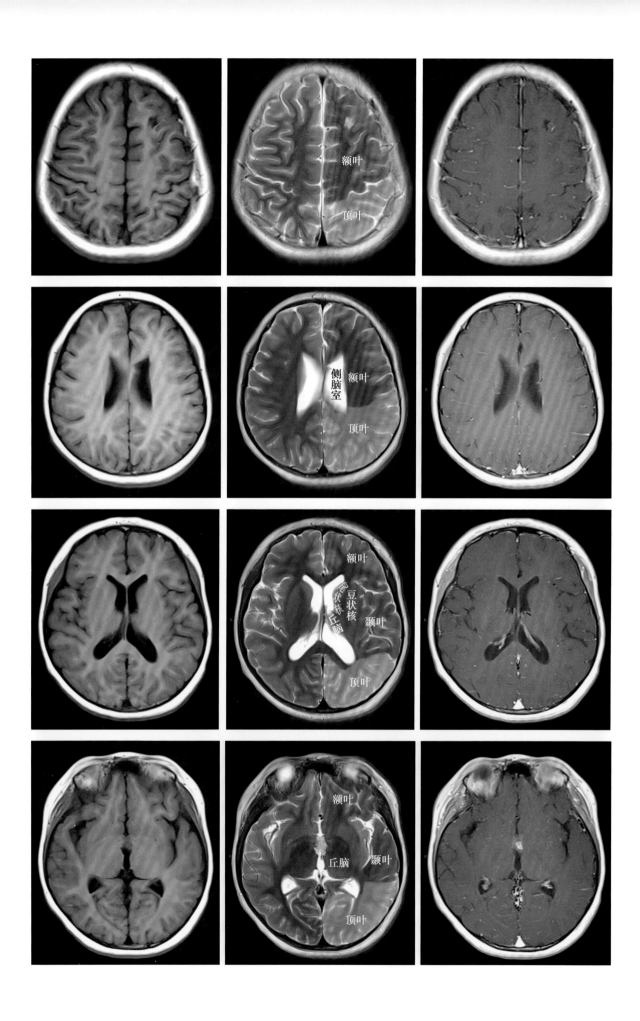

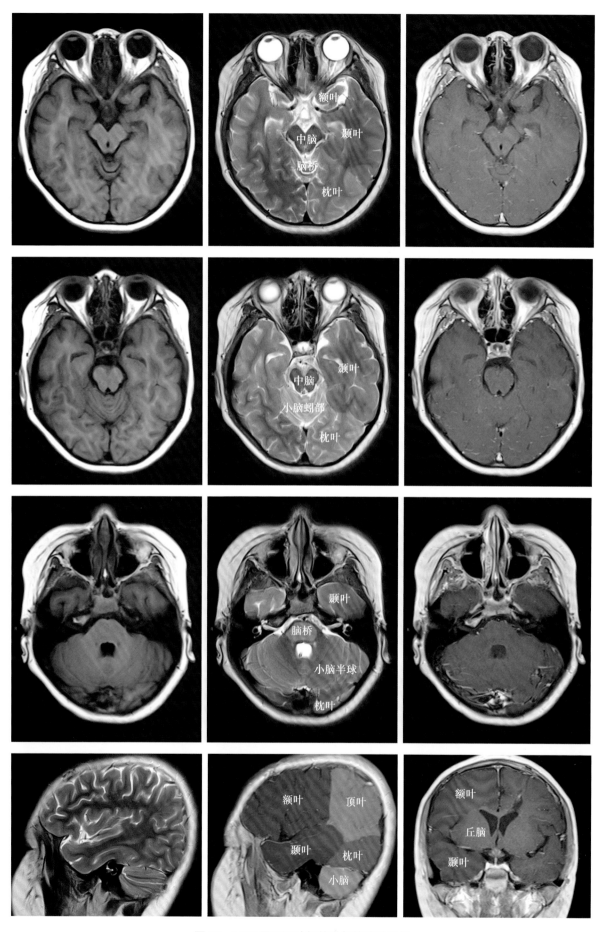

图 23   MRI 显示颞叶与其毗邻的脑叶结构

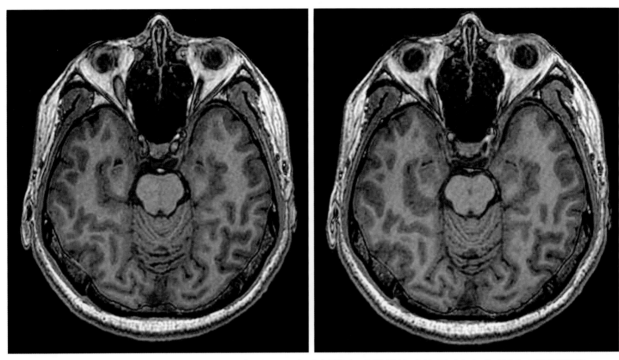

侧脑室下角为海马结构寻找的标记:侧脑室下角内侧的灰质结构即为海马(朱红色范围,下图等同)
随着层面上移,海马结构逐渐移向后上方依次向上勾画

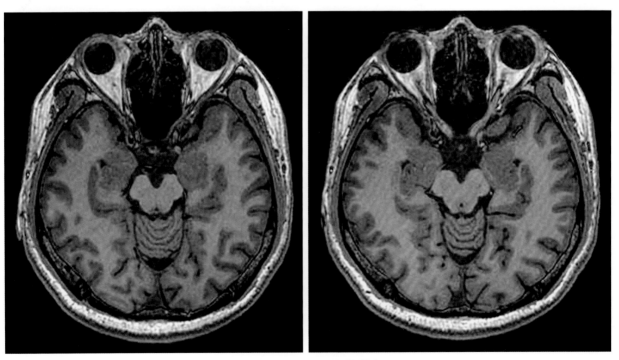

海马位于脑桥环池的前外方

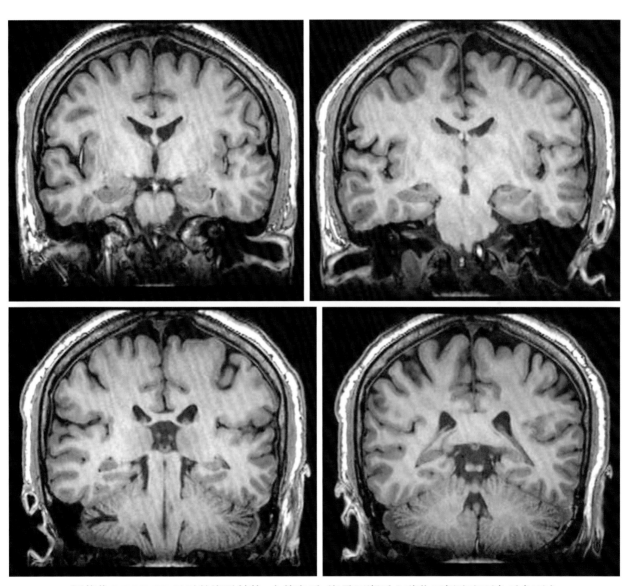

冠状位 MRI T_1WI 显示的海马结构,由前向后,海马逐渐后上移位至侧脑室下角后角下方

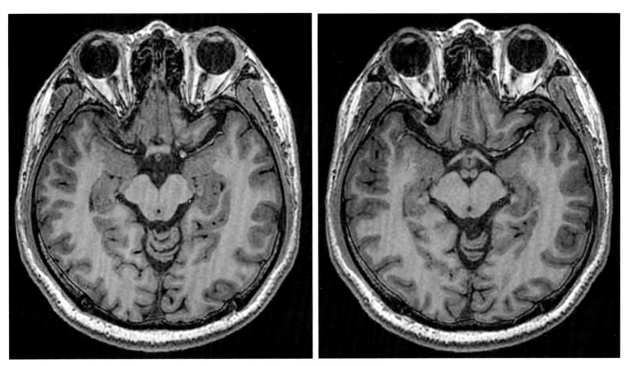

海马位于脑桥环池的外方

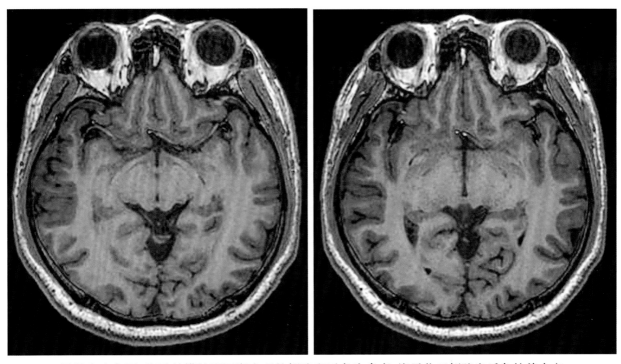

继续向上勾画,海马的辨认以逐渐出现的侧脑室后角为参考,海马位于侧脑室后角的前内方
横断位 MRI T₁WI 由下至上显示的海马结构(左侧朱红色范围)

图 24 MRI 三维层面显示

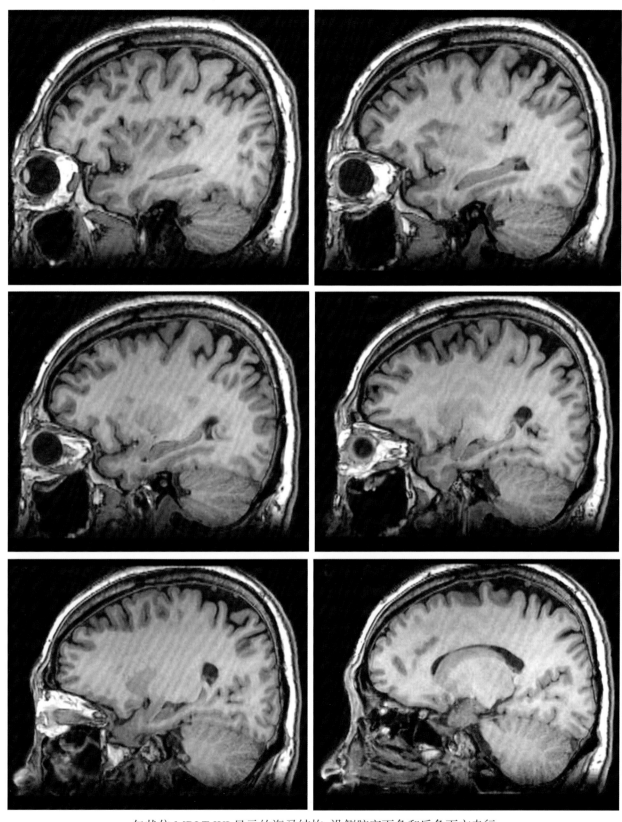

矢状位 MRI T$_1$WI 显示的海马结构,沿侧脑室下角和后角下方走行

海马结构(朱红色范围)

脑神经

➤ 概述

人体共有 12 对脑神经,分别为Ⅰ嗅神经、Ⅱ视神经、Ⅲ动眼神经、Ⅳ滑车神经、Ⅴ三叉神经、Ⅵ展神经、Ⅶ面神经、Ⅷ前庭蜗神经、Ⅸ舌咽神经、Ⅹ迷走神经、Ⅺ副神经、Ⅻ舌下神经。

位置及毗邻关系是按照从上到下、自前向后的数字顺序排列(图1、图2)。

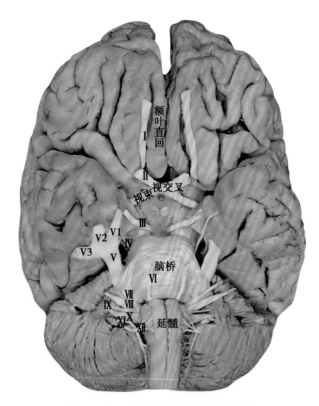

图1　十二对脑神经颅底观大体解剖

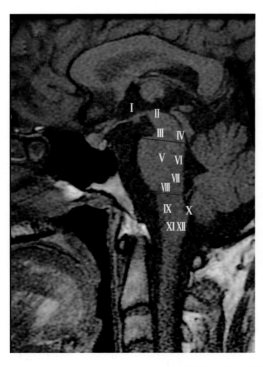
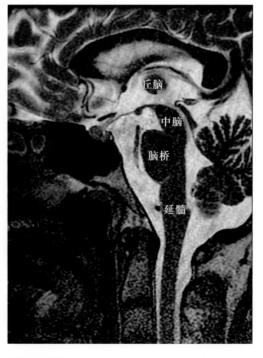

图2　十二对脑神经起始部位

为便于记忆,将脑神经的相关特点总结如下:

》 脑神经的分类

1. 感觉性神经　Ⅰ、Ⅱ、Ⅷ。
2. 运动性神经　Ⅲ、Ⅳ、Ⅵ、Ⅺ、Ⅻ。
3. 混合性神经　Ⅴ、Ⅶ、Ⅸ、Ⅹ。

》 脑神经连脑部位

1. 端脑　Ⅰ。
2. 间脑　Ⅱ。
3. 中脑　Ⅲ、Ⅳ。
4. 脑桥　Ⅴ、Ⅵ、Ⅶ、Ⅷ。
5. 延髓　Ⅸ、Ⅹ、Ⅺ、Ⅻ。

》 控制腺体分泌的神经

1. 泪腺、下颌下腺、舌下腺　Ⅶ。
2. 腮腺　Ⅸ。

》 控制骨骼肌运动的神经

1. 眼外肌(图3)

(1)上、下、内直肌,下斜肌、上睑提肌:Ⅲ。

(2)上斜肌:Ⅳ。

(3)外直肌:Ⅵ。

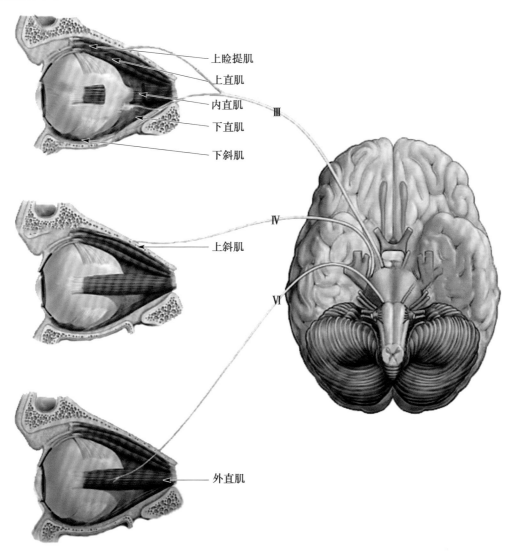

上睑提肌
上直肌
内直肌
下直肌
下斜肌
Ⅲ
上斜肌
Ⅳ
Ⅵ
外直肌

图3　眼球运动的肌肉及神经支配

2. 表情肌　Ⅶ。

3. 咀嚼肌　Ⅴ。

4. 舌内外肌　Ⅻ。

5. 茎突咽肌　Ⅸ。

6. 咽喉肌　Ⅹ、Ⅺ。

》 **分布于舌的神经（图4）**

Ⅴ3、Ⅶ、Ⅸ、Ⅻ。

1. 舌的感觉神经分布

（1）舌前2/3：Ⅶ-味觉。

　　　　　　　Ⅴ-一般感觉。

（2）舌后1/3：Ⅸ-味觉和一般感觉。

2. 舌的运动神经　Ⅻ。

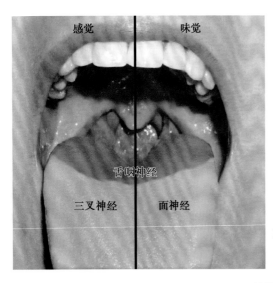

图4　舌的神经支配及不同部位的味觉分布

》 **口腔口咽的神经解剖功能（图5）**

1. 张口伸舌发"啊"相关神经支配

（1）伸舌并使舌居中线：双侧舌下神经。

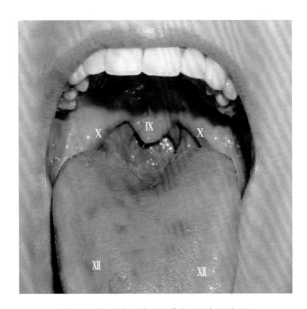

图5　张口伸舌发"啊"相关神经支配

（2）软腭及悬雍垂抬高：双侧舌咽神经、迷走神经共同支配。

2. **恶心反射**　舌咽神经、迷走神经共同支配。

» 十二对脑神经解剖
» 嗅神经（图6）
感觉神经。

具体走行：嗅黏膜内嗅细胞→嗅神经纤维（嗅丝）穿过筛板筛孔→嗅球→嗅束→颅中窝端脑，司嗅觉。

肿瘤如嗅神经母细胞瘤侵犯嗅神经，或放射引起的嗅神经损伤均可出现部分或完全嗅觉缺失。

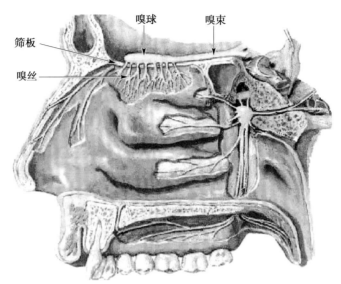

嗅神经的走行及嗅丝的分布解剖示意

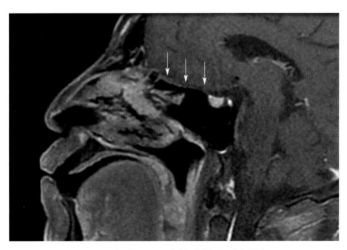

MRI矢状面显示的嗅神经（白箭）

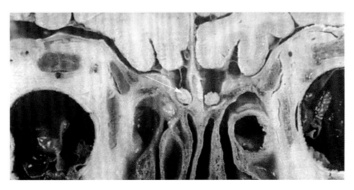

人体冠状面解剖显示的嗅神经（白箭）

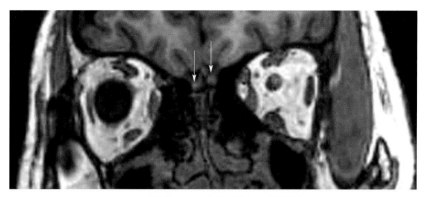

MRI 冠状面显示的嗅神经(白箭)

图 6　嗅神经的走行及嗅丝的分布

》 视神经(图 7)

感觉神经。

具体走行：视网膜→视神经→视交叉→视束→枕叶皮层视觉中枢,司视觉。

视神经全长约 50mm,按部位分为眼内段、眶内段、管内段、颅内段四段。

肿瘤侵犯或放疗产生的视神经损伤可出现患侧视力下降甚或完全失明,如视交叉累及则为双眼视力下降或失明。

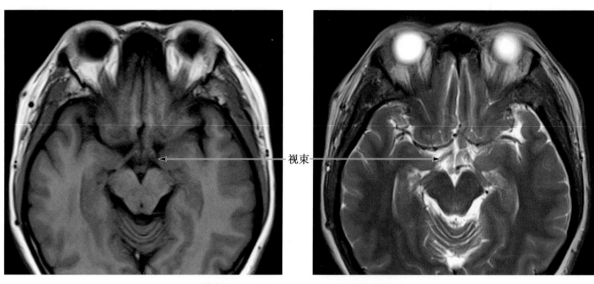

横断面 MRI T_1WI/T_2WI 显示的视束

视束

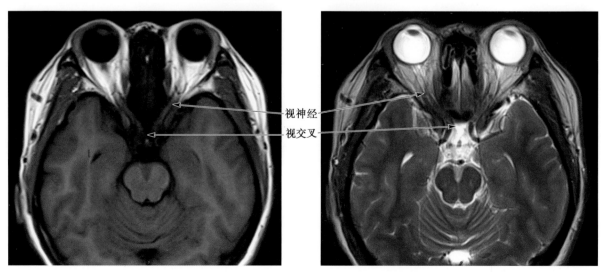

视神经

视交叉

横断面 MRI T_1WI/T_2WI 显示的视交叉和视神经

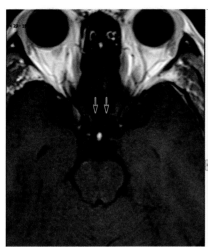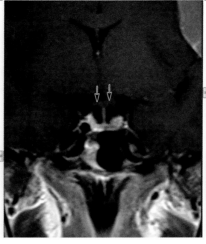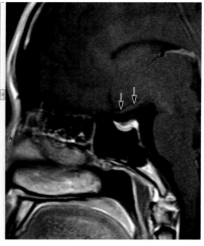

MRI 三维层面显示的视交叉（黑箭）

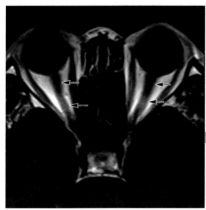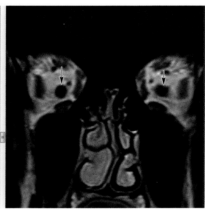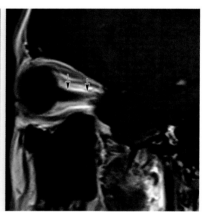

MRI 三维层面显示的视神经（眶内段，黑箭）

图 7　MRI 显示的视束、视交叉及视神经

▶▶ 动眼神经（图 8）

混合神经。

具体走行：脚间窝出脑→紧贴小脑幕切迹缘和蝶鞍后床突侧方前行→穿行于海绵窦外侧壁上部→眶上裂入眶→分为上、下两支。

上支支配上直肌和上睑提肌。

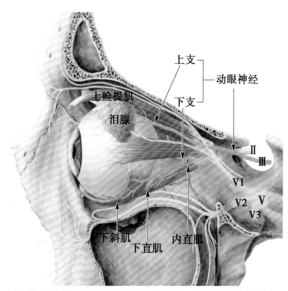

矢状面大体解剖显示的动眼神经走行及其分支

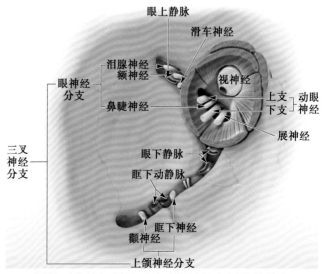

冠状面大体解剖显示的动眼神经走行及其分支

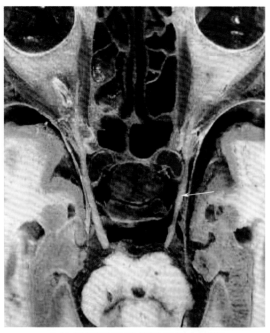
大体解剖显示的动眼神经（白箭）

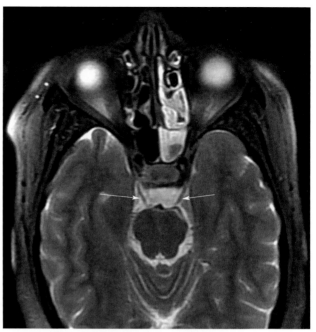
MRI T₂WI 轴位像显示的双侧动眼神经（白箭）

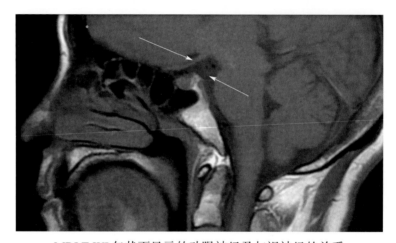
MRI T₁WI 矢状面显示的动眼神经及与视神经的关系
（上方白箭为视束，下方白箭为动眼神经）

图 8　动眼神经

下支支配下直肌、内直肌和下斜肌。

动眼神经中的一般内脏运动纤维分布于睫状肌和瞳孔括约肌，参与视物的调节反射和瞳孔对光反射。

动眼神经损伤，可导致上睑提肌，上、下、内直肌及下斜肌瘫痪，患者表现为上睑下垂，眼外斜视（瞳孔斜向外下方，图 9）及瞳孔扩大、瞳孔对光反射消失等症状。

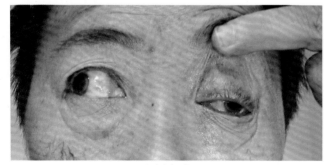
左侧麻痹

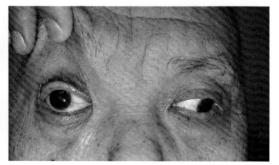
右侧麻痹

图 9　动眼神经麻痹的体征

滑车神经(图10)

运动神经。

特点:最细的脑神经,也是唯一一对从脑干背面出脑的脑神经。

具体走行:中脑背面下丘下方出脑→绕过大脑脚外侧前行→穿经海绵窦外侧壁向前→眶上裂入眶→越过上直肌和上睑提肌,向前内侧走行→支配上斜肌。

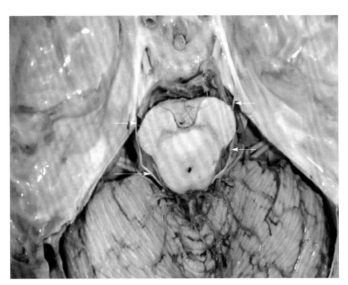

大体解剖显示的滑车神经(白箭)

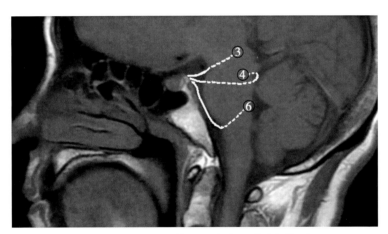

MRI 矢状面滑车神经的走向示意(白线4)
(数字为相关神经核所在部位,虚线为脑干中穿行途径,实线为脑干前方的走行)

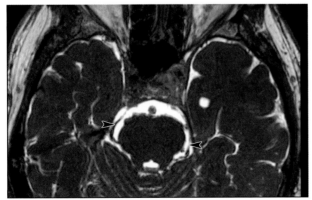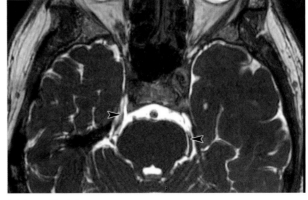

MRI 显示的滑车神经(箭头)

图10 滑车神经的解剖及影像

滑车神经为肿瘤侵犯,多表现为眼球外下运动障碍,下视时出现复视。

滑车神经损伤很少单独出现,多与动眼神经、展神经损伤同时出现(图11)。

此3个神经同时出现损伤,如病变在海绵窦则称为海绵窦综合征,如发生在眶尖、眶上裂周围则称为眶上裂综合征(多同时伴有眼神经麻痹的症状)。

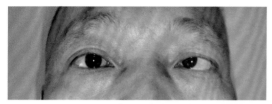
正视左侧眼球内收位

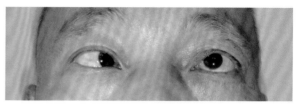
左视左侧眼球固定

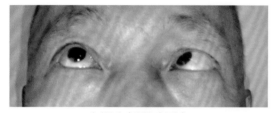
右视左侧眼球固定

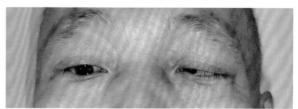
左下视左侧眼球固定

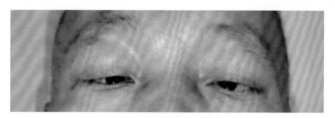
右下视左侧眼球固定

图11 动眼神经、滑车神经、展神经麻痹的体征(左侧)

》 三叉神经(图12)

混合性神经。

特点:最粗大的脑神经。

具体走行:由脑桥基底部与小脑中脚交界处出脑→Meckel腔(参见海绵窦章节)→海绵窦→分为以下三支。

1. 眼神经 为感觉神经,管理眼裂以上额部、鼻背部的皮肤及鼻腔和眶内黏膜的一般感觉。

具体走行:穿海绵窦外侧壁(位于伴行的动眼神经、滑车神经的下方),经眶上裂入眶,并发出额神经、泪腺神经和鼻睫神经等分支。

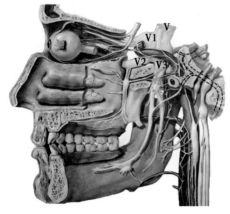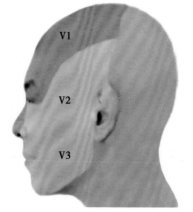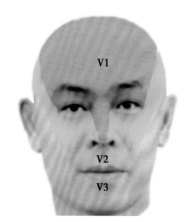

三叉神经解剖示意及支配区域

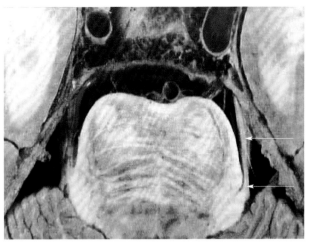

大体解剖显示的三叉神经走行（白箭）

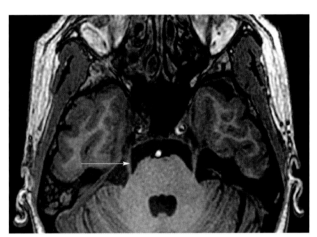

MRI 横断面显示三叉神经（白箭）

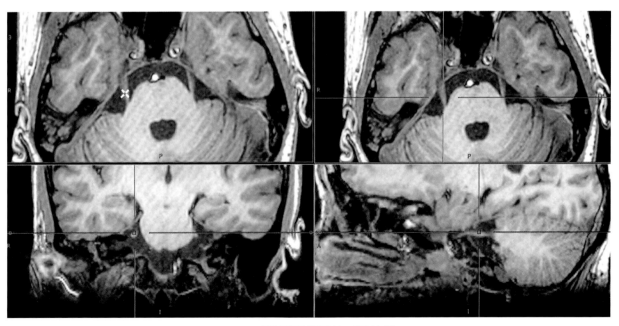

MRI 三维层面显示的三叉神经

图 12 三叉神经的解剖及 MRI 所见

2. 上颌神经 为感觉神经,管理眼裂与口裂之间的皮肤,上颌、牙、齿龈、鼻、腭、咽部黏膜和腭扁桃体的一般感觉。

具体走行:穿海绵窦外侧壁,经圆孔出颅,并发出眶下神经、上牙槽神经、颧神经及翼腭神经等分支。

3. 下颌神经 为混合神经。感觉支管理口裂以下、颊部、颞部及耳郭皮肤及下颌牙、牙龈、颏部、舌前 2/3 黏膜的一般感觉;运动支支配咀嚼肌(包括颞肌、咬肌、翼内肌和翼外肌)、下颌舌骨肌和二腹肌前腹的运动。

具体走行:穿海绵窦外侧壁,经卵圆孔出颅后沿翼内外肌之间走行,并分出以下 5 个分支:

(1)耳颞神经:感觉神经。

以两神经根起于下颌神经后干,在两根之间有脑膜中动脉经过。向后行于翼外肌深面,绕下颌颈和颞下颌关节囊的内侧向后,入腮腺上部,至颞下颌关节内侧后方几乎成直角转而上行,自腮腺上缘穿出,在颞浅动静脉之间上行。其行程中有众多分支与面神经分支相互交织。

(2)颊神经:感觉神经。

为下颌神经出卵圆孔后发出的一个分支,向前外下方向走行,分布于颊部与口角之间的皮肤、黏膜,以及下颌 3 个磨牙的颊侧齿龈、骨膜及邻近黏膜。颊神经与面神经的颊支在颊肌外侧面相互交织成丛。

(3)舌神经:感觉神经。

在下牙槽神经的前下方走行,初沿翼外肌深面至翼内肌与下颌支之间下行,约在翼外肌下缘水平接纳面神经的分支鼓索神经,走行于下颌支和翼内肌之间,向前下弓形越过下颌下腺上方,经下颌舌骨肌与舌骨舌肌之间进入口底。沿途发出分支至同侧舌下区黏膜、舌下腺、下颌舌侧牙龈及舌前 2/3 的黏膜。

(4)下牙槽神经:混合神经。

经翼外肌深面与下颌支之间行至下颌孔而入下颌管。在其将入下颌孔处发出下颌舌骨肌支分布于该肌及二腹肌前腹。

(5)咀嚼肌神经:运动神经,包括翼内肌神经、翼外肌神经、咬肌神经、颞深神经,分布于同名肌肉并支配其活动。

三叉神经支配眼裂以上(V1 支)、眼裂和口裂之间(V2 支)、口裂以下(V3 支)的皮肤及黏膜的一般感觉、咀嚼肌的运动。

一侧三叉神经损伤表现为相关区域皮肤和黏膜一般感觉丧失、角膜反射消失,患侧咀嚼肌麻痹,张口时下颌偏向患侧。

临床上,三叉神经不同分支的损伤有不同的临床表现:

如仅为相关区域皮肤的感觉异常,包括疼痛、感觉减退等,则表明为三叉神经的感觉支受损;如眶下皮肤感觉异常则提示上颌神经分支眶下神经的问题;

如出现咀嚼肌萎缩,查体见患侧颞肌及咬肌萎缩(图 13),则提示三叉神经运动支的问题,表明三叉神经的分支下颌神经为病变侵犯。

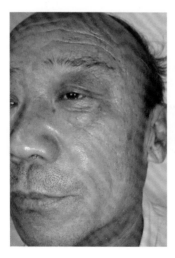
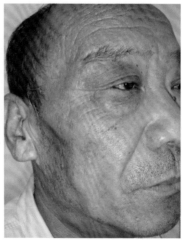

图 13 右侧三叉神经(下颌神经)受侵而引起的右侧颞肌和咬肌萎缩

罗京伟讲图

MRI 影像可以显示受侵的神经。图 14 为 1 例下颌下腺囊腺癌术后复发侵犯三叉神经及其分支的 MRI 所见。

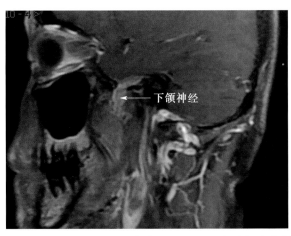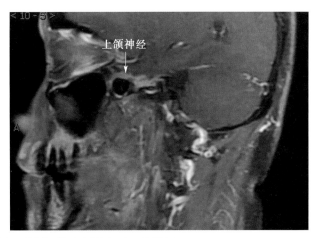

矢状面 MRI 显示因囊腺癌侵犯而增粗的上颌神经和下颌神经

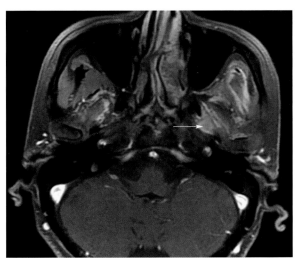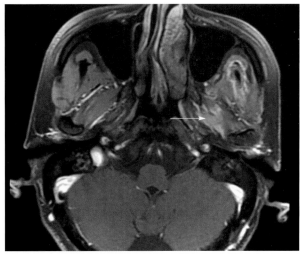

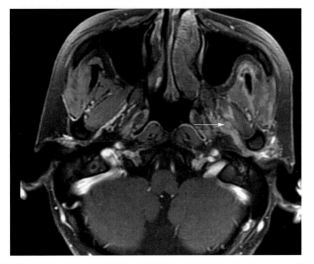

横断面 MRI 显示因囊腺癌侵犯而增粗的下颌神经（白箭）

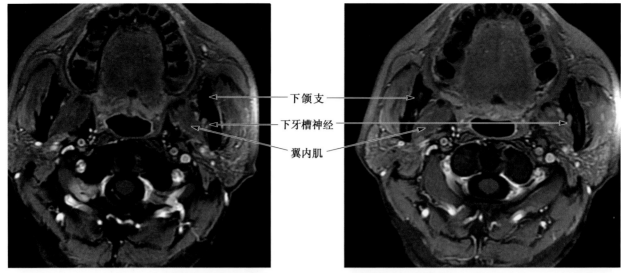

横断面 MRI 显示因囊腺癌侵犯而增粗的下牙槽神经

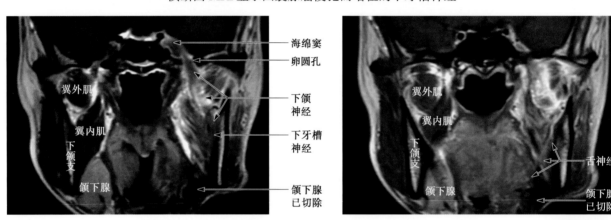

冠状面 MRI 显示因囊腺癌侵犯而增粗的下颌神经和舌神经

图 14　左侧下颌下腺囊腺癌术后发生的三叉神经及其分支的侵犯

罗京伟讲图

三叉神经的分支及其功能：

- 三叉神经
  - 感觉神经
    - 眼神经
      - 额神经　额部/上睑/鼻背/内眦区域皮肤感觉
      - 泪腺神经　泪腺/上睑/外眦区域皮肤感觉
      - 鼻睫神经　眼球/筛窦/下睑/泪囊/鼻腔黏膜/鼻背皮肤相应区域感觉
    - 上颌神经
      - 眶下神经　下睑/鼻翼/上唇皮肤黏膜感觉
      - 上牙槽神经　上颌窦/磨牙及其附近牙龈感觉
      - 颧神经　颧部皮肤感觉
      - 翼腭神经　鼻/腭/咽部黏膜/腭扁桃体的感觉
    - 下颌神经感觉支
      - 耳颞神经　颞区/外耳道/耳郭皮肤感觉
      - 颊神经　颊部皮肤和黏膜感觉
      - 舌神经　舌前2/3黏膜感觉
      - 下牙槽神经感觉支　下颌牙和牙龈/颏部和下唇皮肤黏膜感觉
  - 运动神经 下颌神经运动支+下牙槽神经运动支
    - 咀嚼肌神经　支配翼内/外肌/咬肌/颞肌运动
    - 下牙槽神经运动支（下颌舌骨肌神经）支配下颌舌骨肌和二腹肌前腹的运动

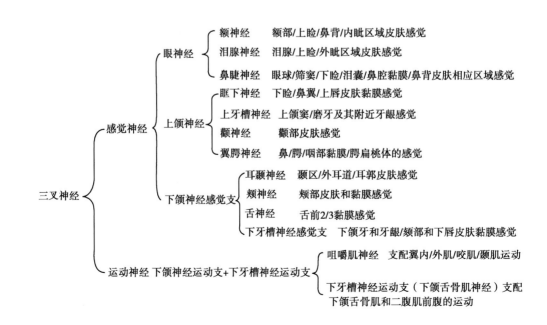

>> **展神经**（图 15）

运动神经。

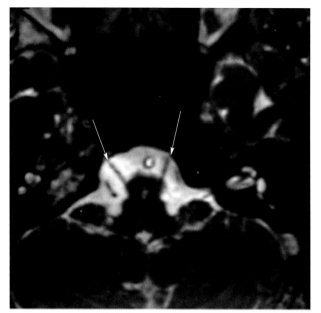

MRI 横断面显示的展神经（白箭）

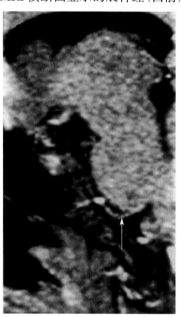

MRI 矢状面显示的展神经起始部（白箭）

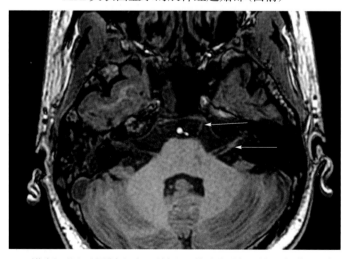

MRI 横断面显示展神经与面神经、前庭蜗神经的毗邻位置关系
（上方白箭为展神经，下方白箭为面神经、前庭蜗神经）

图 15　展神经的影像

具体走行：脑桥延髓沟中线两侧出脑→前行至颞骨岩部尖端→自后壁穿入海绵窦→在窦内沿颈内动脉外下方前行→经眶上裂入眶→支配外直肌。

展神经受损时，患侧眼球不能向外转动，表现为内斜视（见图 11）。

>> **面神经**（图 16、图 17）

混合性神经。

面神经出脑池后经内听道入面神经管，由茎乳孔出颅，以此为界将面神经分为颅内段和颅外段。

因此面神经解剖分为 6 段：脑池段、内听道段、迷路段（包括膝状神经节）、鼓室段（又名水平段）、乳突段（又名垂直段）和颅外段。

而迷路段、鼓室段、乳突段走行于面神经管，因此这三段称之为面神经管段。

面神经分段：

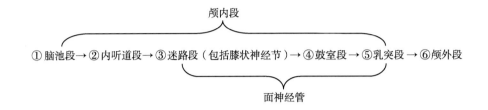

面神经出脑桥与前庭蜗神经伴行，经内耳门进入内听道，进而进入面神经管：首先为迷路段。迷路段的末端为膝状神经节。膝状神经节分出岩浅大神经和面神经运动纤维。面神经运动纤维通过鼓室段和乳突段由茎乳孔出颅。

面神经管段有 3 个分支：岩浅大神经、鼓索神经（司舌前 2/3 味觉及下颌下腺、舌下腺分泌）和镫骨肌神经。

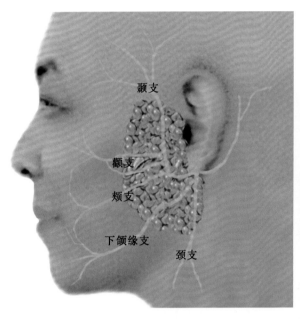
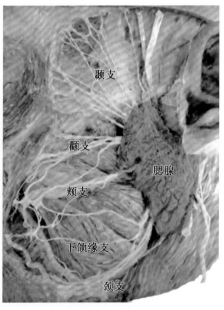

图 16　面神经出颅后 5 个分支的体表投影及人体解剖分布

1. **岩浅大神经**　又名岩大神经，自膝神经节处分出前行，并与来自颈内动脉交感丛的岩深神经合成翼管神经，继而穿翼管至翼腭窝，进入翼腭神经节，支配泪腺、腭及鼻腔黏膜的腺体分泌。

2. **鼓索**　为面神经出茎乳孔前最早发出的一支，前上走行入鼓室，在锤骨和砧骨之间穿过出鼓室至颞下窝，继而向前下走行至翼外肌下缘水平加入舌神经。司舌前 2/3 的味觉，支配下颌下腺和舌下腺的分泌。

3. **镫骨肌神经**　支配镫骨肌。因为位于面神经管内，因此如发生病变则表现为周围性面瘫。

面神经具体走行可总结为：

脑桥小脑三角（简称桥小脑角）处、脑桥延髓沟外侧部出脑→内耳门→内耳道→面神经管→茎乳孔出颅→向前穿过腮腺浅、深部之间达面部，呈扇形分出 5 个分支，自上而下分别为颞支、颧支、颊支、下颌缘支和颈支。

面神经主要功能包括：

1. 管理面部表情肌运动。

2. 舌前 2/3 的味觉。

3. 支配舌下腺、下颌下腺和泪腺的分泌。

MRI 可清晰显示面神经，自桥小脑角指向内听道，在前上者为面神经，其后下并行者为前庭蜗神经（图 17）。

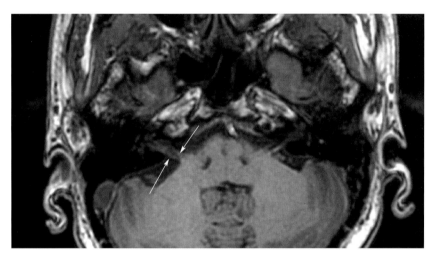

MRI 显示的面神经（上方白箭）、前庭蜗神经（下方白箭）

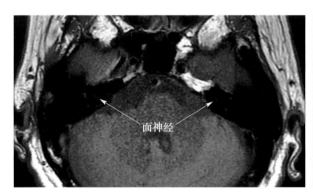
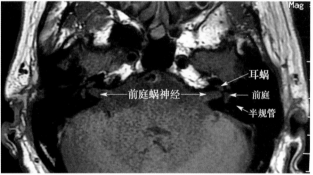

上下两个连续的横断面 MRI T₁WI 图像见面神经比听神经稍细，且位于稍上方，
前庭蜗神经指向耳蜗与前庭之间

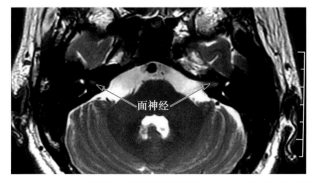
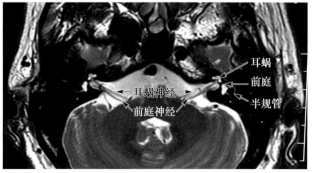

上下两个连续的横断面 MRI T₂WI 显示的耳蜗与前庭、半规管更为清晰，因此更容易区分

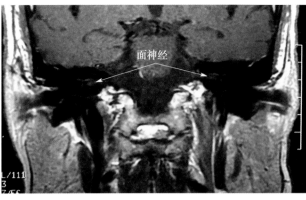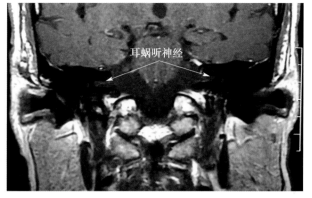

前后两个连续冠状面 MRI 显示的面神经和耳蜗听神经

图 17 面神经的 MRI 所见及与前庭蜗神经的辨别

影像上辨别面神经和听神经的一些参考：

1. 听神经较面神经略粗大,两者自延髓脑桥沟水平发出后相互紧密伴行,并向前外水平走行进入脑桥小脑角池,走行过程中两者间隙逐渐增大。

2. 面神经在听神经前方,位置高于听神经。

3. 听神经指向耳蜗和前庭之间。

CT 检查不能显示具体的神经,但其走行的骨壁、管道结构清晰可见,如若肿瘤侵犯则表现为相应的孔道结构增宽。

图 18 显示的为 CT 检查所见的面神经周围结构。

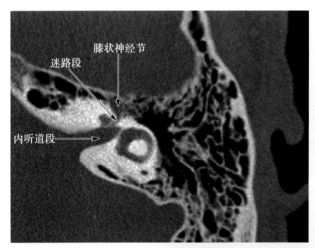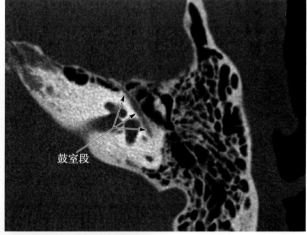

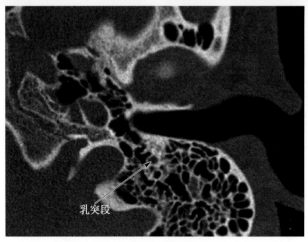

图 18 CT 检查所见的面神经走行及分段

头颈部肿瘤引起的面神经受侵主要为周围性面瘫、角膜反射消失(图19)。

面神经分支损伤后体征：

颞支：额纹消失。

颧支：不能闭眼，贝尔体征。

颊支：鼻唇沟消失、鼓腮漏气。

下颌缘支：口角下唇歪斜。

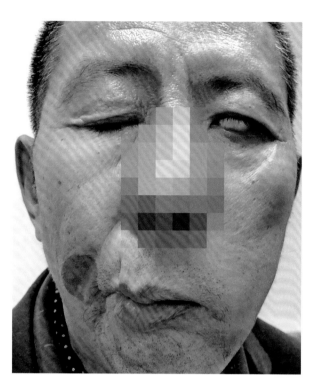

图19　面神经麻痹的体征（左侧，闭眼不能、鼻唇沟消失、
口角歪向健侧、鼓腮患侧漏气）

》》 前庭蜗神经（图20）

感觉神经。

前庭蜗神经，又名位听神经、听神经，包括蜗神经和前庭神经。

前庭神经传导平衡觉，蜗神经传导听觉。

前庭神经损伤表现为眩晕、眼球震颤；蜗神经损伤表现为听觉障碍。

详细内容参见"耳部"章节。

》》 舌咽神经（图21）

混合神经。

经颈静脉孔前部(颈静脉孔神经部)出颅，在颈内动、静脉之间下行，并最终经舌骨舌肌内侧至舌根。

在颈静脉孔中，舌咽神经位于迷走神经和副神经的前方并被神经鞘(舌咽神经管)包裹。

舌咽神经司咽喉部黏膜的一般感觉、腮腺的分泌(下颌下腺和舌下腺的分泌由面神经支配)和舌后1/3黏膜的一般感觉和味觉，与迷走神经共同控制咽喉部肌肉的运动。

因此一侧舌咽神经损伤表现为舌后1/3味觉消失，舌根及咽部痛温觉消失，同侧咽肌收缩无力。

临床所见单独舌咽神经损伤少见，多是与迷走神经、舌下神经或副神经同时发生。

如舌咽神经和迷走神经损伤则出现软腭左右不对称，悬雍垂偏向患侧，饮水呛咳、声音嘶哑、咽反射消失等。

如舌咽神经、迷走神经、副神经、舌下神经同时损伤，除出现上述症状和体征外，还会出现伸舌偏向患侧、患侧耸肩无力等，称之为颈静脉孔综合征，提示颈静脉孔区域的病变(图22)。如病变累及颈动脉内侧的颈交感神经则可同时出现 Horner 综合征。

49

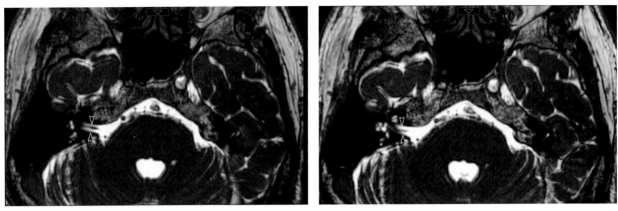

MRI CISS 横断面显示的面神经(上方箭头)和听神经(下方箭头)

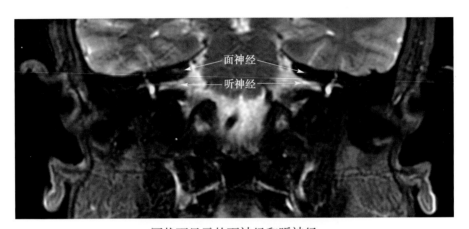

冠状面显示的面神经和听神经

图 20　MRI 显示的面神经、前庭蜗神经

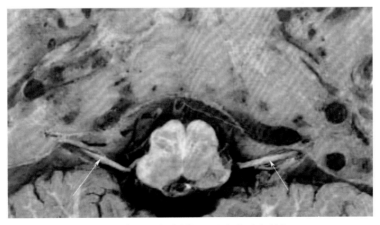

舌咽神经的解剖位置及走行(白箭)

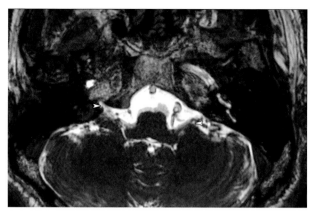
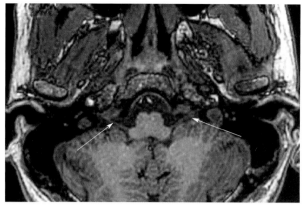

MRI 横断面显示的舌咽神经均用箭头或白箭显示

图 21　舌咽神经的解剖及影像

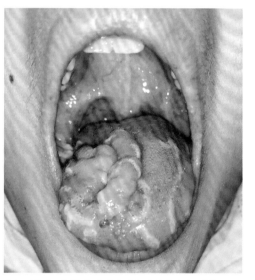

右侧软腭萎缩无力,悬雍垂偏向右侧,提示右侧舌咽神经和迷走神经麻痹;
同时伸舌右偏,提示右侧舌下神经麻痹

图 22　颈静脉孔综合征的体征

》 迷走神经(图 23、图 24)

混合神经。

特点:行程最长、分布最广的脑神经。

自延髓橄榄后沟中部出脑→在舌咽神经偏后方经颈静脉孔出颅→下行于颈动脉鞘内,位于颈内静脉与颈内动脉或颈总动脉之间的后方至颈根部→经胸廓上口入胸腔,随食管穿过膈肌至腹腔。

运动支支配除茎突咽肌(由舌咽神经支配)外的所有咽、喉部的肌肉。

感觉支传导一部分耳道、鼓膜和耳郭的感觉,咽、喉、气管、食管及各内脏的感觉,以及咽、软、硬腭、会厌等部位的味觉。

左右迷走神经走行不同。

左迷走神经在左颈总动脉与左锁骨下动脉之间下行,越过主动脉弓的左前方,经肺根后方下行至食管前面,并分出若干分支。

右迷走神经经右锁骨下动、静脉之间,沿气管右侧下行,于右肺根后方达食管后面,并分出若干分支。

迷走神经的分支分为颈部的分支、胸部的分支、腹部的分支。

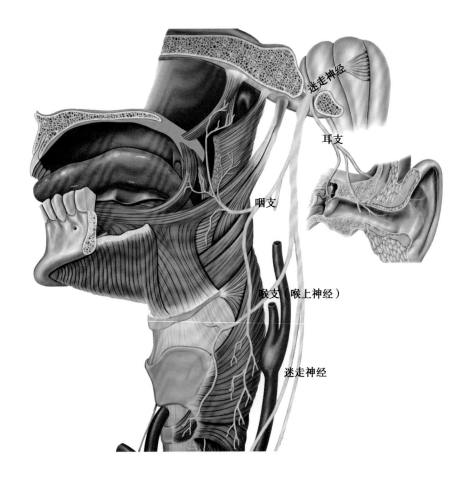

迷走神经

耳支

咽支

喉支（喉上神经）

迷走神经

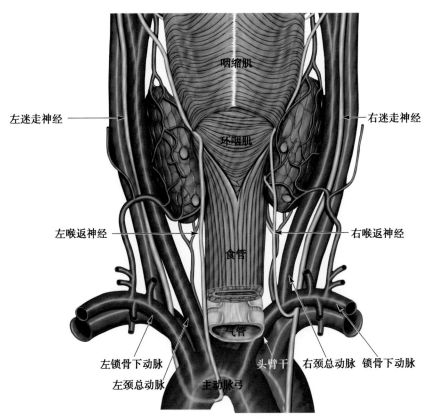

咽缩肌

左迷走神经

环咽肌

右迷走神经

左喉返神经

右喉返神经

食管

左锁骨下动脉

气管

左颈总动脉

主动脉弓

头臂干

右颈总动脉　锁骨下动脉

图 23　迷走神经的分支（左侧观）及左右喉返神经的走行（后面观）

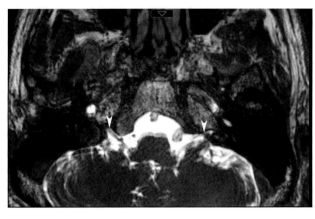
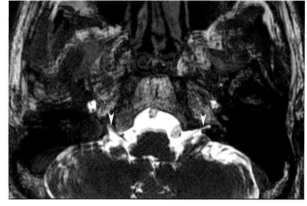

图 24　MRI 横断面显示的迷走神经（箭头）

迷走神经在头颈部的主要分支包括：

1. **咽支**　咽的运动神经。

迷走神经咽支与舌咽神经咽支和颈交感干的咽支共同组成咽丛,分布于咽肌及大部分软腭,同时还支配舌后 1/3 中央部的感觉和味觉。

2. **喉上神经**

（1）内侧支：支配喉黏膜感觉。

（2）外侧支：支配环甲肌运动。

3. **喉返神经**　支配大部分喉肌运动。

一侧喉返神经的损伤主要表现为声音嘶哑;若两侧喉返神经同时受损,可引起失声、呼吸困难,甚至窒息。

一侧和两侧喉返神经损伤在发音和呼吸时内镜检查明显不同,具体见图 25 及图 26。

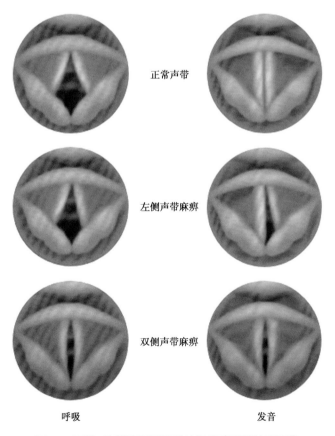

图 25　正常、单侧及双侧喉返神经麻痹喉镜检查示意

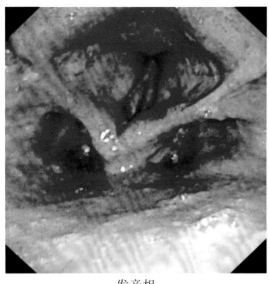
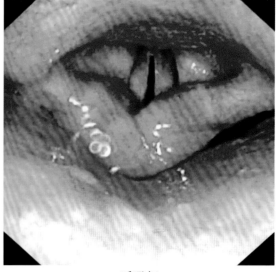

发音相　　　　　　　　　　　　　　呼吸相

双侧声带麻痹

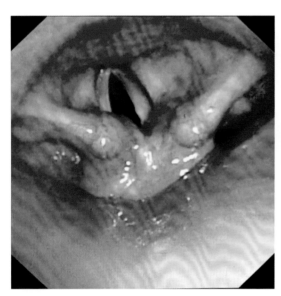
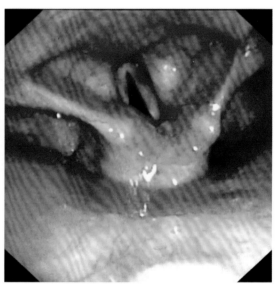

正常呼吸相,左侧麻痹声带处于旁正中位

图 26　喉返神经麻痹的内镜检查

≫ 副神经(图 27、图 28)

运动神经。

副神经由颅根(内侧支)和脊髓根(外侧支)组成。

内侧支小,经颈静脉孔出颅后加入迷走神经,随其分支支配软腭咽喉部肌。

外侧支颈静脉孔出颅后绕颈内静脉行向外下方,经胸锁乳突肌深面分出一支加入该肌,终支进入斜方肌,因此外侧支功能是支配胸锁乳突肌和斜方肌运动。

颈后淋巴结即 V 区淋巴系沿副神经分布,因此又名脊副链淋巴结。

副神经损伤主要表现为胸锁乳突肌和斜方肌功能受限,临床查体则见患侧耸肩困难、转头无力的症状和体征(图 28)。

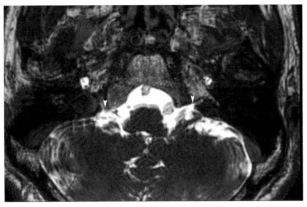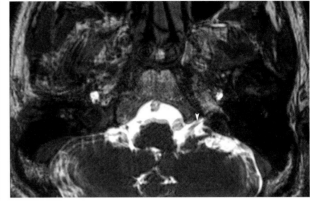

图 27　MRI 横断面显示的副神经(箭头)

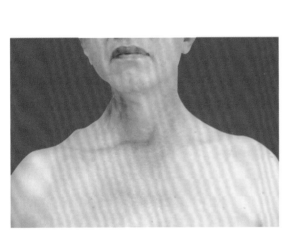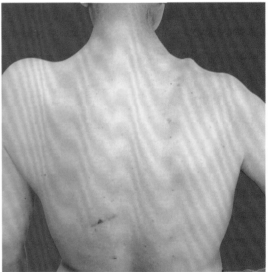

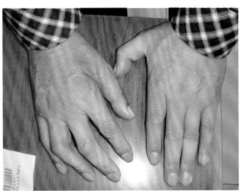

图 28　副神经麻痹的体征(右侧胸锁乳突肌和斜方肌萎缩,右侧耸肩不能及右侧爪形手)

❯❯ 舌下神经（图 29~ 图 31）

运动性神经。

具体走行: 延髓前外侧沟（锥体与橄榄之间）出脑→经舌下神经管出颅→颈内动、静脉之间弓形向前下走行→在二腹肌后腹下缘处越过颈外动脉外侧前行→舌骨大角上方进入舌骨舌肌浅面→在舌神经和下颌下腺管下方穿颏舌肌入舌内→支配全部舌内肌和大部舌外肌。

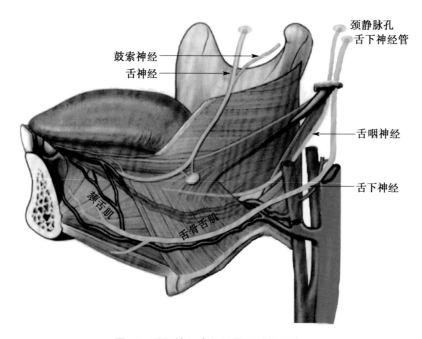

图 29　舌下神经走行及周围结构示意

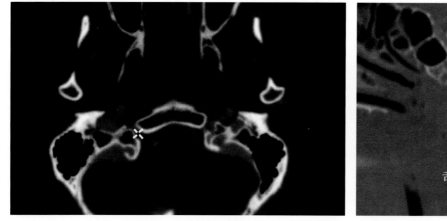

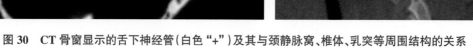

图 30　CT 骨窗显示的舌下神经管（白色"+"）及其与颈静脉窝、椎体、乳突等周围结构的关系

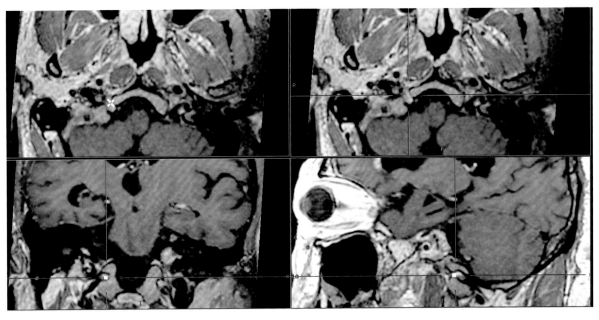

图 31　MRI 显示的舌下神经管及舌下神经出颅走行

　　舌下神经主要支配舌内、外肌的运动,因此一侧舌下神经完全损伤时,患侧舌肌瘫痪,伸舌时舌尖偏向患侧,患侧舌肌早期饱满,后期萎缩(图 32)。

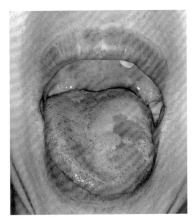 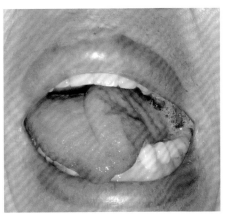

图 32　3 例左侧舌下神经麻痹的体征

罗京伟讲图

12 对脑神经 MRI 影像所见从上至下见图 33。

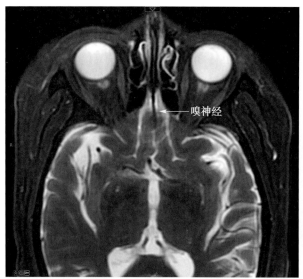
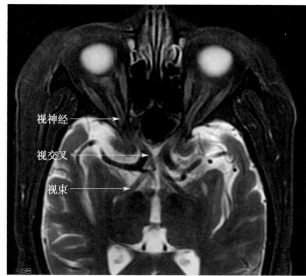

嗅神经和视神经

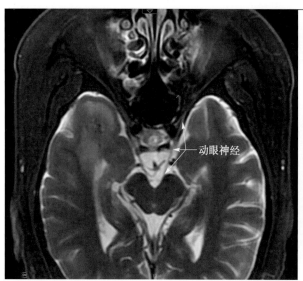
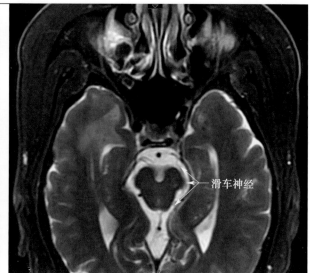

动眼神经和滑车神经

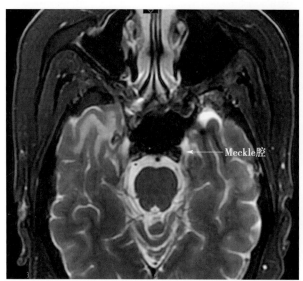
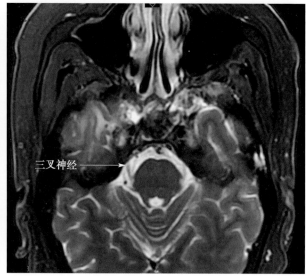

三叉神经

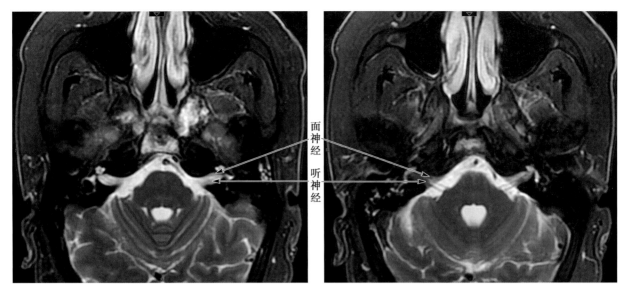

面神经和听神经

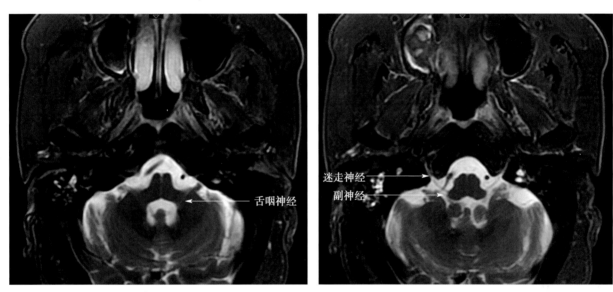

舌咽神经、迷走神经和副神经

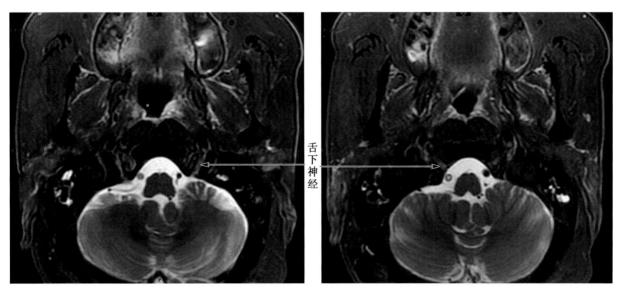

舌下神经

图 33 MRI T₂WI 显示的 12 对脑神经

12 对脑神经的出入颅部位、分布、功能及损伤表现总结如下。

脑神经出入脑和出入颅腔的部位及性质

脑神经		性质	连脑部位		进出颅部位	
Ⅰ嗅神经		感觉性	端脑	嗅球	颅前窝	筛孔
Ⅱ视神经		感觉性	间脑	视交叉		视神经管
Ⅲ动眼神经		运动性	中脑	大脑脚间窝		眶上裂
Ⅳ滑车神经		运动性		中脑背面下丘脑下方		
三叉神经Ⅴ	Ⅴ1眼神经	感觉性	脑桥	脑桥与小脑中脚移行处	颅中窝	眶上裂
	Ⅴ2上颌神经	感觉性				圆孔
	Ⅴ3下颌神经	混合性				卵圆孔
Ⅵ展神经		运动性	延桥沟	内侧部		眶上裂
Ⅶ面神经		混合性		外侧部		内耳门→茎乳孔
Ⅷ前庭蜗神经		感觉性				内耳门
Ⅸ舌咽神经		混合性	延髓	橄榄后方上部	颅后窝	
Ⅹ迷走神经		混合性		橄榄核后方中部		颈静脉孔
Ⅺ副神经		运动性		橄榄核后方下部		
Ⅻ舌下神经		运动性		前外侧沟		舌下神经管

脑神经分布及损伤表现

脑神经	成分	分布		损伤后的主要表现
Ⅰ嗅神经	特殊内脏感觉	鼻腔嗅黏膜		嗅觉障碍
Ⅱ视神经	特殊躯体感觉	眼球视网膜		视觉障碍
Ⅲ动眼神经	一般躯体运动	上支	上直肌、上睑提肌	眼外下斜视、上睑下垂
		下支	下、内直肌,下斜肌	
	一般内脏运动	瞳孔括约肌、睫状肌		对光及调节反射消失
Ⅳ滑车神经	一般躯体运动	上斜肌		眼不能向外下斜视,下视时复视
Ⅴ三叉神经	一般躯体感觉	头面部皮肤,口腔、鼻腔黏膜、牙及牙龈、眼球、硬脑膜		头面部感觉障碍
	特殊内脏运动	咀嚼肌、二腹肌前腹、下颌舌骨肌、鼓膜张肌和腭帆张肌		咀嚼肌瘫痪,张口时下颌偏向患侧
Ⅵ展神经	一般躯体运动	外直肌		眼向内斜视
Ⅶ面神经	一般躯体感觉	耳部皮肤		感觉障碍
	特殊内脏运动	面肌、颈阔肌、茎突舌骨肌、二腹肌后腹、镫骨肌		额纹消失、眼睑不能闭合、口角歪向健侧,鼻唇沟变浅
	一般内脏运动	泪腺、下颌下腺、舌下腺、鼻腔及腭部腺体		分泌障碍
	特殊内脏运动	舌前2/3味蕾		舌前2/3味觉障碍
Ⅷ前庭蜗神经	特殊躯体感觉	半规管壶腹嵴、椭圆囊斑、球囊斑		眩晕、眼球震颤
	特殊躯体感觉	耳蜗螺旋器		听力障碍

脑神经	成分	分布	损伤后的主要表现
IX舌咽神经	特殊内脏运动	茎突咽肌	
	一般内脏运动	腮腺	分泌障碍
	一般内脏感觉	咽、咽鼓管、鼓室、软腭、舌后1/3的黏膜，颈动脉窦、颈动脉小球	咽与舌后1/3感觉障碍、咽反射消失
	特殊内脏感觉	舌后1/3味蕾	舌后1/3味觉丧失
	一般躯体感觉	耳后皮肤	分布区感觉障碍
X迷走神经	一般内脏运动	颈、胸、腹腔脏器的平滑肌、腺体、心肌	心动过速、内脏活动障碍
	特殊内脏运动	咽喉肌	发音困难、声音嘶哑、吞咽障碍
	一般内脏感觉	颈、胸、腹腔脏器及咽喉黏膜	分布区感觉障碍
	一般躯体感觉	硬脑膜、耳郭后面及外耳道皮肤	分布区感觉障碍
XI副神经	特殊内脏运动	咽、喉肌	咽喉肌功能障碍
		胸锁乳突肌、斜方肌	一侧胸锁乳突肌瘫痪，面无力转向健侧，斜方肌瘫痪，肩下垂、提肩无力
XII舌下神经	一般躯体运动	全部舌内肌、部分舌外肌(腭舌肌除外)	舌肌瘫痪萎缩，伸舌时舌尖偏向患侧

》 其他

1. 后4对脑神经　临床上常将后4对脑神经归为一类提及，因为除舌下神经从舌下神经管出颅外其他均自颈静脉孔出颅，且后4对脑神经出颅后均在颈动脉鞘内走行，下行过程中才逐步分开。行程参见图34。

舌咽神经、迷走神经、副神经经颈静脉孔出颅，而舌下神经经舌下神经管出颅，此4对脑神经出颅后均下行于动、静脉之间，并都被颈动脉鞘包围于颈动脉间隙内。其中舌咽神经最靠前内侧，离颈内动脉也最近，迷走、副神经位于舌咽神经的后外侧：迷走神经位于颈内静脉的内后、动脉的外后，副神经最靠外后。

舌咽神经出颅后在颈内动、静脉间下降至颌角水平，然后呈弓形向前，经舌骨舌肌内侧达舌根。其分支包括鼓室神经、颈动脉窦支、舌支、茎突咽肌支、扁桃体支和咽支等6个。

迷走神经经颈静脉孔出颅腔后下行于颈内、颈总动脉与颈内静脉之间的后方。

副神经自颈静脉孔出颅后走行于颈内静脉的前外侧下行，继而行向后下方到达胸锁乳突肌，主干自胸锁乳突肌后缘中点处附近穿出，斜向后下方进入斜方肌的深面，支配胸锁乳突肌和斜方肌运动。

舌下神经自舌下神经管出颅后先在迷走神经外侧，沿颈内动、静脉之间下行至舌骨上方，呈弓状转向前内方，沿着舌骨舌肌的外侧，以多支分布于舌，支配全部舌内肌和舌外肌(茎突舌肌、舌骨舌肌和颏舌肌等)。

CT/MRI影像一般不能分辨后4对脑神经，但其出颅部位从影像上均可显示(图35)，神经走行过程中的相关肌肉、血管可作为辨认的间接标记。

2. 颈内动静脉颅内段　后4对脑神经出颅沿颈内动静脉走行，因此当不能辨认后4对脑神经出颅走行时，此时辨认颈内动静脉的走行就至关重要。

颈内静脉与颈内动脉在颌面部一直为伴行关系，但至颅底层面，颈静脉与颈内动脉背道而驰，前者向后上行入颈静脉孔，而后者则前上方走行入颈内动脉管，借此可资鉴别(图36)。

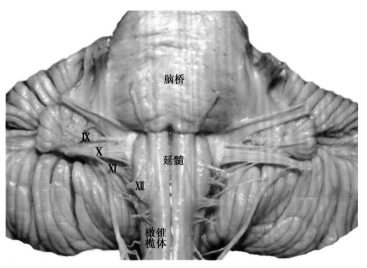

脑桥

IX
X
XI
XII

延髓

橄榄
椎体

后 4 对脑神经颅内走行

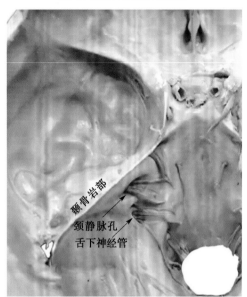

颞骨岩部
颈静脉孔
舌下神经管

出颅部位

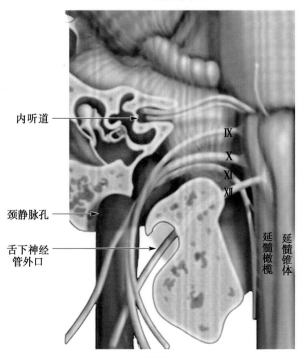

内听道

颈静脉孔

舌下神经
管外口

IX
X
XI
XII

延髓橄榄
延髓椎体

冠状面示意

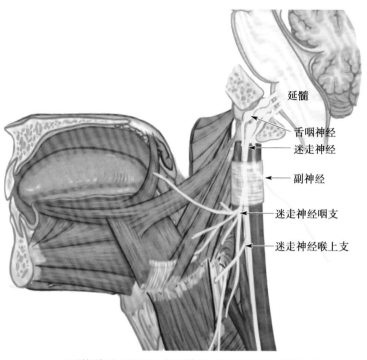

延髓

舌咽神经

迷走神经

副神经

迷走神经咽支

迷走神经喉上支

颈静脉孔出颅的舌咽神经、迷走神经和副神经

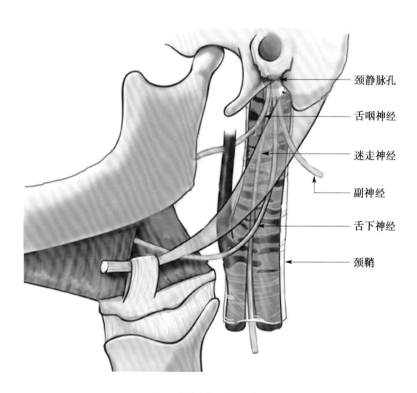

颈静脉孔

舌咽神经

迷走神经

副神经

舌下神经

颈鞘

后 4 对脑神经的下行

图 34　后 4 对脑神经出颅后的走行

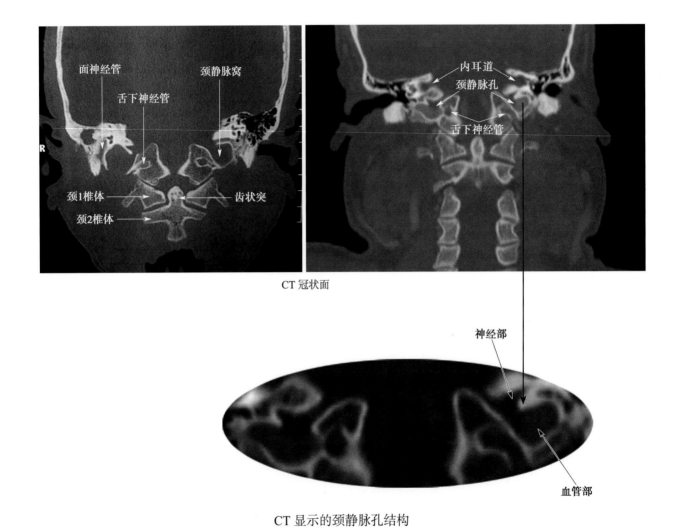

CT 冠状面

CT 显示的颈静脉孔结构

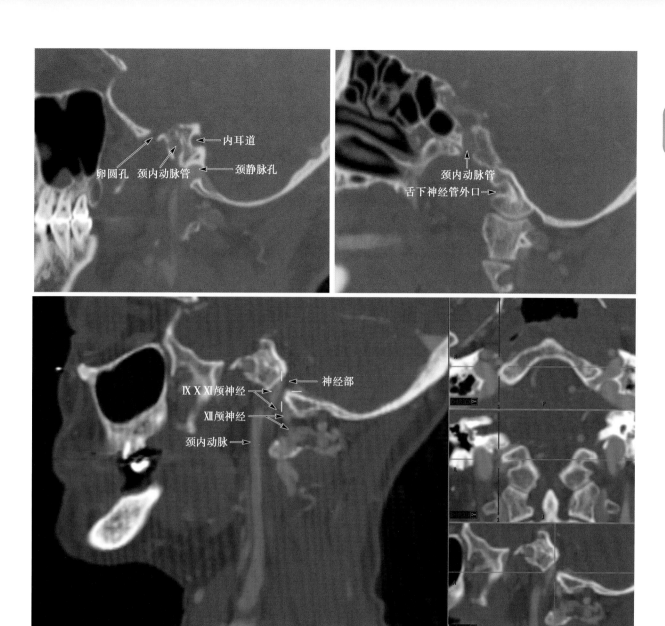

CT 矢状面显示的后 4 对脑神经及其周围结构

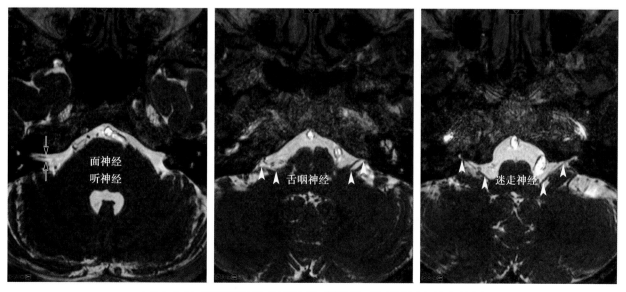

MRI CISS 横断面显示的面神经、听神经、舌咽神经和迷走神经

图 35 CT/MRI 显示的相关神经出口及周围结构

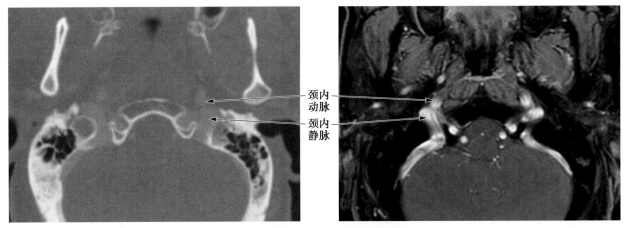

CT/MRI 横断面显示的颈内动静脉

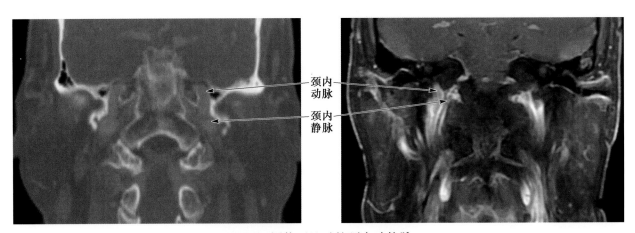

CT/MRI 冠状面显示的颈内动静脉

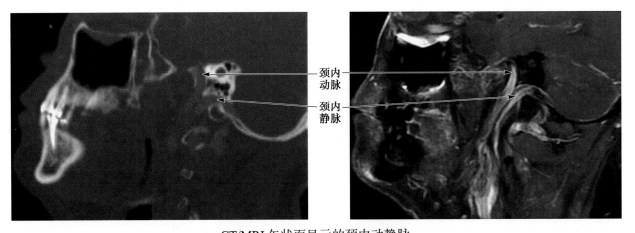

CT/MRI 矢状面显示的颈内动静脉

图 36　CT/MRI 显示的颈内动静脉走行

注意,颈内外动脉的分叉处约在舌骨水平,此水平以下走行的为颈总动脉(图37)。

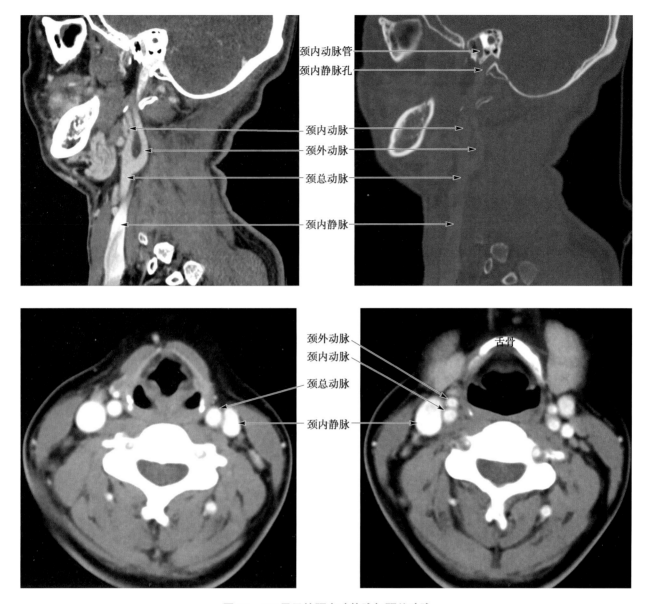

颈内动脉管
颈内静脉孔

颈内动脉
颈外动脉
颈总动脉

颈内静脉

颈外动脉
颈内动脉

颈总动脉

颈内静脉

舌骨

图 37　CT 显示的颈内动静脉与颈总动脉

3. **神经间的关联**　头颈部神经及其分支错综复杂,常出现相关神经之间互相交通汇合,不仅不同脑神经间,脑神经与头颈部浅表神经间也存在着密切联系,了解这些关联对于掌握嗜神经肿瘤侵犯途径非常有帮助。

(1)面神经和三叉神经间关联临床最为常见,其中有 3 个重要的连接途径(图38、图39):

1)耳颞神经:为三叉神经下颌神经(V3)的一个分支。下颌神经自卵圆孔出颅走行于翼内外肌过程中,首先在下颌髁突后缘发出耳颞神经至下颌关节和腮腺,从而与腮腺内面神经分支相通。

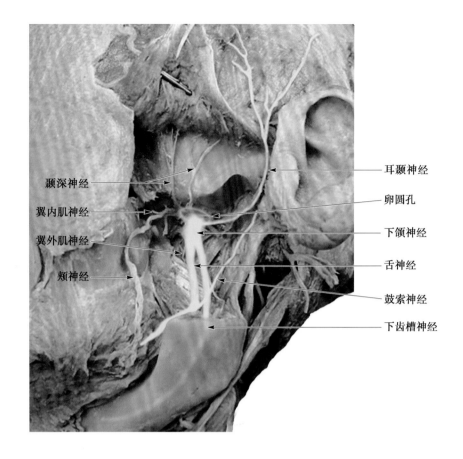

颞深神经
翼内肌神经
翼外肌神经
颊神经

耳颞神经
卵圆孔
下颌神经
舌神经
鼓索神经
下齿槽神经

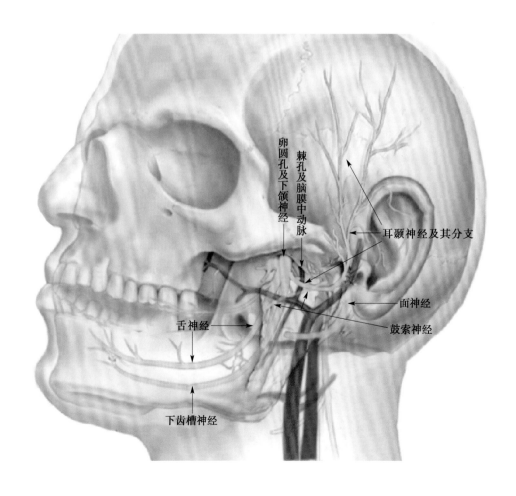

卵圆孔及下颌神经
棘孔及脑膜中动脉
耳颞神经及其分支
面神经
鼓索神经
舌神经
下齿槽神经

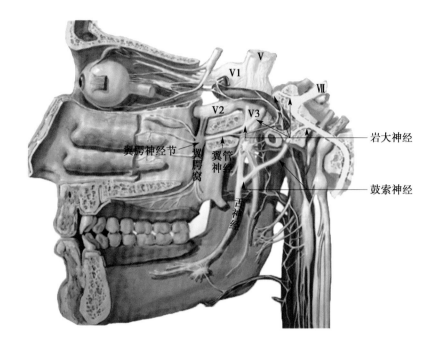

V
V1
V2 V3
VII

翼腭神经节　翼腭窝　翼管神经

岩大神经

鼓索神经

舌神经

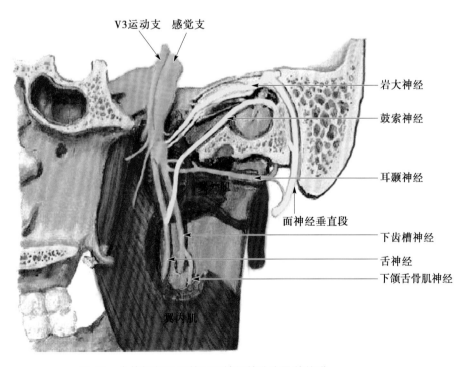

V3运动支　感觉支

岩大神经

鼓索神经

耳颞神经

面神经垂直段

下齿槽神经

舌神经

下颌舌骨肌神经

翼内肌

图38　大体解剖显示的三叉神经的分支及其关联

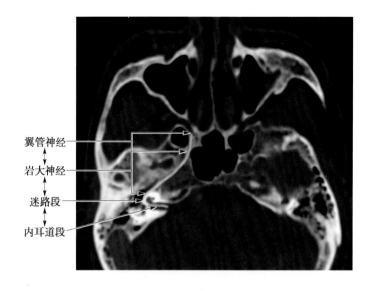

翼管神经
岩大神经
迷路段
内耳道段

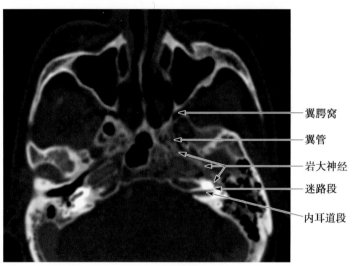

翼腭窝
翼管
岩大神经
迷路段
内耳道段

罗京伟讲图

CT 骨窗显示的面神经与翼腭窝的交通途径

图 39　面神经与三叉神经的交通

2) 岩大神经:又名岩浅大神经,为面神经管内段的一个分支。自面神经管弯曲处的膝神经节前方分出,经颞骨岩部前面的岩大神经裂孔穿出,向前内侧走行至破裂孔,与来自颈动脉交感神经丛的岩深神经合成翼管神经,而翼管神经通过翼腭窝中的翼腭神经节与三叉神经的第二分支上颌神经(V2)发生关联。

因此,当某些肿瘤侵犯翼腭窝、翼管、破裂孔时,可经岩大神经逆行侵犯至面神经管内段,甚至可经内听道侵入颅内。

3) 鼓索神经:为面神经管内段的一个分支,在面神经垂直段出茎乳孔前发出,经过锤骨和镫骨之间、岩鼓裂出鼓室达颞下窝,向前下方走行,从下颌神经的后方并入舌神经(V3 分支),从而与三叉神经发生关联。

相关神经受侵,MRI 影像上可以显示增粗的神经,同时其支配的肌肉可出现异常信号的去神经化作用。

去神经化的定义为相关神经为肿瘤侵犯导致其功能丧失,引起神经支配的相关肌肉的异常改变,早期肌肉的正常肌张力缺失而表现为稍有肿胀的改变,中晚期则表现为萎缩、脂肪变。

图 40 为左侧下颌下腺囊腺癌术后复发侵犯下颌神经,进而通过耳颞神经的侵犯而至面神经,导致患者左侧面瘫。图 41 为同例患者在 MRI 冠状面 T_2WI 上可以辨认具体受侵的神经,同时其支配的咀嚼肌神经表现为去神经化作用,与健侧形成明显的对比。

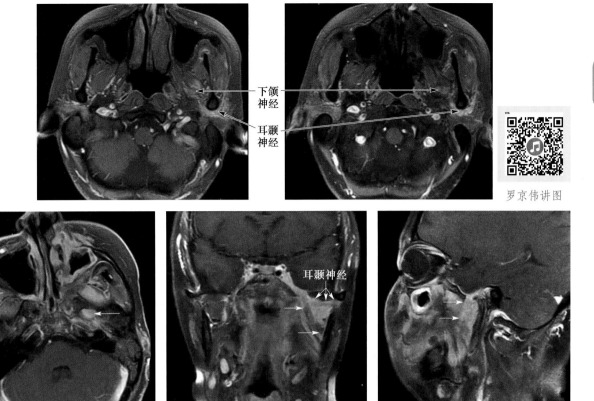

下颌神经

耳颞神经

耳颞神经

罗京伟讲图

图 40 MRI 三维层面显示因囊腺癌侵犯而增粗的下颌神经（白箭）及其分支耳颞神经

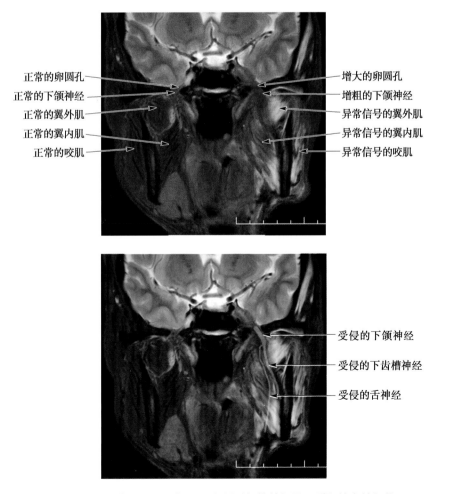

正常的卵圆孔 —— 增大的卵圆孔
正常的下颌神经 —— 增粗的下颌神经
正常的翼外肌 —— 异常信号的翼外肌
正常的翼内肌 —— 异常信号的翼内肌
正常的咬肌 —— 异常信号的咬肌

受侵的下颌神经
受侵的下齿槽神经
受侵的舌神经

图 41 MRI 冠状面 T₂WI 相显示左侧受侵的神经及咀嚼肌的去神经化

（2）其他神经间的关联

除三叉神经与面神经间的关联，尚有脊神经和副神经、舌下神经和迷走神经、舌神经和下颌舌骨肌神经、舌神经与下牙槽神经、下牙槽神经与耳颞神经、下牙槽神经与翼外肌神经、喉返神经和颈交感神经系统之间也存在丰富且复杂的交通支。

（3）咽丛与颈丛：

1）咽丛：由舌咽神经咽支、迷走神经咽支、副神经及交感神经构成，支配咽部的感觉和运动功能。

运动神经主要来自副神经的颅内部分，分布到咽部和软腭，支配除茎突咽肌（舌咽神经支配）、腭帆张肌（下颌神经支配）外的咽喉肌（上、中、下咽缩肌），而感觉神经主要是舌咽神经与迷走神经（图42）。

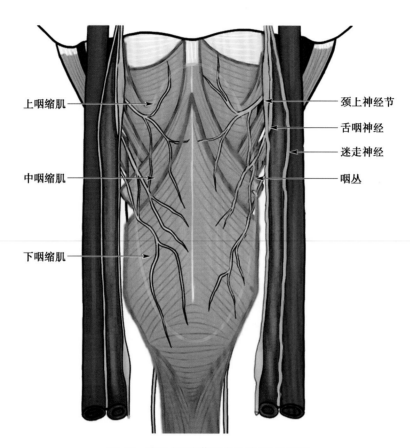

左侧标注（从上到下）：上咽缩肌、中咽缩肌、下咽缩肌

右侧标注（从上到下）：颈上神经节、舌咽神经、迷走神经、咽丛

图42　咽丛（绿线范围内的神经）的组成

2）颈丛：脊神经有31对，其中8对颈神经、12对胸神经、5对腰神经、5对骶神经和1对马尾神经。相关脊神经相互交织形成神经丛，主要有颈丛、臂丛、腰丛和骶丛等4个神经丛。

其中颈丛由第1~4颈神经的前支构成，其神经根由椎间孔穿出后，下行于头长肌或前斜角肌与中斜角肌之间，并分为深浅两组。

颈丛神经浅组，即颈丛皮神经（又名皮支），包括枕小神经、耳大神经、颈横神经和锁骨上神经，支配相关区域的皮肤感觉（图43）。

颈丛神经深组，即颈丛肌神经，又分为短支和长支：短支分布于颈部深层肌群、舌骨下肌群、肩胛提肌，支配颈深部肌肉，而长支为膈神经支配膈肌。

颈丛与舌下神经之间即通过颈袢发生关联。

颈袢，又名舌下神经袢，由第1~3颈神经前支的分支构成（图44）。

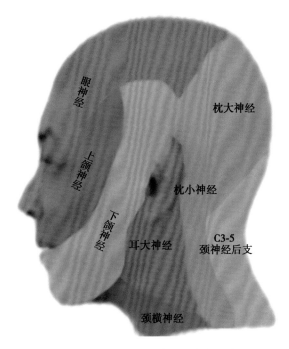

图 43　颈丛相关神经的分布区域

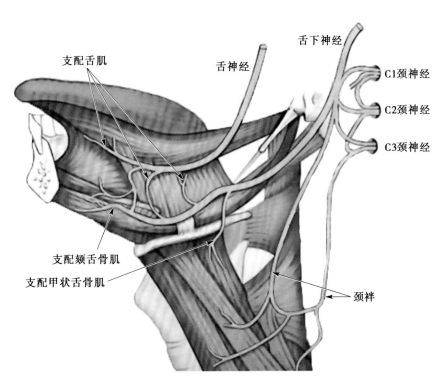

图 44　颈袢与舌下神经的关系

相关部位的恶性肿瘤,如皮肤鳞癌、默克尔细胞癌、转移淋巴结等部分即可通过相关神经通路而侵犯至远端甚至达颅内。

3)牵扯性耳痛的神经关联机制:咽部(如扁桃体)、下咽侧壁肿瘤病变经常会引起同侧耳痛,参与神经主要为迷走神经和舌咽神经。因此,临床上出现耳痛症状的患者,不仅需检查耳道病变,还应考虑到下咽、喉、口咽侧壁、扁桃体、舌根病变的可能性。

图 45 为耳牵扯痛的相关神经机制。

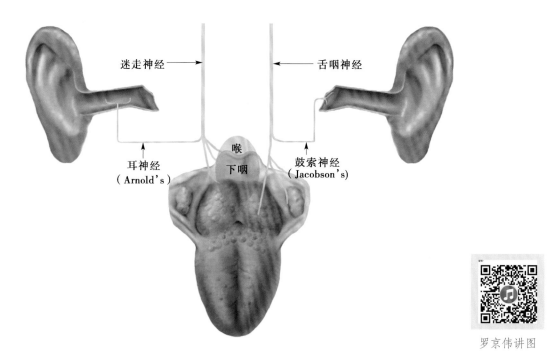

迷走神经 → ← 舌咽神经

喉
下咽

耳神经
（Arnold's）

鼓索神经
（Jacobson's）

罗京伟讲图

图 45　牵扯性耳痛的发生机制

　　4）颈交感干：颈交感干由颈上、中、下神经节与节间支相连而成。主要支配面颈部血管、汗腺及三对大唾液腺。

　　颈交感干位于颈内动脉/颈总动脉内侧,多在颈鞘外,相当于咽后淋巴结外侧组位置。

　　颈交感干损伤可出现霍纳综合征（Horner's syndrome）,表现为（图46）:①瞳孔缩小;②上睑下垂;③眼球内陷;④患侧面部无汗。

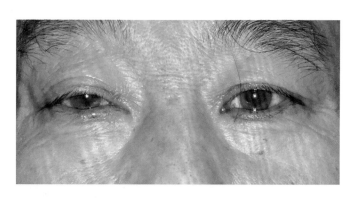

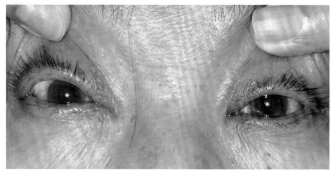

图 46　右侧霍纳综合征:右上眼睑轻度下垂,右侧瞳孔缩小

　　霍纳综合征与动眼神经麻痹临床上要注意甄别:

　　两者均出现眼睑下垂,但动眼神经损伤眼睑下垂更为明显,且瞳孔扩大,同时有眼外斜视的特点,借此可与霍纳综合征区分。

颅 底

⟫ 颅底内面的解剖结构

颅底内面分为前、中、后三个颅窝(图 1~ 图 5)。

1. 颅前窝 由额骨眶部、筛骨的筛板和位于其后方的蝶骨小翼构成。

以蝶骨小翼的后界与颅中窝为界。

颅前窝主要内容:额叶、嗅球。

正中线上由前向后有额嵴、盲孔、鸡冠等结构。

筛板上有筛孔通鼻腔。

2. 颅中窝 由蝶骨体和蝶骨大翼、颞骨岩部(或称岩骨)和颞骨鳞部构成。

颅中窝主要内容:颞叶、垂体和海绵窦、视神经、视交叉、三叉神经节及分支、颈内动脉、下丘脑、动眼神经、滑车神经、展神经。

中央是蝶骨体,上面有垂体窝,窝前外侧有视神经管、垂体窝前方为鞍结节、后方横位的骨隆起是鞍背。

前上方邻近视交叉。

两侧为颈内动脉及海绵窦。

鞍底下方为蝶窦。

垂体窝和鞍背统称蝶鞍,其两侧浅沟为颈动脉沟,沟向前外侧通入眶上裂,沟后端有破裂孔。

蝶鞍两侧,由前内向后外,依次有圆孔、卵圆孔和棘孔等。

3. 颅后窝 由枕骨和颞骨岩部后部构成。

颅后窝主要内容:小脑和脑干(中脑、脑桥、延髓)、面神经、前庭蜗神经、舌咽神经、迷走神经、副神经和舌下神经。

前界为鞍背和岩骨嵴。

后界至枕内粗隆。

两侧界为颞骨岩部和枕骨外侧部。

底界为枕骨。

颅后窝中央有枕骨大孔。

枕骨大孔前方为枕骨斜坡,前外侧缘有舌下神经管内口,后上方有小脑。

颅后窝通过枕骨大孔与椎管相通。

⟫ 颅底的孔、裂结构

1. 眶上裂 位于眼眶视神经的外侧,在眶上壁与眶外壁的交界处,位于蝶骨大小翼之间(图 6、图 7)。

动眼神经、滑车神经、三叉神经分支眼神经、展神经以及眼上静脉经由此处入眶。

如病变累及眶上裂则可出现眶上裂综合征,表现为复视、眼周皮肤麻木或感觉迟钝,查体则患侧眼睑下垂、眼球固定、瞳孔扩大、对光反应迟钝。

2. 视神经管 由蝶骨小翼、蝶骨体外侧和筛窦外侧骨壁围绕形成,有视神经和眼动脉通过(图 6)。

注意:视神经管临床上常称之为眶尖,但解剖学上眶尖和视神经管是两个概念,即眶尖是指眼眶向后的尖性锥状突起,眶尖处有视神经管。

3. 眶下裂 位于眶下壁与外侧壁交界处的后份,起自视神经管的下外方、眶上裂内侧端的附近,由后向前走行(图 8)。

眶下裂内有上颌神经(Ⅴ2)的分支眶下神经和颧神经通过,接受相应区域的皮肤感觉,同时有伴行的眶下动静脉通过。

眶下裂通过翼腭窝连通眼眶和颞下窝。

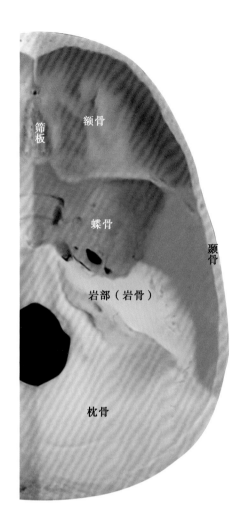

筛
板

额骨

筛板

蝶骨

颞
骨

岩部（岩骨）

枕骨

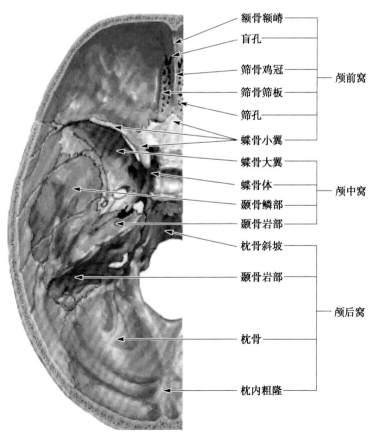

额骨额嵴
盲孔

筛骨鸡冠
筛骨筛板
筛孔
蝶骨小翼

蝶骨大翼
蝶骨体
颞骨鳞部
颞骨岩部

枕骨斜坡

颞骨岩部

枕骨

枕内粗隆

颅前窝

颅中窝

颅后窝

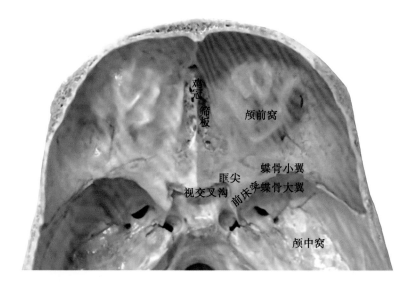

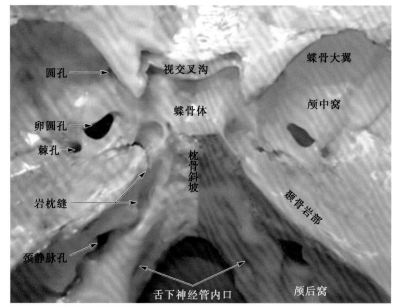

罗京伟讲图

图 1　颅底骨构成及具体解剖示意

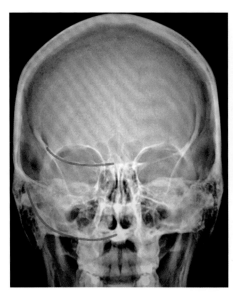

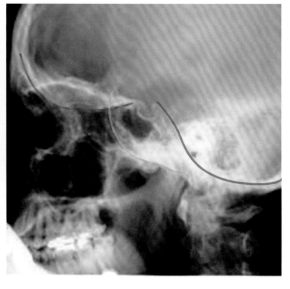

图 2　头颅正侧位片显示的颅底
（红线：颅前窝底；黄线：颅中窝底；蓝线：颅后窝底）

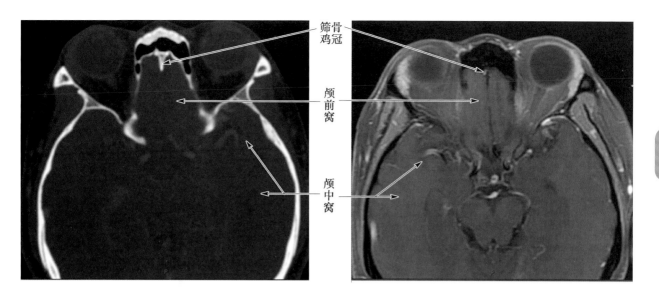

筛骨鸡冠

颅前窝

颅中窝

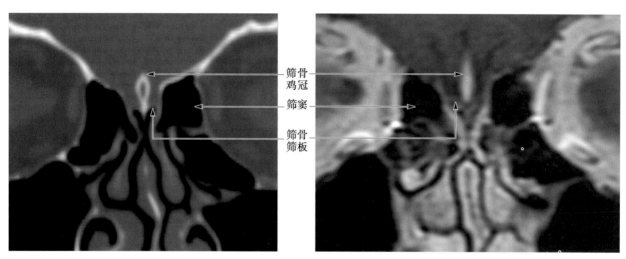

筛骨鸡冠

筛窦

筛骨筛板

图 3 CT/MRI 显示的颅前窝、颅中窝

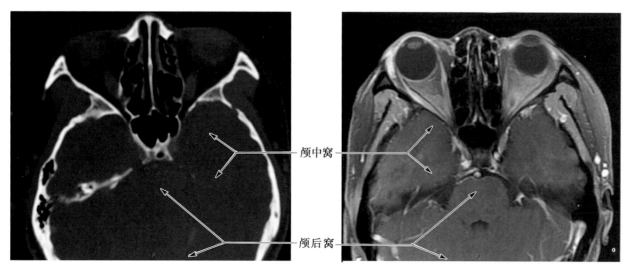

颅中窝

颅后窝

图 4 CT/MRI 显示的颅中窝、颅后窝

79

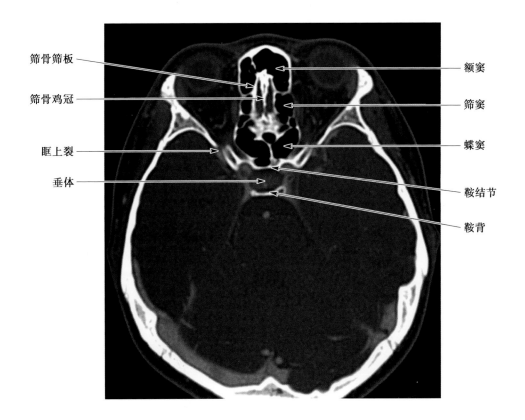

筛骨筛板 —— 额窦

筛骨鸡冠 —— 筛窦

眶上裂 —— 蝶窦

垂体 —— 鞍结节

鞍背

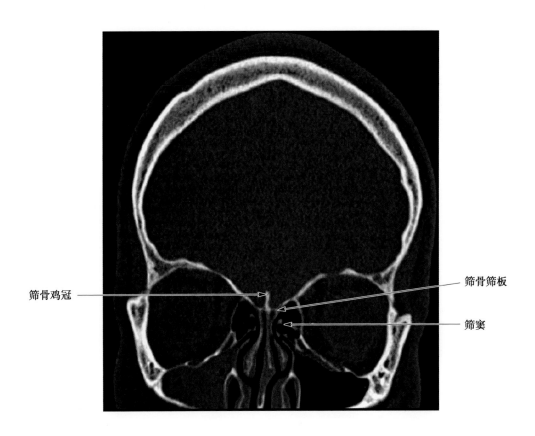

筛骨鸡冠 —— 筛骨筛板

筛窦

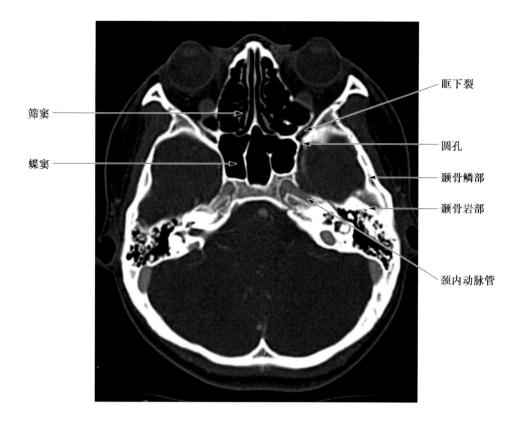

筛窦

蝶窦

眶下裂

圆孔

颞骨鳞部

颞骨岩部

颈内动脉管

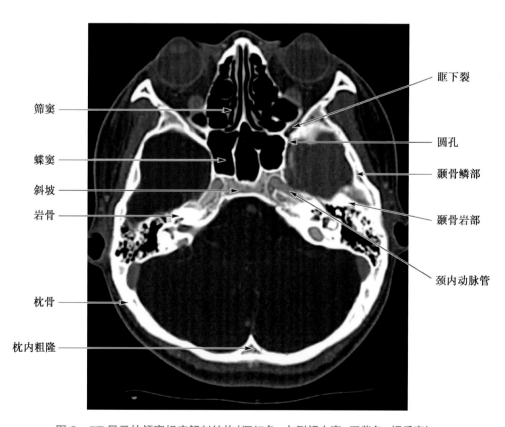

筛窦

蝶窦

斜坡

岩骨

枕骨

枕内粗隆

眶下裂

圆孔

颞骨鳞部

颞骨岩部

颈内动脉管

图 5　CT 显示的颅窝相应解剖结构（深红色：右侧颅中窝；深紫色：颅后窝）

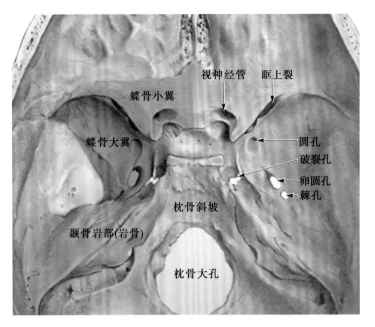

图 6　颅底眶上裂及孔道解剖

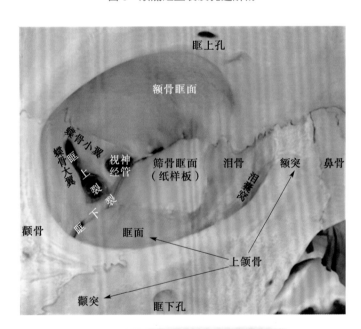

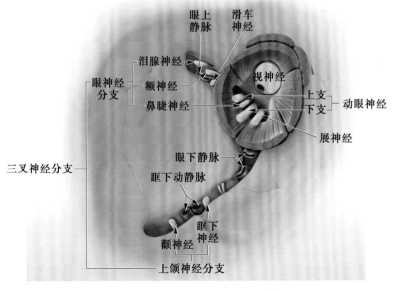

图 7　眼眶周围重要解剖结构示意

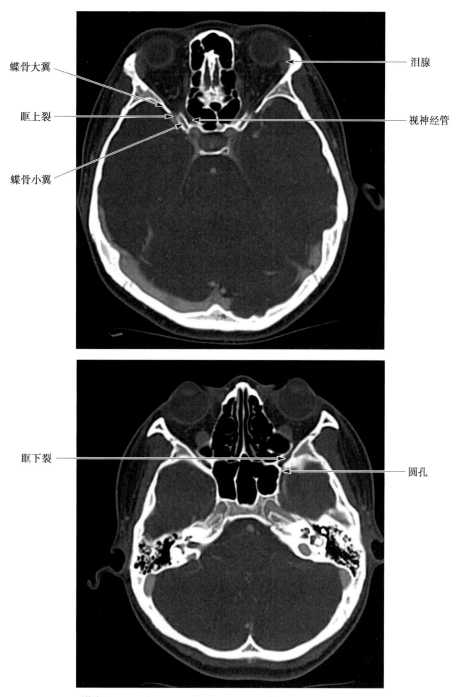

蝶骨大翼

泪腺

眶上裂

视神经管

蝶骨小翼

眶下裂

圆孔

横断面显示的眶上裂、眶下裂、视神经管及其周围结构

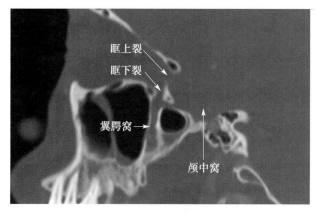

眶上裂

眶下裂

翼腭窝

颅中窝

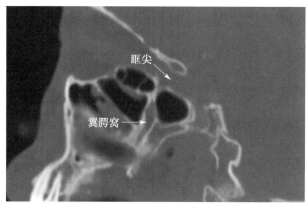

眶尖

翼腭窝

矢状面显示的眶上裂、眶下裂、视神经管及其周围结构

图 8　CT 骨窗显示的眶上裂、眶下裂及视神经管

4. 圆孔 在眶上裂内侧端的后方,接近蝶骨体,前后水平走行。
圆孔内走行有三叉神经的第二支上颌神经(Ⅴ2)、圆孔动脉和导静脉。
翼腭窝通过圆孔与颅中窝相通(图 9)。

颅
底

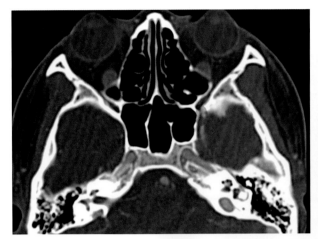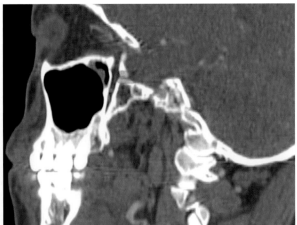

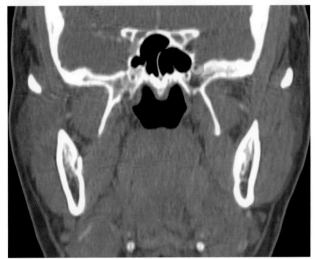

CT 显示的圆孔(红色区域内的缝隙)

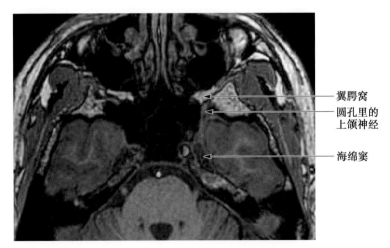

MRI 显示的圆孔及通过圆孔走行的上颌神经

图 9 CT/MRI 显示的圆孔及其上颌神经

5. 翼管 翼管同圆孔的走行为前后水平,但翼管位于圆孔的内侧和下方。

翼管走行有翼管神经和血管。

翼管连接翼腭窝和破裂孔。

CT 上辨认圆孔和翼管的原则:

圆孔较翼管的直径为大。

圆孔通颅中窝、翼管通破裂孔。

翼管位于圆孔的内下方(图 10、图 11)。

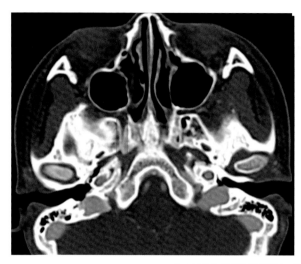
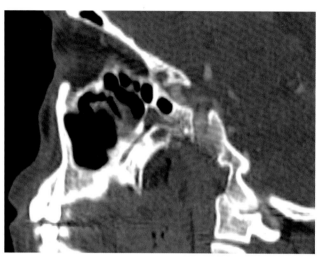

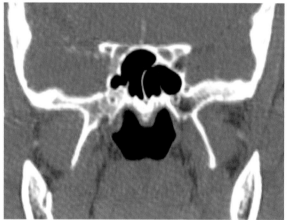

CT 三维层面显示的翼管(红色区域内的缝隙)

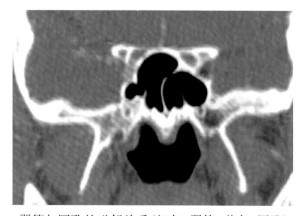

翼管与圆孔的毗邻关系(红色:翼管;黄色:圆孔)

图 10　CT 冠状面显示的翼管与圆孔的毗邻关系(红色:翼管;黄色:圆孔)

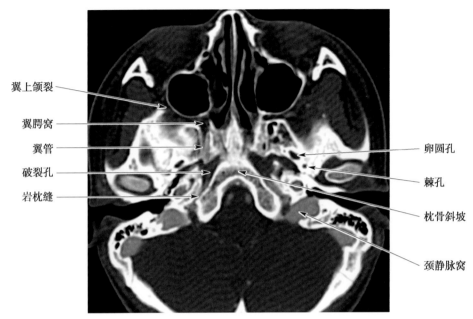

翼上颌裂

翼腭窝

翼管

破裂孔

岩枕缝

卵圆孔

棘孔

枕骨斜坡

颈静脉窝

CT 显示的翼管与其周围结构(红色:翼管)

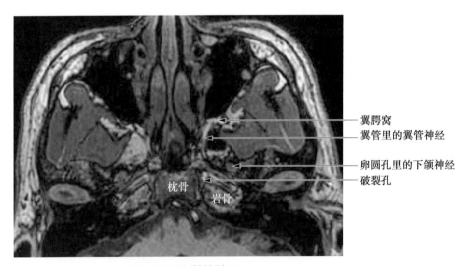

翼腭窝

翼管里的翼管神经

卵圆孔里的下颌神经

破裂孔

枕骨　岩骨

MRI 显示的翼管神经

图 11　CT/MRI 显示的翼管及与周围孔道的关系

6. 卵圆孔　卵圆孔位于蝶骨大翼后外侧、圆孔后方、棘孔前方、破裂孔外侧,纵向走行(图 12)。卵圆孔内走行有三叉神经的第三支下颌神经(V3)。

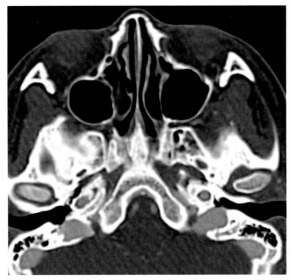

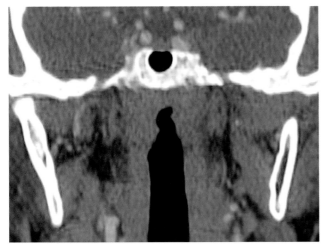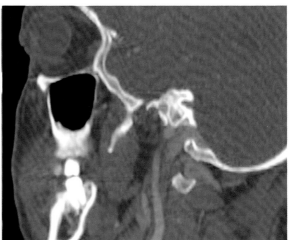

CT 骨窗三维层面显示的卵圆孔(红色区域)

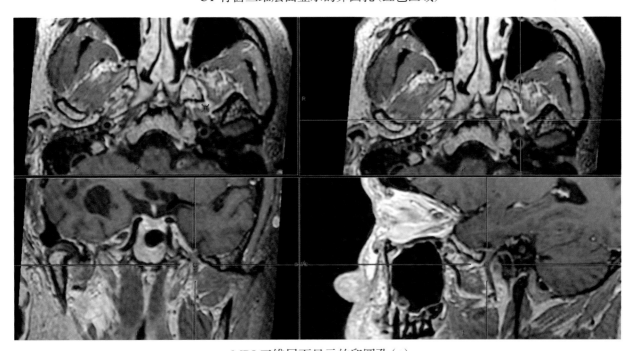

MRI 三维层面显示的卵圆孔(+)

图 12　CT/MRI 显示的卵圆孔

7. **棘孔** 棘孔位于卵圆孔后外方(图 13)。

棘孔内走行有脑膜中动脉、下颌神经(V3)返折支即下颌神经脑膜支。

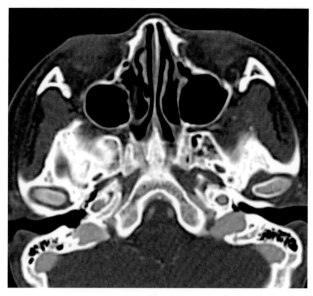

CT 横断面骨窗显示的棘孔(红色区域)

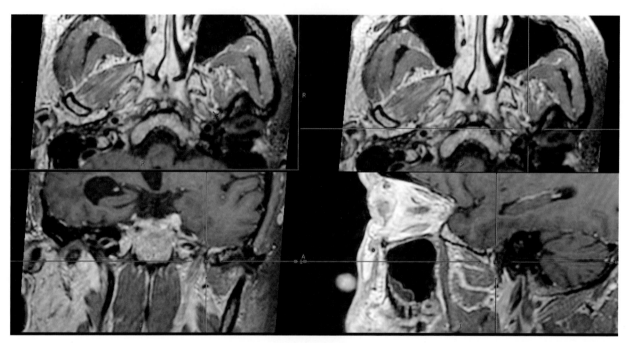

MRI 三维层面显示的棘孔(+)

图 13　CT/MRI 显示的棘孔

8. **破裂孔** 位于颞骨岩部尖端和枕骨斜坡外侧缘的一个近似三角形腔隙(图 14)。

内有翼管神经、颈交感神经丛,以及颈内动脉、咽升动脉脑膜支、导静脉通过。

破裂孔向前通过翼管与翼腭窝相通。

影像上鉴别破裂孔、卵圆孔和棘孔的要点(图 15):

(1)破裂孔位于岩骨和枕骨之间的岩枕缝,其前端膨大处即为破裂孔,矢状位和冠状位则显示破裂孔位于咽隐窝的上方。

(2)卵圆孔位于破裂孔和棘孔之间,冠状位上其下端为翼内、外肌汇合处,冠状面上其走行为标准的"八"字形。

(3)棘孔位于卵圆孔外侧,冠状面其走行为倒"八"字或垂直。

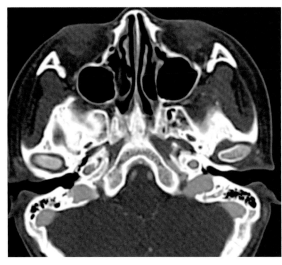
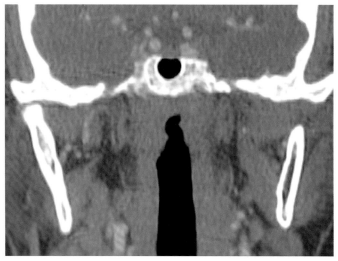
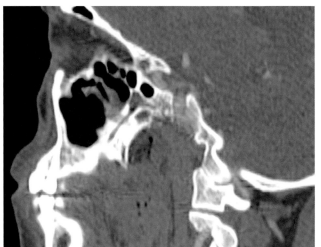

CT 三位层面显示的破裂孔（红色区域）

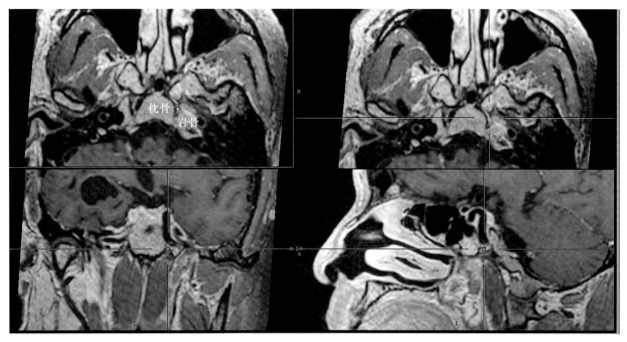

MRI 三维层面显示的破裂孔（+）

图 14　CT/MRI 显示的破裂孔及与周围结构关系

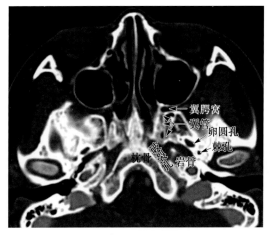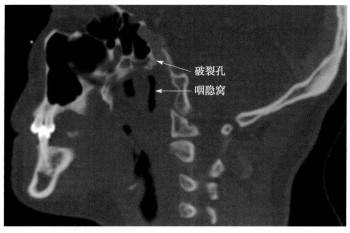

CT 横断面 CT 显示的颅底结构

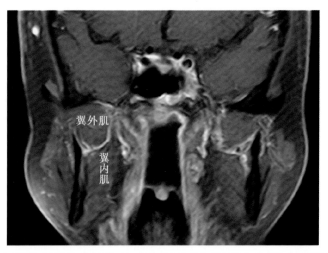

MRI 冠状位显示的卵圆孔（红色区域为卵圆孔所在位置）与翼肌关系

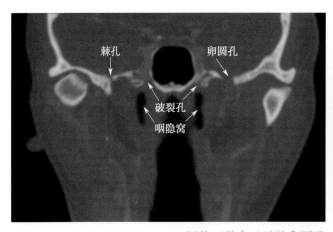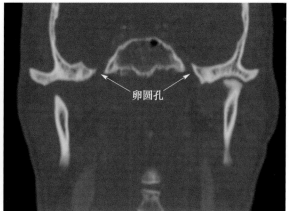

CT 冠状面骨窗显示的卵圆孔、棘孔的位置及不同方向

图 15　CT/MRI 影像辨别破裂孔、卵圆孔和棘孔的要点

　　9. 颈动脉管　位于颞骨岩部内,其内走行颈内动脉(图 16)。

　　10. 颈静脉孔　位于侧颅底,左右各一,CT 横断面图像上有时显示如同一对鸳鸯,其与舌下神经管关系密切(图 17)。

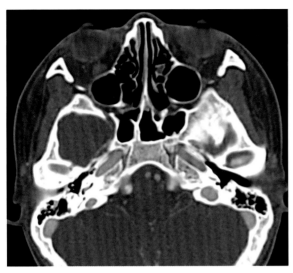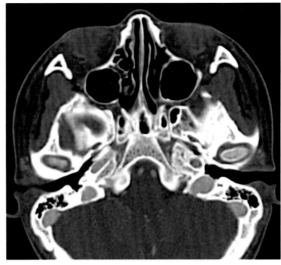

图 16　颈动脉管（红色区域）

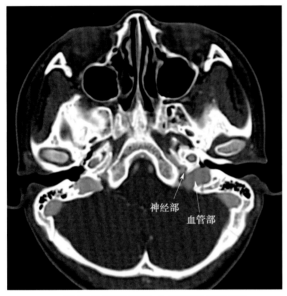

神经部

血管部

CT 显示的颈静脉孔血管部和神经部

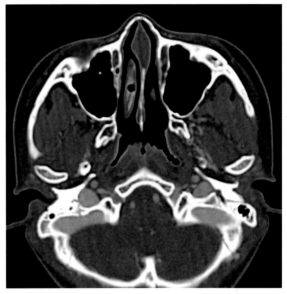

颈静脉颅外段（红色区域）

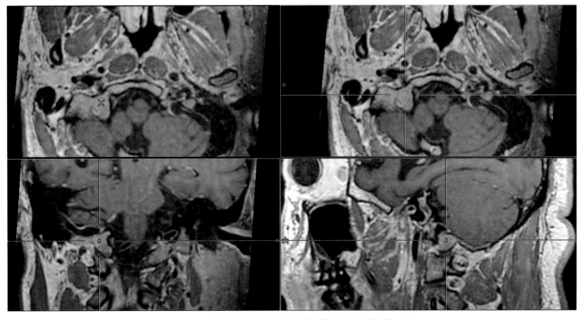

MRI 三维层面显示的颈静脉孔颅内部分（+）

图 17　CT/MRI 显示的颈静脉孔

颈静脉孔包括神经部和血管部,神经部内走行的为舌咽、迷走、副神经 3 对脑神经,而血管部走行的则为颈内静脉。

11. 内听道 临床上常称之为内耳道,位于颞骨岩部,其上壁正对颅中窝的后部中份,内有面神经、前庭蜗神经和迷路动、静脉通过(图 18)。

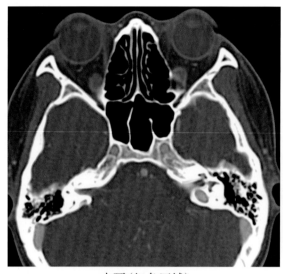
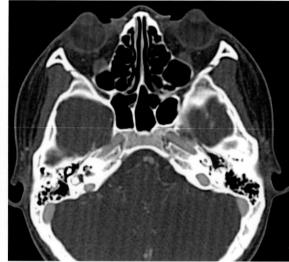

内耳(红色区域)　　　　　　　　　　　中耳结构(红色区域)

图 18　CT 显示的内耳及中耳结构

12. 茎乳孔 茎乳孔位于茎突根部后方,乳突切迹(二腹肌切迹)终点前方(图 19)。其内走行有面神经垂直段、耳后静脉乳突支。

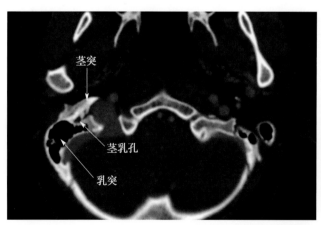
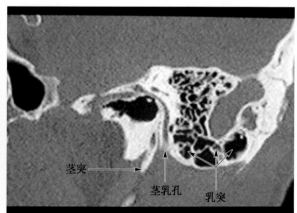

图 19　茎乳孔及其前后方的茎突、乳突结构

13. **舌下神经管**　位于枕骨大孔的前外侧缘,为一管性通道,有内外两口及管部。

舌下神经自延髓发出后即走行于舌下神经管,颅内部分为内口、出颅部位为外口(图20)。

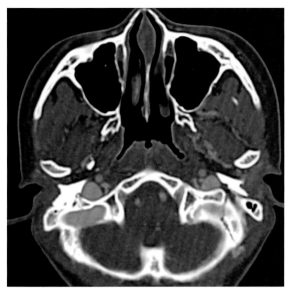
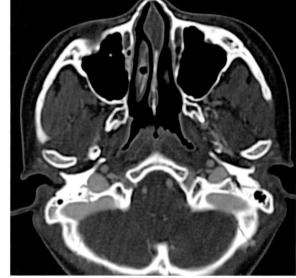

舌下神经管内口　　　　　　　　　　舌下神经管外口

CT 横断面骨窗显示的舌下神经管(红色区域)

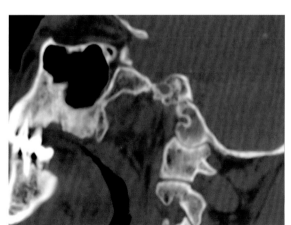
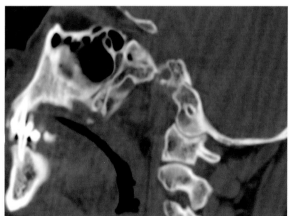

舌下神经管外口　　　　　　　　　　舌下神经管

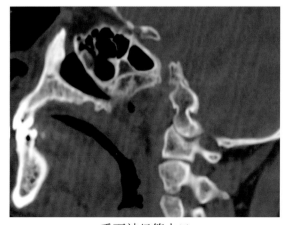

舌下神经管内口

CT 矢状面骨窗显示的舌下神经管(红色区域)

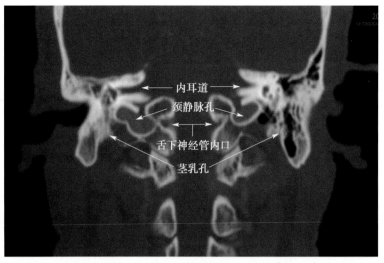

CT 冠状面骨窗显示的舌下神经管内口与周围结构关系

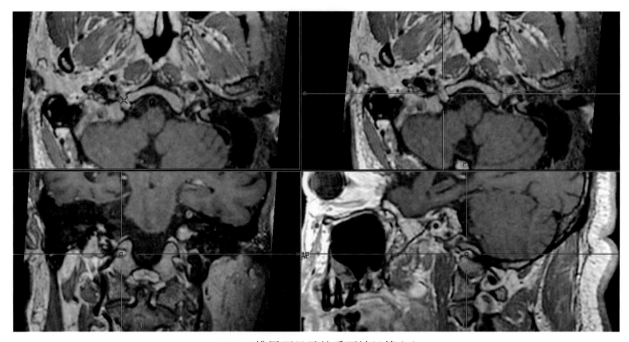

MRI 三维层面显示的舌下神经管（+）

图 20　CT/MRI 显示的舌下神经管

14. 枕骨大孔　枕骨大孔位于颅底内面颅后窝的中央（图 21）。

以枕骨大孔为中心，其内走行有延髓、副神经的脊髓根、椎 - 基底动脉及其分支等。

15. 翼腭窝　位于眶尖下方，在上颌窦后壁、蝶骨翼突与腭骨之间，呈锥形，是一上部较宽下部较窄的狭窄腔隙（图 22~ 图 24）。

内有翼腭神经节（即蝶腭神经节）与相应血管通过。

翼腭窝交通：

向前经眶下裂与眼眶相通。

向后内经翼管达颅底破裂孔有翼管神经通过。

向后外经圆孔入颅中窝有 V 2 上颌神经通过。

向内上经蝶腭孔入鼻腔。

向外经翼上颌裂入颞下窝。

向下经翼腭管通过腭大孔、腭小孔与口腔相通。

具体参见鼻咽解剖章节。

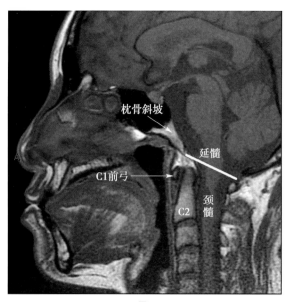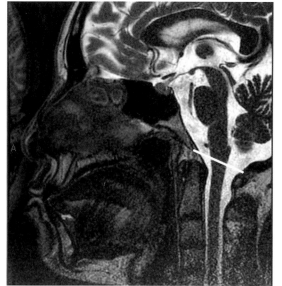

枕骨斜坡

延髓

C1前弓

C2

颈髓

T₁

T₂

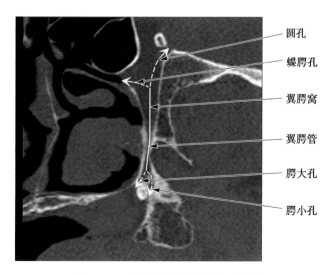

T₁增强

图 21　MRI 矢状面显示的枕大孔下缘前后径(白粗斜线),借此将延髓和脊髓分开

圆孔

蝶腭孔

翼腭窝

翼腭管

腭大孔

腭小孔

图 22　CT 矢状面显示的翼腭窝交通

95

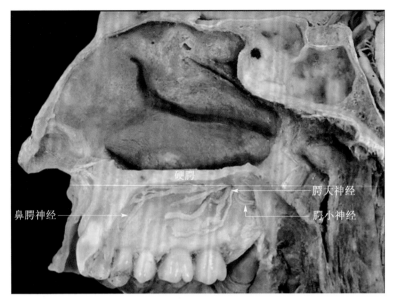

硬腭

鼻腭神经

腭大神经

腭小神经

图 23　腭大、小孔走行的神经

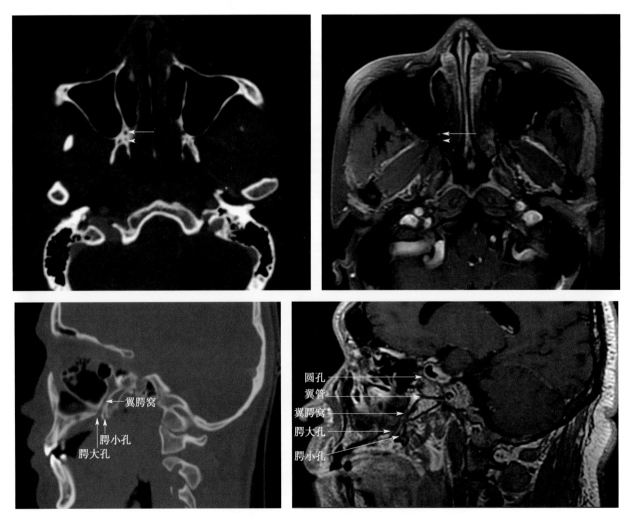

翼腭窝

腭小孔

腭大孔

圆孔
翼管
翼腭窝
腭大孔
腭小孔

图 24　MRI 横断面 / 矢状面显示的翼腭窝交通及腭大、小神经

颅底孔道及走行的重要结构总结如下。

颅底孔道	走行的重要结构
眶上裂	神经:动眼神经、滑车神经、眼神经和展神经(Ⅲ、Ⅳ、Ⅴ1、Ⅵ)以及眼神经(Ⅴ1)发出的泪腺神经、额神经和鼻睫神经 血管:眼静脉、脑膜中动脉的眼眶支和泪腺动脉的脑膜支
视神经管	神经:视神经(Ⅱ) 血管:眼动脉
眶下裂	神经:上颌神经(Ⅴ2)的分支眶下神经 血管:眶下动、静脉
圆孔	神经:三叉神经的分支上颌神经(Ⅴ2) 血管:圆孔动脉和导静脉
卵圆孔	神经:三叉神经的分支下颌神经(Ⅴ3) 血管:脑膜动脉附属支、导静脉
棘孔	神经:下颌神经脑膜支 血管:脑膜中动脉
破裂孔	上部:颈内动脉、颈交感神经丛 下部:翼管神经、咽升动脉脑膜支、导静脉
翼管	神经:翼管神经 血管:翼管动脉
颈动脉管	颈内动脉
颈静脉孔	后三对脑神经:舌咽神经、迷走神经和副神经(Ⅸ、Ⅹ、Ⅺ) 血管:颈内静脉
内耳道	神经:面神经和前庭蜗神经(Ⅶ、Ⅷ) 血管:迷路动、静脉
茎乳孔	神经:面神经垂直段 血管:耳后静脉乳突支
舌下神经管	舌下神经(Ⅻ)
枕骨大孔	延髓、副神经的脊髓根、椎-基底动脉及其分支等
翼腭窝	神经:翼腭神经节、翼腭神经丛、上颌神经 血管:上颌动脉

口　腔

》 口腔解剖（图 1、图 2）

上壁：由腭构成，前 2/3 为硬腭、后 1/3 为软腭。

前壁：为上、下唇。

侧壁：为颊。

下壁：为口底。

口腔向前以口裂通外界，向后借咽峡（软腭游离缘、腭垂、两侧腭舌弓及舌根共同围成咽峡）与咽相通。

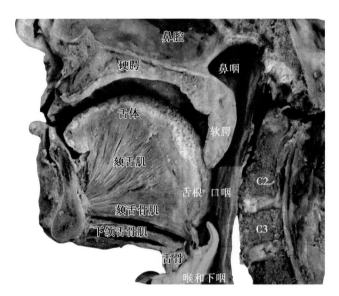

图 1　口腔大体解剖

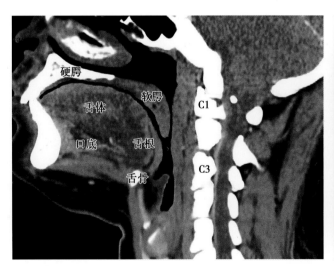
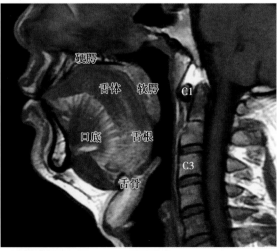

图 2　口腔 CT/MRI 矢状面解剖

口腔分为前外侧部的口腔前庭及后内侧部的固有口腔(图3)。

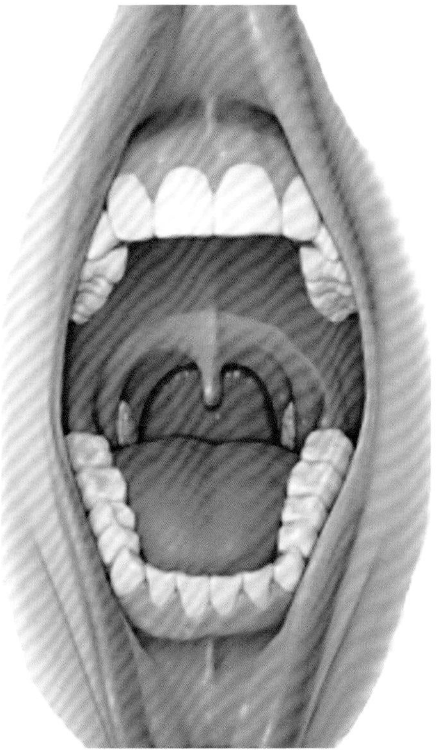

图3　口腔分区(绿色:口腔前庭;紫色:固有口腔)

》》口腔组成

》》颊

颊由黏膜、颊肌和皮肤构成。

临床提及的颊黏膜,包括上、下唇黏膜皱襞(唇龈沟黏膜)、颊黏膜、上下颊龈沟(齿龈沟)、磨牙后区(磨牙后三角、臼后三角)。

1. **唇黏膜**　唇线以里的黏膜,通过唇黏膜皱襞(唇龈沟黏膜)与牙槽黏膜、牙龈相连,两侧与颊黏膜相连(图4)。

2. **颊黏膜**　为口腔侧壁黏膜。

前界至口角,后界至磨牙后区,上、下界借颊龈沟(齿龈沟)与牙槽黏膜相连(图5)。

CT/MRI 显示的为颊肌(图6),颊黏膜仅为颊肌内表面的一层被覆黏膜,影像上并不能明确区分。

颊黏膜与上、下齿龈交界处称之为上、下齿龈沟。

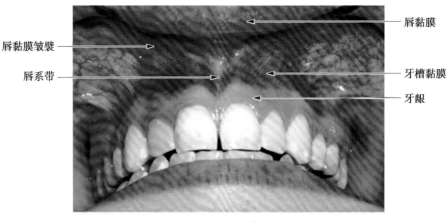

唇黏膜

唇黏膜皱襞

唇系带

牙槽黏膜

牙龈

上唇黏膜

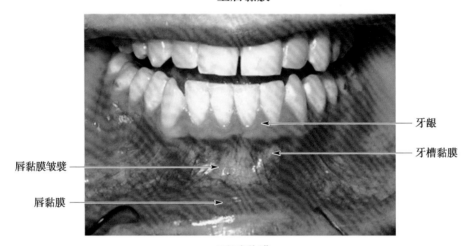

牙龈

牙槽黏膜

唇黏膜皱襞

唇黏膜

下唇黏膜

图 4　唇黏膜

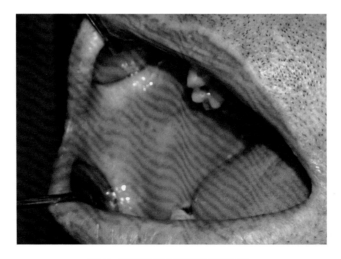

图 5　张口位显示的右侧颊黏膜

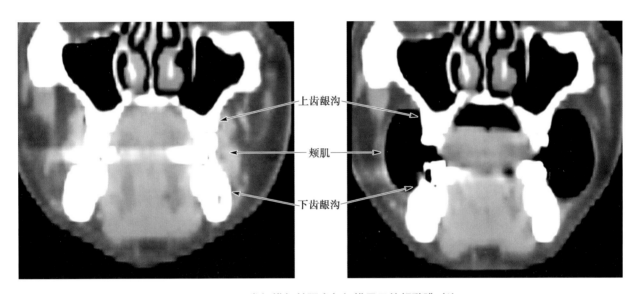

图 6　CT 正常扫描与鼓腮含气扫描显示的颊黏膜对比

3. **磨牙后区**　又名磨牙后三角、臼后三角。

位于下颌骨升支(又名下颌骨下颌支或下颌支)前缘近似三角形区域,外侧与颊黏膜相连,内侧与软腭相连(图 7~ 图 10)。

查体张口位磨牙后区位于上、下磨牙之间的黏膜区域。

➤ **牙龈**

分为上、下牙龈(齿龈)。

外侧为颊侧牙龈,内侧为舌侧牙龈(图 11、图 12)。

➤ **腭**

包括前 2/3 的硬腭、后 1/3 的软腭。

注意:解剖学上,软腭属于口腔解剖,但肿瘤学中,将软腭发生的肿瘤归入口咽范畴。

硬腭的一些特殊解剖结构(图 13~ 图 15):

1. **腭正中缝**　硬腭中线上纵行的黏膜隆起。

2. **切牙孔**　位于腭缝前端,鼻腭神经及血管由此穿出向两侧分布于硬腭的前 1/3。切牙乳头是其表面解剖标记。

3. **腭大、小孔**　腭大孔位于硬腭后缘前方的 0.5cm 处,其后方即为腭小孔。孔内走行的有相应的腭大、小神经和血管。

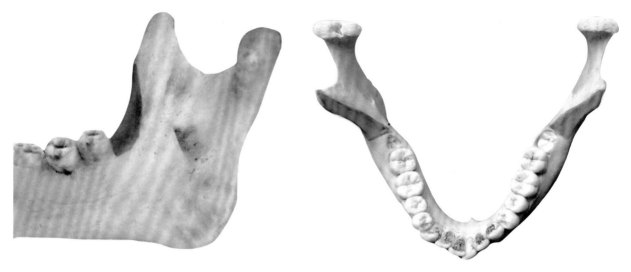

图 7　磨牙后区的大体解剖（红色范围）

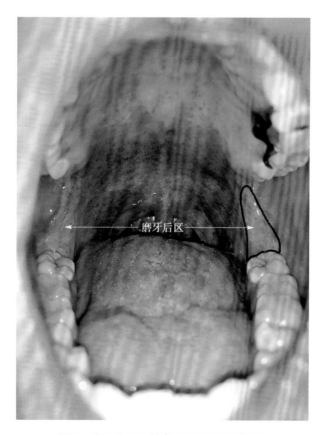

磨牙后区

图 8　张口位显示的磨牙后区（黑线范围）

罗京伟讲图

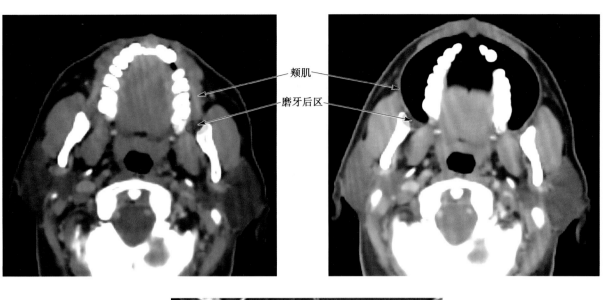

颊肌

磨牙后区

磨牙后区

下颌管

图 9 CT 显示的颊肌及磨牙后区(红色区域)

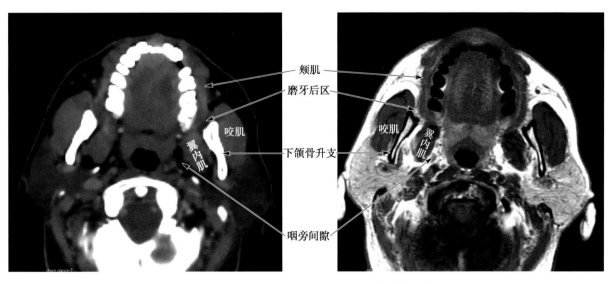

颊肌

磨牙后区

咬肌

翼内肌

咬肌

翼内肌

下颌骨升支

咽旁间隙

图 10 CT/MR 显示的颊肌、磨牙后区及其周围结构

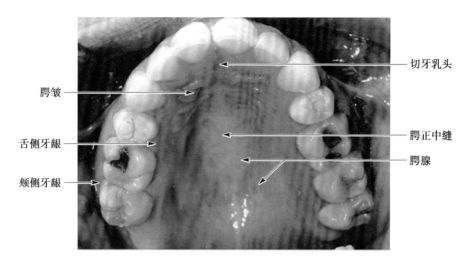

切牙乳头

腭皱

舌侧牙龈

颊侧牙龈

腭正中缝

腭腺

图 11 硬腭、上齿龈

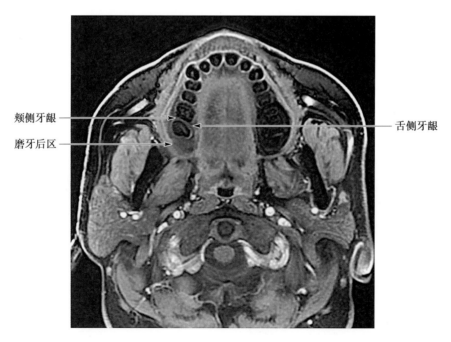

颊侧牙龈

磨牙后区

舌侧牙龈

图 12 MRI 显示的齿龈

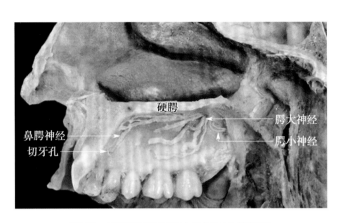

图 13 硬腭及其孔道的矢状面大体解剖

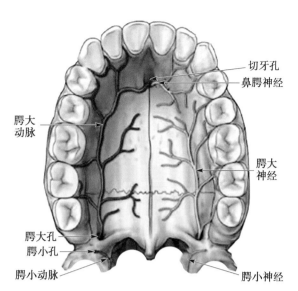

图 14 硬腭走行的神经血管解剖示意

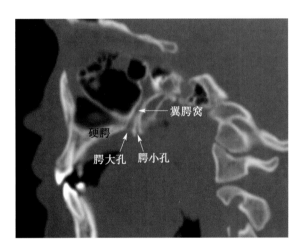

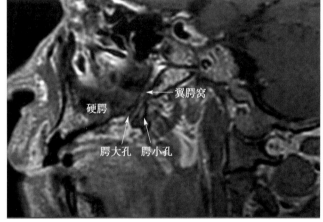

CT/MRI 矢状面显示的腭大、小孔

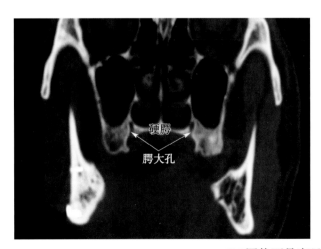

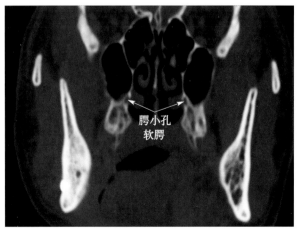

CT 冠状面骨窗显示的腭大、小孔

图 15 CT/MRI 显示的硬腭及相应孔道

》 **舌**

1. **舌形态**　在舌背上,以向前开放的 V 形的界沟将舌分为舌体与舌根。

舌体:占舌前 2/3。

舌根:占舌后 1/3。

临床上常将舌体分为 4 个不同的解剖位置:

(1)舌尖。

(2)舌侧。

(3)舌背。

(4)舌腹。

2. **舌黏膜**　分为舌上面黏膜(即舌背黏膜)和舌下面黏膜(即舌腹面黏膜)。

舌腹面黏膜主要结构有(图 16):

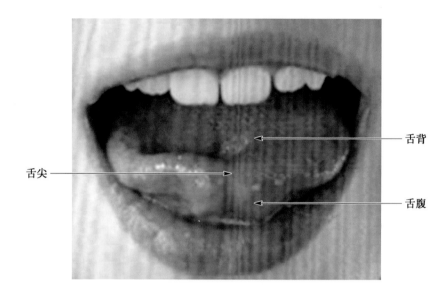

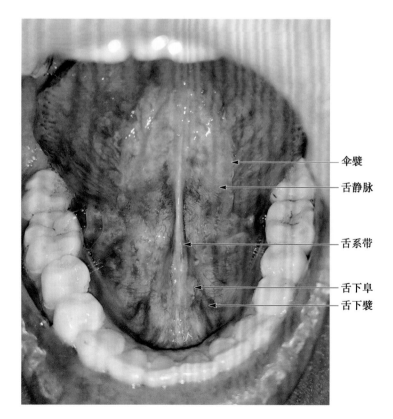

图 16　舌的结构

（1）舌系带：在舌底正中线上的黏膜皱襞。

（2）舌下阜：舌系带根部两侧小圆形隆起，是下颌下腺和舌下腺大管的开口。

（3）舌下襞：舌下阜后外侧黏膜皱襞，深面有舌下腺及舌下腺小管开口。

（4）伞襞：舌系带两侧斜行的黏膜皱襞，内有舌静脉。

3. **舌肌**　为骨骼肌，分为舌内肌、舌外肌（图17～21）。

舌内肌包括舌纵肌（上、下纵肌）、舌横肌和舌垂直肌。

舌外肌：有4对，分别为颏舌肌、茎突舌肌、舌骨舌肌、腭舌肌。

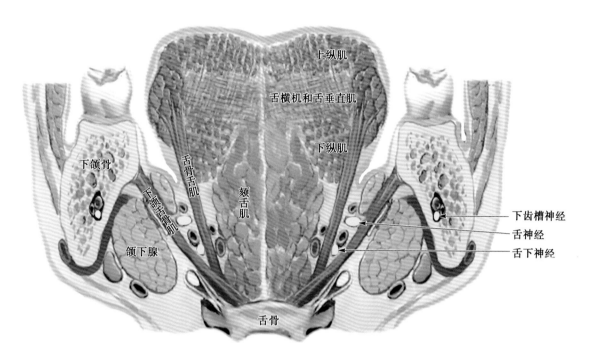

图 17　冠状面解剖示意显示的舌肌及其周围结构

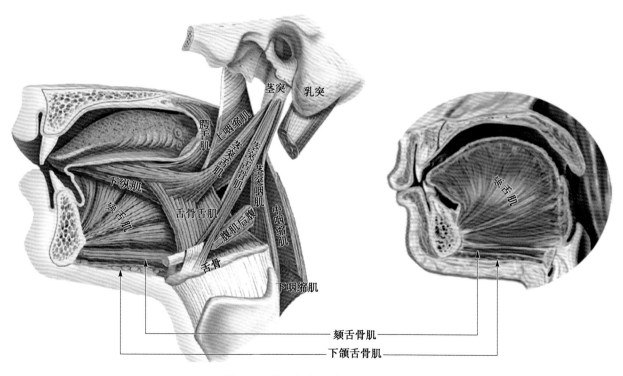

图 18　矢状面解剖示意显示的舌肌

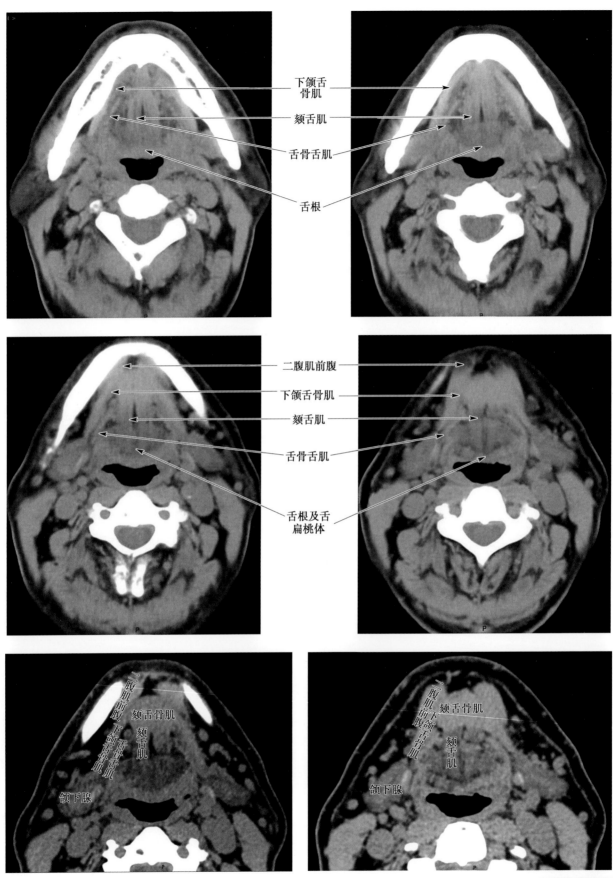

下颌舌骨肌

颏舌肌

舌骨舌肌

舌根

二腹肌前腹

下颌舌骨肌

颏舌肌

舌骨舌肌

舌根及舌扁桃体

二腹肌前腹

颏舌骨肌

下颌舌骨肌

颏舌肌

舌骨舌肌

颌下腺

二腹肌前腹

颏舌骨肌

下颌舌骨肌

颏舌肌

颌下腺

图 19　CT 不同横断面显示的舌外肌及舌周围结构

罗京伟讲图

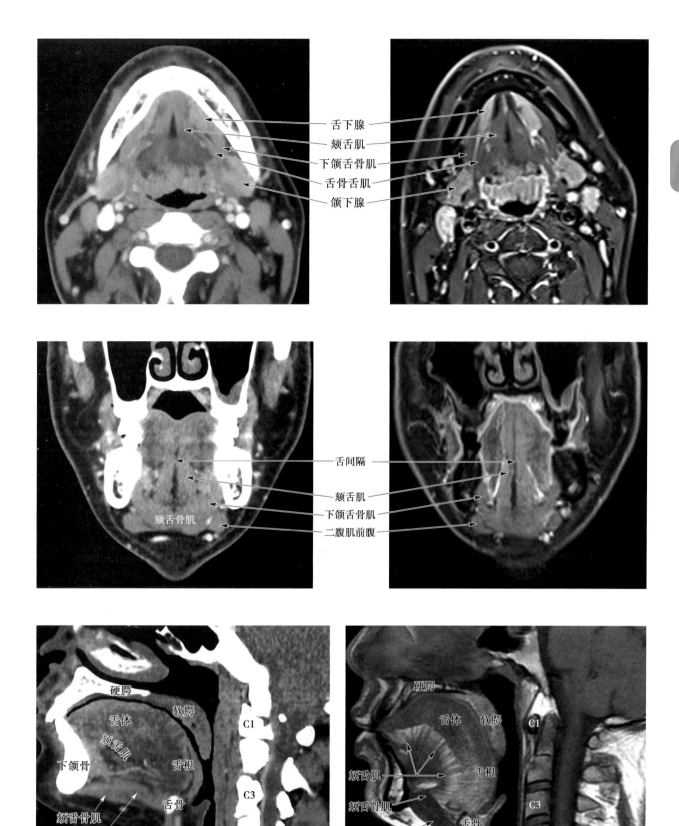

图 20　CT/MRI 显示的舌外肌及舌周围结构

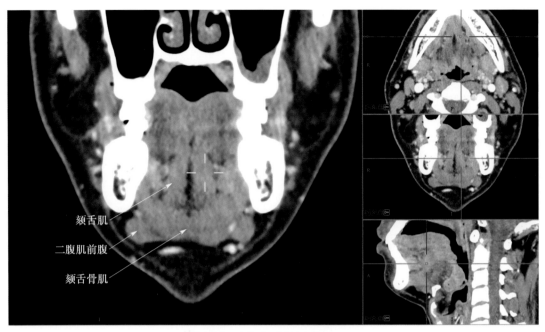

颏舌肌

二腹肌前腹

颏舌骨肌

颏舌肌（十字形标记处）

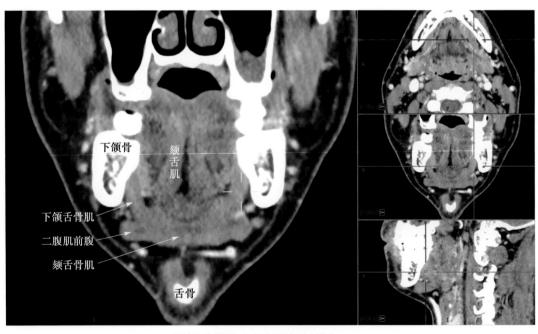

下颌骨

颏
舌
肌

下颌舌骨肌

二腹肌前腹

颏舌骨肌

舌骨

下颌舌骨肌（十字形标记处）

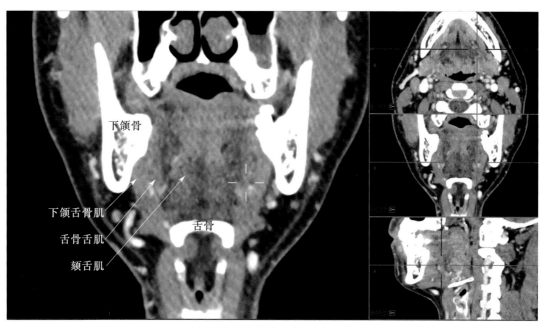

下颌骨

下颌舌骨肌

舌骨舌肌

颏舌肌

舌骨

舌骨舌肌（十字形标记处）

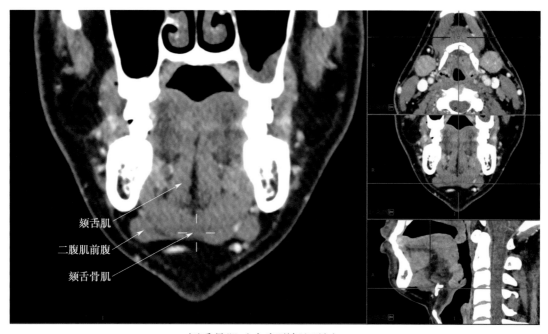

颏舌肌

二腹肌前腹

颏舌骨肌

颏舌骨肌（十字形标记处）

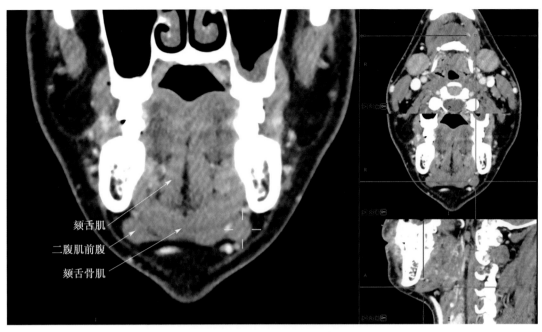

颏舌肌

二腹肌前腹

颏舌骨肌

二腹肌前腹（十字形标记处）

图 21　CT 三维层面显示的舌外肌及舌周围肌肉

》 口底

口底前界及两侧界为下颌体的内侧面,后部止于舌根腭咽弓,深部由下颌舌骨肌、颏舌骨肌和二腹肌前腹组成,内部包括舌下腺间隙和下颌下腺间隙(图22~图24)。

一般将下颌舌骨肌所在部位定义为口底前部,而舌骨舌肌所在部位定义为口底后部。

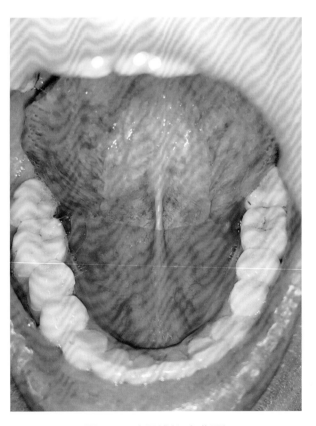

罗京伟讲图

图 22　口底区域(红色范围)

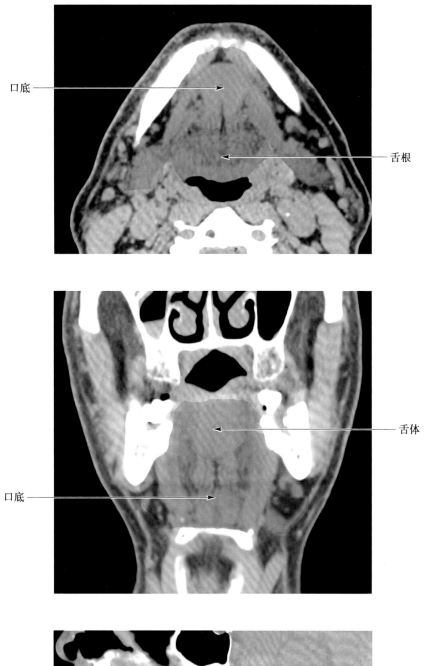

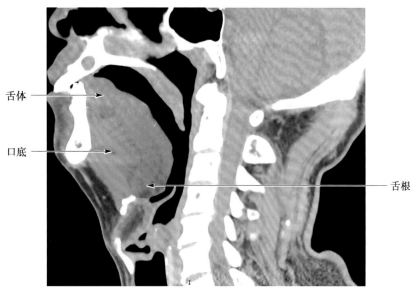

口底

舌根

舌体

口底

舌体

口底

舌根

图 23　CT 层面显示的口底区域

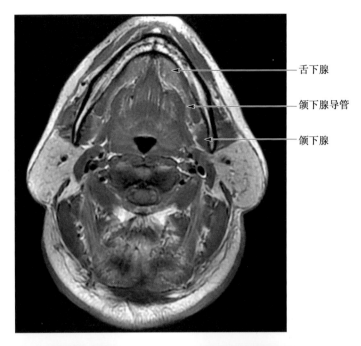

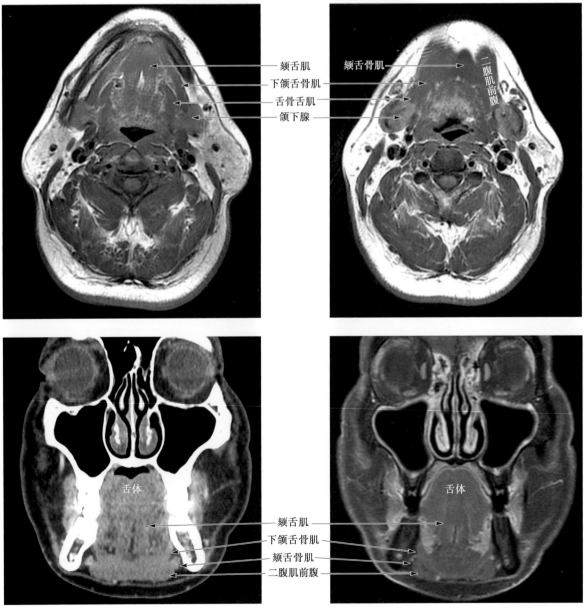

图 24　CT/MRI 显示的口底具体解剖结构

口腔与周围关系

口唇与颊黏膜的区分

正常口唇闭合时的接触线称为唇吻线(又名唇线),是唇红缘和唇黏膜分界线,线外的唇红为口唇,线以内的为唇黏膜,归入口腔范畴(图25、图26)。

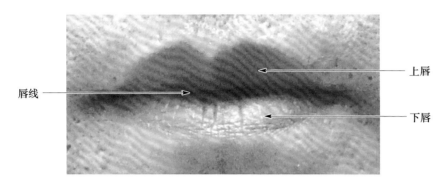

图 25　闭口位

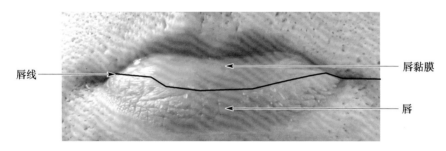

图 26　唇线划分口唇与唇黏膜

口腔与口咽的区分

腭垂、软腭游离缘(腭帆)、两侧腭舌弓及舌根共同围成咽峡,为口腔与咽的分界。

口咽介于软腭游离缘和会厌上缘之间,上续鼻咽、下接喉咽,包括咽峡、扁桃体、舌根、舌会厌谿(舌会厌谷)、口咽侧壁和后壁等(图27)。

解剖学上,软腭属于口腔结构,但其发生的肿瘤归入口咽范畴。

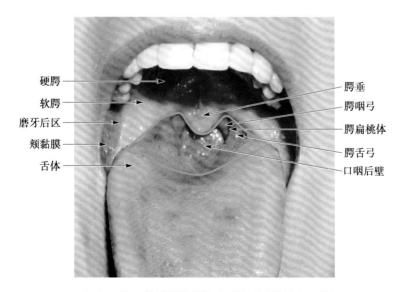

图 27　张口位显示的口腔、口咽结构(黄线为咽峡)

117

》 牙齿的描述

成人牙齿共计32颗,牙位表示法有多种,临床上常用的有以下几种:

1. **部位记录法** 将上、下牙弓分为4区,用A、B、C、D分别代表患者的右上、左上、右下、左下4个区域,每个区用数字1、2、3、4、5、6、7、8表示,分别依次代表中切牙至第三磨牙(图28)。因为医生和病患面对面,因此描述的为镜像,如┤4 即代表左上第四颗牙齿、即第1前磨牙。

2. **通用编号系统** 自右上颌第三磨牙体定为1,依次由右向左编号(图29)。

3. **国际牙科联合会系统** 用1代表右上区,2代表左上区,3代表左下区,4代表右下区。每个牙的符号均为两位数,其个位数代表牙齿的顺序,十位数代表部位。

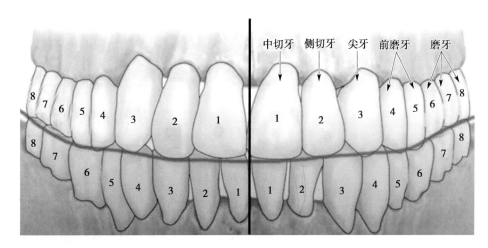

图 28　部位记录法

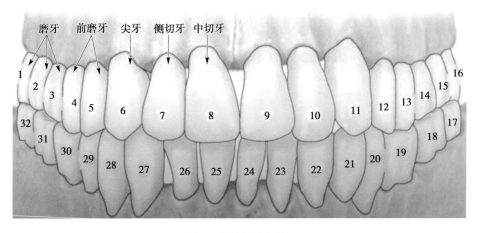

图 29　通用编号系统

》 放疗临床表述具体解剖部位几个常用的术语

1. **齿龈沟** 分为舌侧的舌龈沟及颊侧的颊龈沟(图30)。

2. **舌扁桃体沟** 位于扁桃体下级与舌根之间的沟(图31~图33)。

3. **臼后三角** 即磨牙后三角,又名磨牙后区,具体参见本节相关内容。

4. **临床查体显示的解剖结构** 临床查体这几个区域可以清晰显现(图34)。

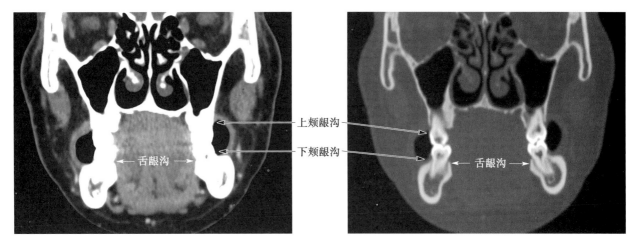

上颊龈沟

下颊龈沟

舌龈沟

舌龈沟

图 30　CT 冠状面显示的齿龈沟

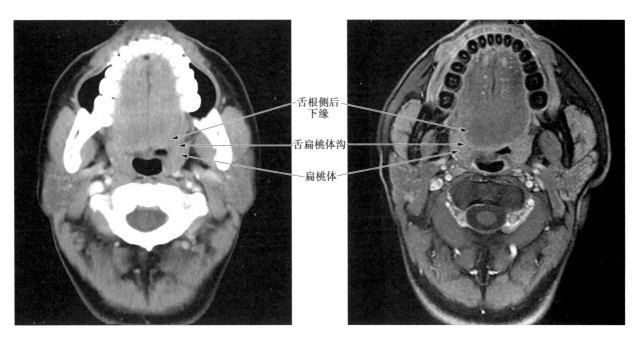

舌根侧后
下缘

舌扁桃体沟

扁桃体

图 31　CT/MRI 横断面显示的舌扁桃体沟

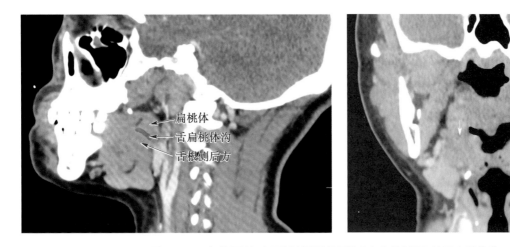

扁桃体

舌扁桃体沟

舌根侧后方

图 32　CT 矢状面(红色区域)及冠状面(垂直白箭)显示的舌扁桃体沟

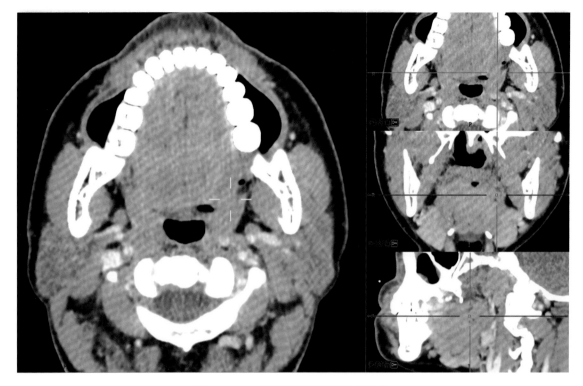

图 33   CT 三维层面显示的舌扁桃体沟

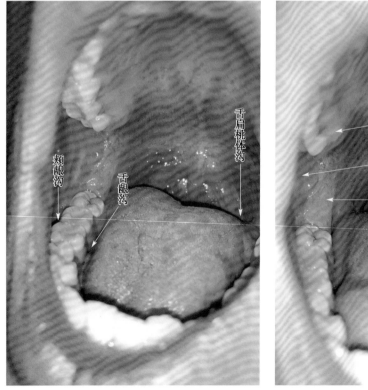
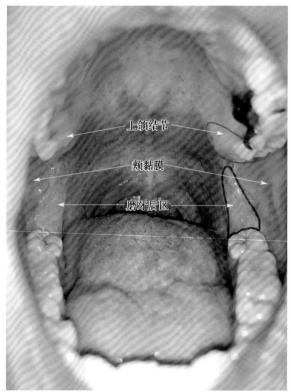

图 34   张口位检查所见的几个口腔区域

》 口腔的神经支配

口腔如软腭、硬腭小涎腺丰富,且口底有舌下腺和下颌下腺,因此口腔发生腺样囊性癌的概率较高,了解相关部位的神经支配,对于靶区勾画追寻神经通路很有帮助(图 35)。

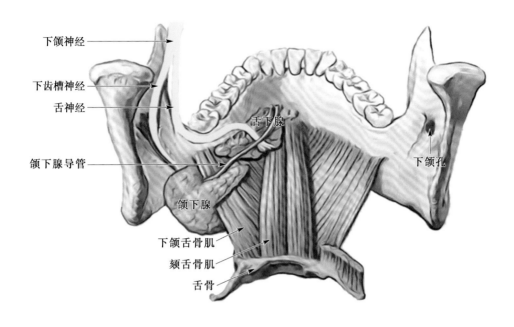

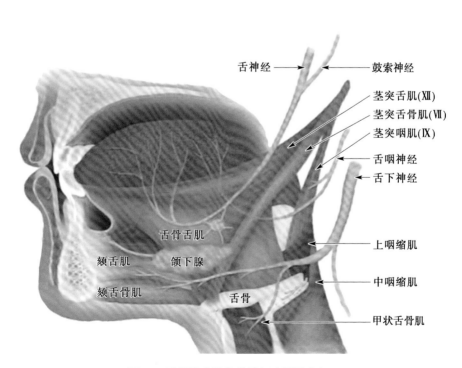

图 35 舌周肌肉及相关神经支配及走行

1. **舌体**

(1)舌下神经→舌下神经管。

(2)舌神经(下颌神经分支)→颞下窝→卵圆孔。

(注意:舌根的神经支配仅为舌下神经)

(3)面神经的鼓索支(舌前 2/3 黏膜味觉)随三叉神经的舌神经→穿经鼓室→茎乳孔 - 面神经管。

(4)舌咽神经的舌支→颈静脉孔。

2. **腭部(包括硬腭、软腭)** 腭大、腭小神经(上颌神经的分支)→翼腭窝→圆孔。

3. **颊黏膜**

(1)面神经颊支→面神经干→茎乳孔→面神经管→内听道→内耳门。

(2)下颌神经颊支→卵圆孔。

4. **磨牙后区** 舌神经 + 下齿槽神经(下颌神经分支)→颞下窝→卵圆孔。

5. **口底(包括舌下腺和下颌下腺)**

(1)舌下神经→舌下神经管。

(2)舌神经(下颌神经分支)→颞下窝→卵圆孔。

(3)面神经的鼓索支(支配下颌下腺、舌下腺的分泌)→茎乳孔→面神经管→内听道→内耳门。

口腔

涎腺

涎腺,又名唾液腺。

头颈部涎腺分为大、小涎腺两大类。

大涎腺有三对:腮腺、下颌下腺(简称颌下腺)和舌下腺,其导管均开口于口腔黏膜(图1)。

小涎腺几乎遍布头颈部所有器官,如口腔、咽腔、鼻腔鼻窦等,约600~1 000个。口腔,尤其腭部小涎腺最多(图2)。

》腮腺

1. **解剖** 三大唾液腺中最大的一对,位于外耳道的前下方、下颌骨升支和咬肌表面。

(1)解剖位置:

1)上界:平颧弓或颅底水平。

2)下界:下颌角水平。

3)前界:咬肌前缘。

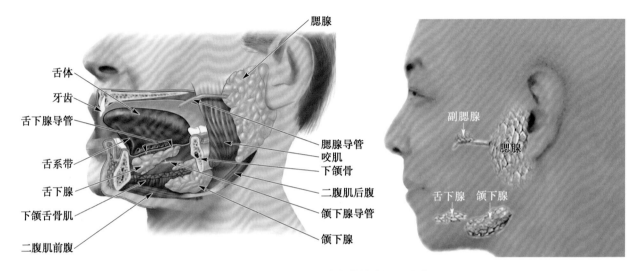

图1 唾液腺解剖及其在人体体表投影示意

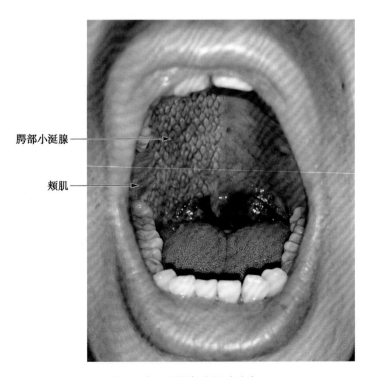

图2 张口位腭部小涎腺分布

罗京伟讲图

4）后界：乳突前缘或乳突尖。

（2）解剖分叶：解剖学上，将腮腺分为浅部、深部及峡部三部分。

1）浅部：覆盖于下颌支和咬肌后份的浅面，呈三角形。

2）深部：位于下颌支深面，呈锥体状突向咽旁间隙（茎突前间隙）和咽侧壁。

3）峡部：浅部和深部的连接处，位于下颌支的后缘。

临床上常分为两叶，即深叶和浅叶，以面神经为界：面神经外为浅叶、面神经内为深叶。

因 CT/MRI 普通图像上不能显示面神经，但其内侧紧邻的下颌后静脉（又名面后静脉，由颞浅静脉和上颌静脉汇合而成）清晰可见，因此图像上一般将下颌后静脉作为面神经的解剖参考标记，也是图像上区分腮腺深叶和浅叶的标记（图 3）。

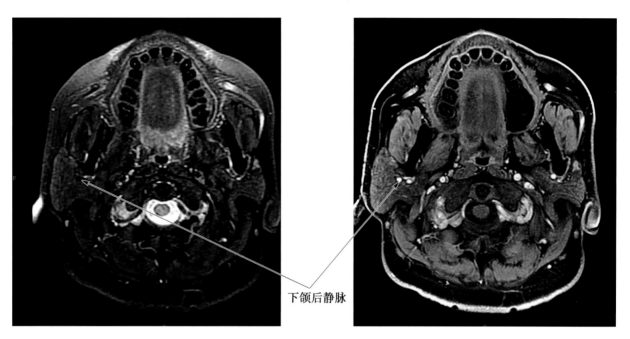

下颌后静脉

图 3　T₂WI 及强化 MRI 显示的同一层面的下颌后静脉

腮腺及其周围结构的毗邻关系见图 4。

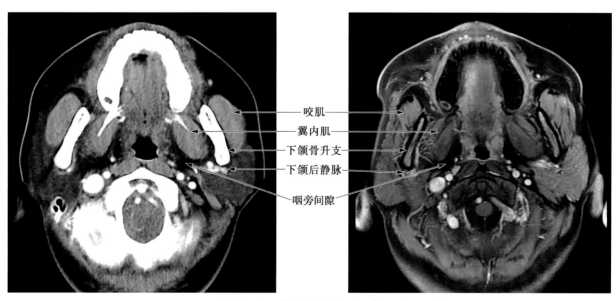

咬肌
翼内肌
下颌骨升支
下颌后静脉
咽旁间隙

CT/MRI显示的腮腺及其周围结构（红色区域：腮腺）

125

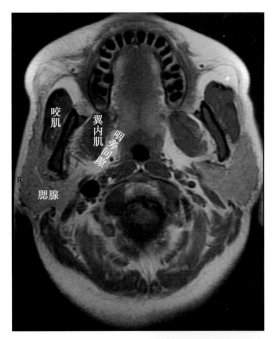 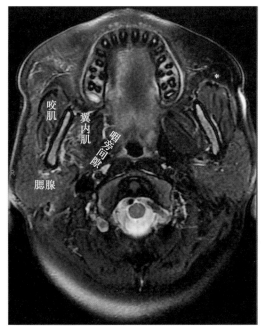

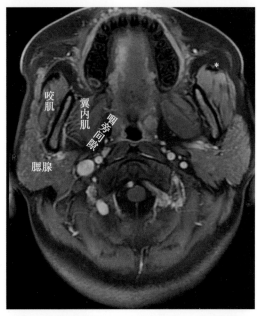

T_1、T_2、强化像中腮腺及其周围结构（*为颊脂垫，在不同像位中的信号不同）

图 4　CT/MRI 图像显示的腮腺及其周围结构

　　2. **神经**　与腮腺有关的 3 个重要神经：面神经、耳大神经和耳颞神经。

　　(1)面神经：经茎乳孔出颅，在二腹肌后腹的前面、茎突的侧面、外耳道的下方进入腮腺实质内，主干长约 5~15mm，然后平行向前，分出颞面干和颈面干，进一步分出颞支、颧支、颊支、下颌缘支和颈支等 5 个分支，支配面部表情肌及颈阔肌(图 5、图 6)。

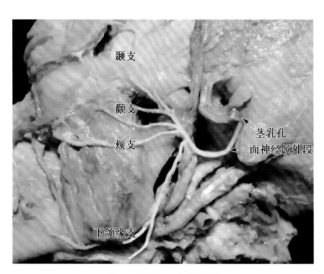

颞支

颧支

颊支

茎乳孔

面神经颅外段

下颌缘支

图 5　面神经大体解剖

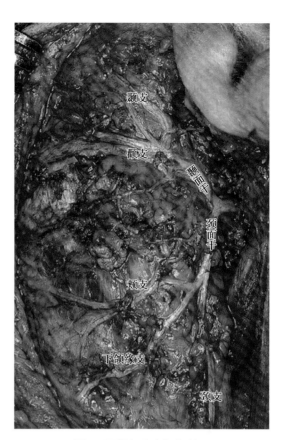

颞支

颞支

颞面干

颈面干

颊支

下颌缘支

颈支

图 6　面神经术中解剖所见

　　(2)耳大神经:是颈丛皮神经的分支之一,起自第二、三颈神经,从舌骨水平附近的胸锁乳突肌后缘穿出,然后沿胸锁乳突肌表面斜向前上方伴颈外静脉走行,沿途有 2~4 个分支,分布于腮腺尾部和耳廓周围皮肤,支配耳屏和耳垂附近面部皮肤的感觉(图 7、图 8)。

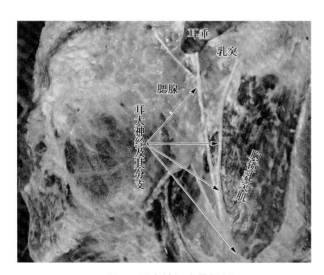

耳垂

乳突

腮腺

耳大神经及其分支

胸锁乳突肌

图 7　耳大神经大体解剖

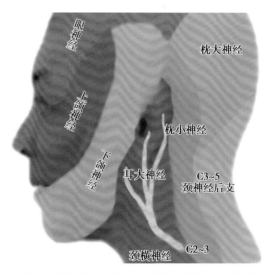

眼神经

枕大神经

上颌神经

枕小神经

下颌神经

耳大神经

C3~5
颈神经后支

颈横神经

C2~3

图 8　耳大神经支配皮肤感觉区域(粉红色范围)

　　(3)耳颞神经:是三叉神经下颌支的一个分支,为感觉神经。

　　下颌神经出卵圆孔后首先发出耳颞神经,有两个根包绕脑膜中动脉然后汇合为一支,绕下颌颈的内后方,在腮腺实质内上行,分布于颞部皮肤及部分腮腺(图 9)。

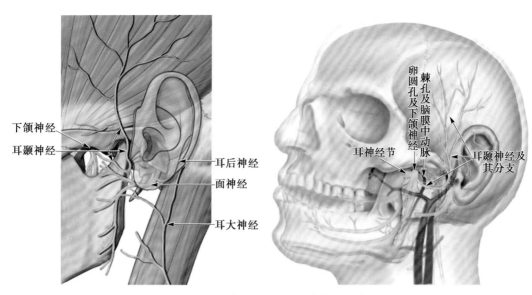

图 9　耳颞神经及其周围结构解剖示意

3. **腮腺导管**　腮腺导管（Stensen 管），一般在颧弓下方约 1.5cm 处经咬肌表面水平前行,在咬肌前缘呈直角急转向内、穿过颊肌开口于上颌第二磨牙对应的颊黏膜上,开口处形成一个黏膜乳头(图 10、图 11)。

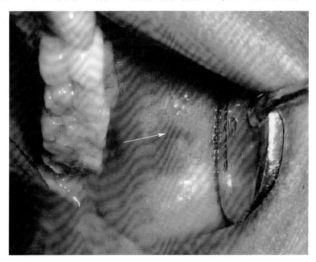

图 10　腮腺导管开口及黏膜乳头（白箭）

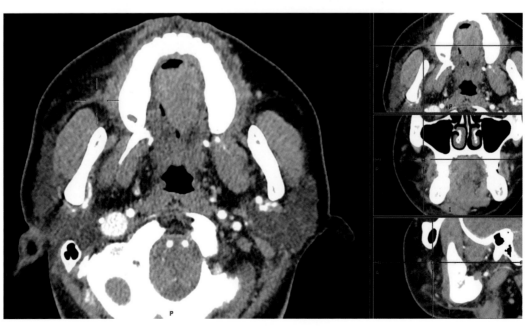

CT 三维层面显示的腮腺导管开口

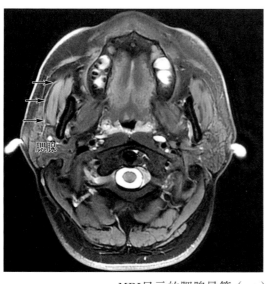
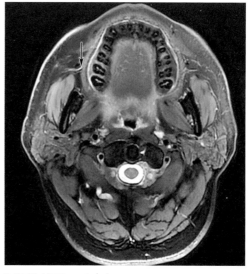

MRI显示的腮腺导管（→）走行及其开口（↓）

图 11　CT/MRI 显示的腮腺导管及其开口

4. **副腮腺**　约 1/3 的人体存在,是位于腮腺前缘、颧弓和腮腺管之间的一对小腺体,与腮腺不连续而独立存在,形态大小不等,其导管汇入腮腺管。CT/MRI 强化时与腮腺强化程度相同(图 12)。

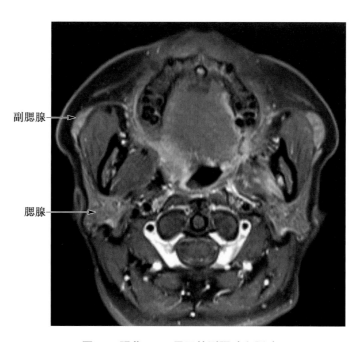

图 12　强化 MRI 显示的副腮腺和腮腺

▶▶ 下颌下腺

位于下颌下三角内(下颌骨下缘,二腹肌前腹、后腹所围成的三角),下颌骨体和舌骨舌肌之间。下颌下腺管(Wharton 管),沿口底黏膜深面前行,开口于舌下肉阜(舌下阜)(图 13~ 图 15)。

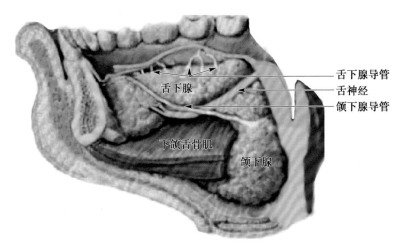

图 13 矢状面解剖显示的下颌下腺管开口

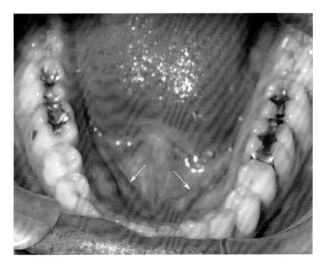

图 14 张口位显示的位于口底下颌下腺管(白箭)

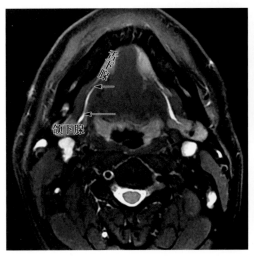
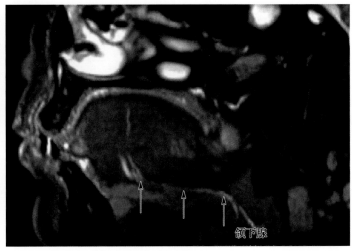

MRI T₂像位显示的下颌下腺、舌下腺及下颌下腺管（黑箭）

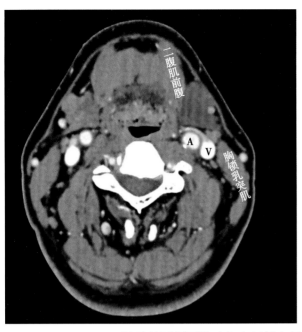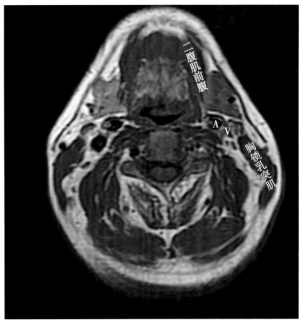

CT/MRI显示的下颌下腺（红色区域）及其周围结构（A颈总动脉，V颈内静脉）

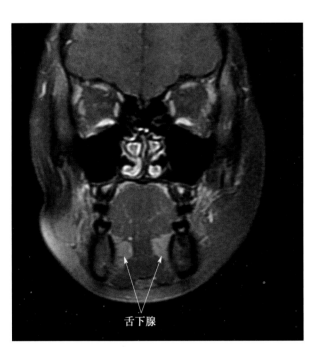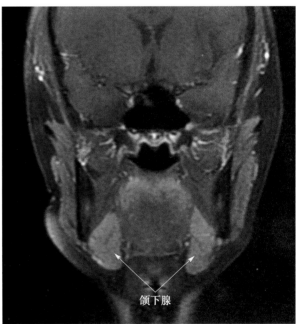

MRI冠状位显示的下颌下腺和舌下腺

图 15 CT/MRI 显示的下颌下腺、舌下腺及其周围结构

下颌下腺与舌神经关系较密切,舌神经自外上向下内绕过下颌下腺管的下方入舌,舌下神经经二腹肌后腹深面,继而在舌骨舌肌浅面平行舌骨上约 0.5cm 前上行入舌(图 16)。

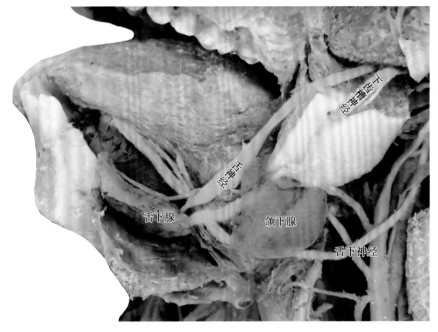

罗京伟讲图

图 16 下颌下腺、舌下腺与神经的关系

❯❯ 舌下腺

舌下腺最小,位于前口底舌下襞的深面(即口底黏膜深面)。

舌下腺导管有大小两种,小管约有 5~15 条,直接开口于舌下襞表面;大管仅 1 条,与下颌下腺管共同开口于舌下肉阜(又名舌下阜)(图 17)。

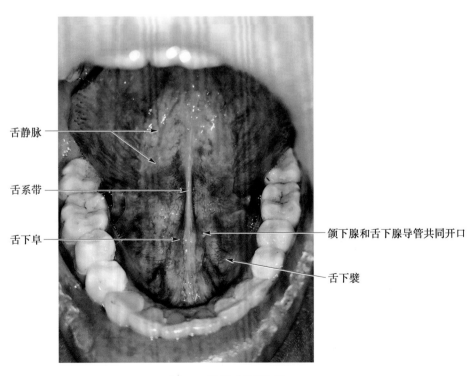

图 17 舌下腺位置及开口

咽 部

概　　论

大体解剖

咽部分区

咽部,即咽腔,位于第 1~6 颈椎前方。

上起颅底,顶壁以咽颅底筋膜附着于颅底,下方在第 6 颈椎下缘(平环状软骨下缘)续于食管。

咽部具体边界:

上界:颅底。

下界:环状软骨下缘。

前界:开放,与鼻腔、口腔和喉腔相通。

后界:椎前筋膜。

两侧壁有茎突和附着于茎突的肌肉,颈内动、静脉和后 4 对脑神经。

咽腔以软腭游离缘和会厌上缘平面为界被分为鼻咽、口咽和下咽(喉咽)(图1、图2)。但因为软腭和会厌属于动度器官,因此解剖分区也有以骨性结构作为标记,如以舌骨上缘和环状软骨下缘作为咽腔分区的标记。

鼻咽:软腭游离缘和第 1 颈椎椎体下缘以上区域,平 C1 水平,借鼻后孔与鼻腔相通。

口咽:硬腭、软腭游离缘与舌骨上缘平面之间,平 C2~3,借咽峡(图3)与口腔相通。

下咽:舌骨上缘平面与环状软骨下缘平面之间,平 C3~6,借喉口与喉腔相同。

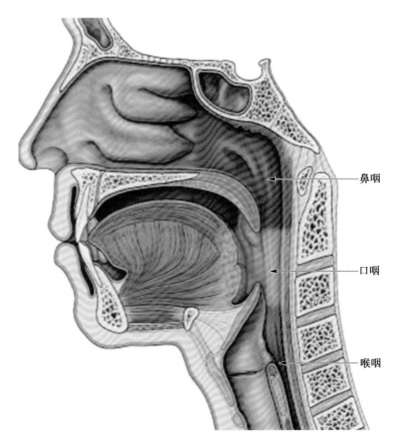

鼻咽

口咽

喉咽

罗京伟讲图

图 1　咽腔矢状面解剖示意

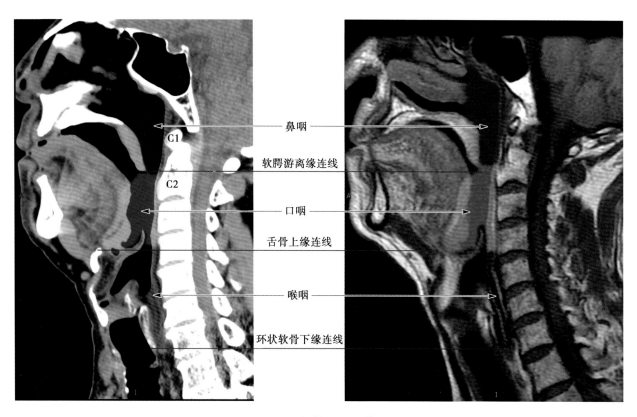

鼻咽

软腭游离缘连线

口咽

舌骨上缘连线

喉咽

环状软骨下缘连线

C1

C2

图 2　CT/MRI 矢状面显示的咽腔分区

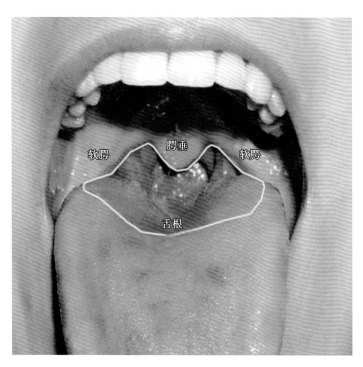

软腭　　腭垂　　软腭

舌根

图 3　咽峡示意（黄线环形结构范围）

》》咽部肌肉

包括三大组(图 4):3 对环形的咽缩肌、3 对纵行的咽提肌和 5 对腭肌。

1. **咽缩肌组** 包括咽上、中、下缩肌(图 4),自上至下成叠瓦状排列,分别起自翼突、舌骨大角和小角、甲状软骨和环状软骨,包绕咽侧壁和后壁,止于后壁中线处的正中缝(咽缝)。

咽缩肌的位置参见下表,同时列出位于其下的环咽肌。

表 咽缩肌及环咽肌的解剖位置

	上界	下界	前界	后界
上咽缩肌	翼板钩部下缘	舌骨上缘	鼻咽口咽舌骨喉最宽处	颈椎或椎前肌
中咽缩肌	舌骨上缘	舌骨下缘		
下咽缩肌	舌骨下缘	环状软骨下缘		
环咽肌	环状软骨下缘	气管上缘	声门下喉	颈椎

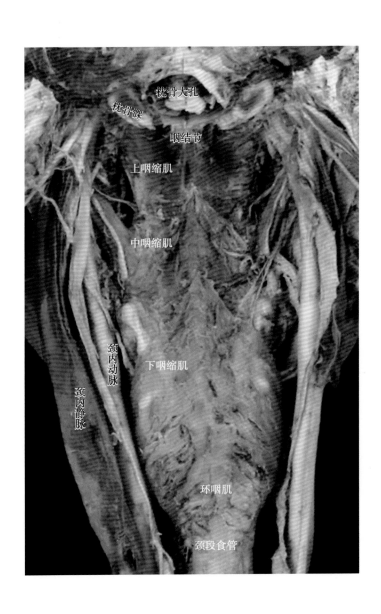

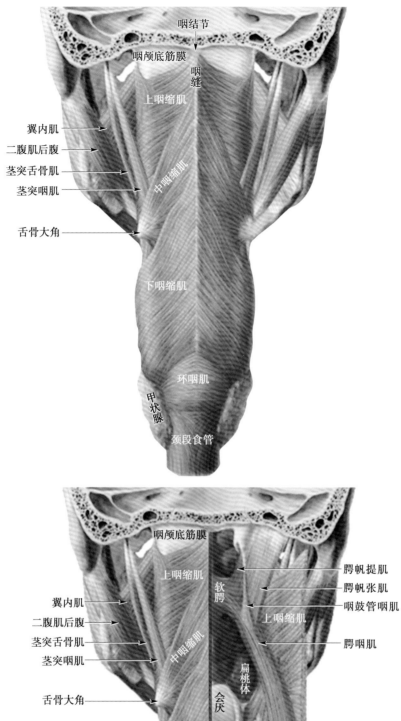

图4 咽部肌肉及其周围结构后面观大体解剖及示意

CT/MRI 辨认咽缩肌容易：咽缩肌呈一弧形结构沿咽腔后壁、外侧壁伸向两侧,根据其位置区分上、中、下咽缩肌：鼻咽及大部口咽水平为上咽缩肌,舌骨水平为中咽缩肌,而喉咽水平则为下咽缩肌(图5)。

咽
部

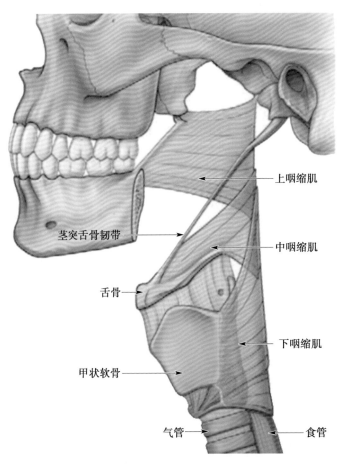

上咽缩肌

茎突舌骨韧带

中咽缩肌

舌骨

下咽缩肌

甲状软骨

气管　食管

矢状面上、中、下咽缩肌位置解剖示意

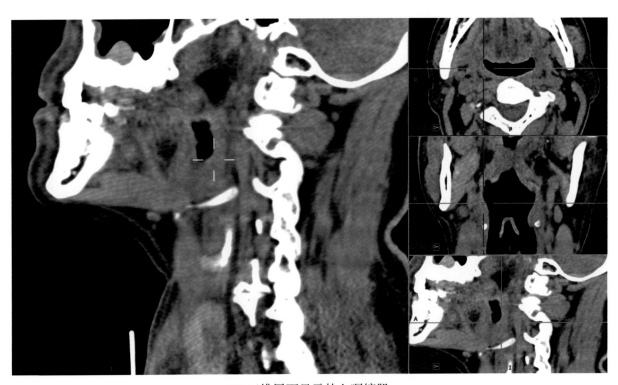

CT 三维层面显示的上咽缩肌

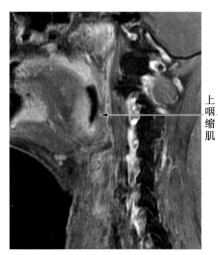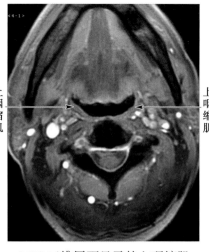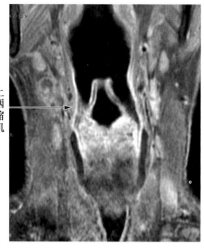

MRI 三维层面显示的上咽缩肌

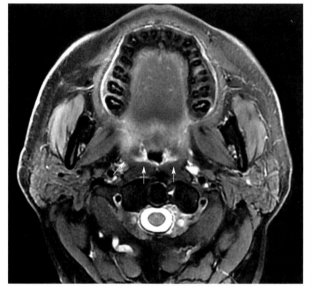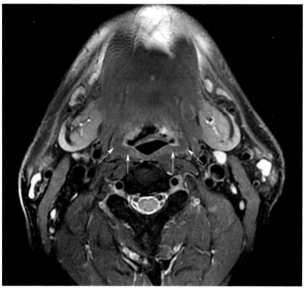

鼻咽水平的上咽缩肌（白箭）　　　　　　　舌骨水平的中咽缩肌（白箭）

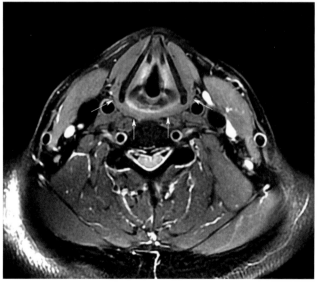

喉水平的下咽缩肌（白箭）

图 5　咽缩肌的位置

2. **咽提肌组**　位于咽缩肌深部,包括茎突咽肌、咽鼓管咽肌及腭咽肌,分别起自茎突、咽鼓管软骨及腭骨等处。肌纤维纵行下行,止于咽后壁及甲状软骨上缘(图6)。

3. **腭肌组**　包括腭帆张肌、腭帆提肌、腭垂肌(悬雍垂肌)、腭咽肌、腭舌肌。

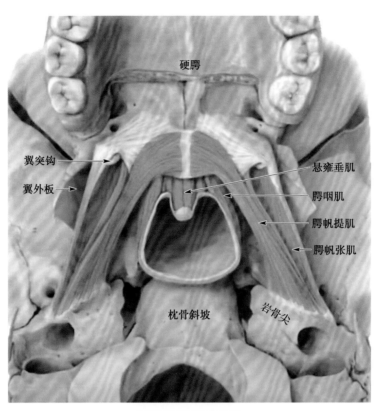

咽肌的颅底层面观

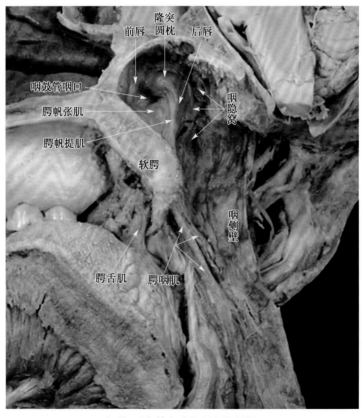

矢状面大体解剖显示的咽肌

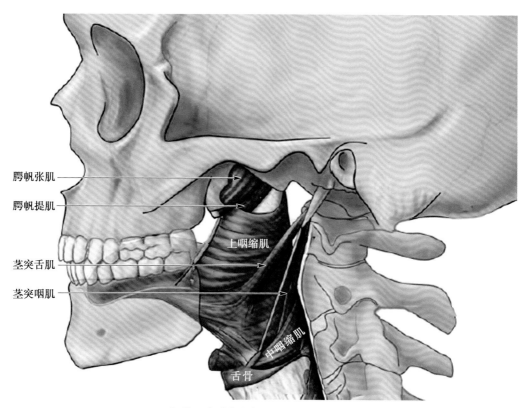

腭帆张肌

腭帆提肌

上咽缩肌

茎突舌肌

茎突咽肌

中咽缩肌

舌骨

矢状面解剖示意显示的咽肌

图 6　咽部肌肉及其周围结构示意

➤ **咽部淋巴组织**

咽部淋巴组织丰富,以三种形式存在:①扁桃体;②淋巴结;③淋巴滤泡。

咽部淋巴组织的特点:

1. 咽部淋巴组织相互连通形成淋巴环,其中又分为外环和内环(图 7)。

(1)内环:由咽扁桃体、咽鼓管扁桃体、腭扁桃体、舌扁桃体、咽侧索(即咽腭弓后侧纵行的条索状淋巴组织)、咽后壁淋巴滤泡等构成。

(2)外环:由咽后淋巴结、下颌角淋巴结、下颌下淋巴结、颏下淋巴结等构成。

两环淋巴组织互相通联,且内环淋巴液引流至外环,外环淋巴液引流至颈深淋巴结(具体见颈部淋巴结章节内容)。

2. 咽后淋巴结与所有咽部淋巴途径间接相通,特别是与鼻咽、舌根、下咽关系密切,因此这些部位发生的肿瘤容易发生咽后淋巴结转移。

3. 咽部淋巴管具有双侧引流的特点,因此鼻咽、软腭、舌根、下咽等处发生的恶性肿瘤容易发生双侧淋巴结或对侧淋巴结转移。

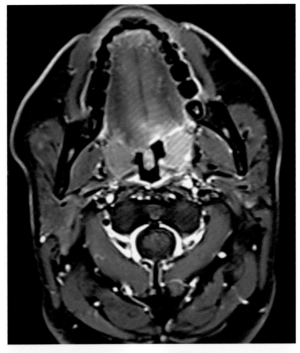

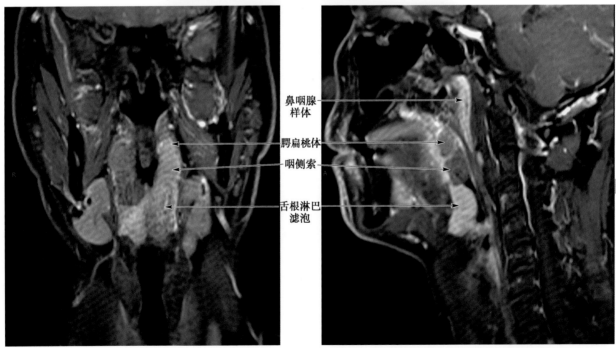

鼻咽腺
样体

腭扁桃体

咽侧索

舌根淋巴
滤泡

MRI 三维层面显示的韦氏环(红色:腭扁桃体;蓝色:咽侧索;黄色:舌根淋巴滤泡)

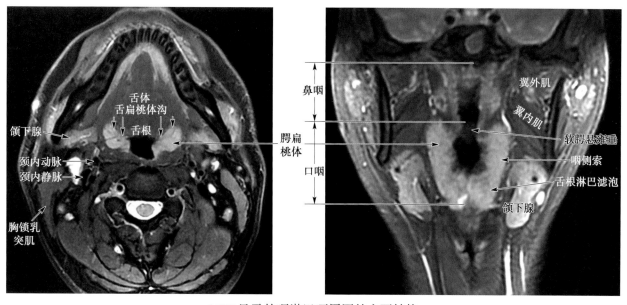

MRI 显示的咽淋巴环周围的主要结构

图 7　MRI 显示的咽淋巴环

》 咽部常见解剖的不同命名

咽鼓管 = 耳咽管

咽鼓管咽口 = 咽鼓管内口 = 耳咽管开口

咽扁桃体 = 腺样体 = 增殖体

腭扁桃体 = 扁桃体 = 扁桃腺

舌扁桃体 = 舌根淋巴滤泡

咽隐窝 =Rosenmuller 窝

翼管 =Vidian 管

咽后淋巴结外侧组 =Rouviere 淋巴结

腭垂 = 悬雍垂

腭舌弓 = 舌腭弓 = 咽前弓 = 咽前柱

腭咽弓 = 咽腭弓 = 咽后弓 = 咽后柱

舌会厌谷 = 舌会厌襞 = 会厌谷

下咽 = 喉咽

杓会厌皱襞 = 杓状会厌披裂皱襞 = 会厌披裂皱襞

梨状窝 = 梨状隐窝

鼻　咽

》 应用解剖

1. 解剖学上鼻咽的分界

（1）上界：颅底。

（2）下界：软腭游离缘与颈 1 椎体下缘。

（3）前界：后鼻孔、软腭背面。

（4）后界：椎体前缘。

（5）侧界：即鼻咽侧壁，主要结构为咽鼓管和咽隐窝，由腭帆张肌、腭帆提肌、咽鼓管咽肌及咽鼓管软骨构成。其中咽鼓管又分为隆突前唇、后唇、圆枕和咽鼓管咽口，经咽鼓管与中耳鼓室相通。

2. 放疗解剖上,常用的为鼻咽分为 6 个壁的术语(图 8~图 10)。

(1)前壁:双侧后鼻孔、鼻中隔后缘。影像上以上颌窦后壁或翼腭窝连线作为鼻腔与鼻咽腔的分界。

(2)顶壁:蝶骨体底。

(3)顶后壁:枕骨斜坡范围,主要结构有腺样体(增殖体、咽扁桃体)。

(4)后壁:第 1 颈椎椎体前缘。

(5)底壁:软腭背面(软腭后缘、悬雍垂与咽侧、后壁围成的区域)。

(6)侧壁:由耳咽管及其周围软组织形成,包括耳咽管隆突(前唇、后唇,圆枕),咽鼓管前区及咽隐窝(图 11、图 12)。

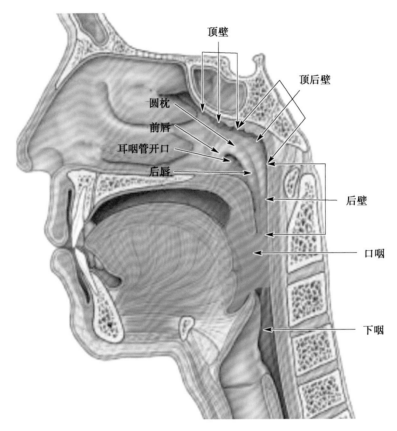

图 8　鼻咽腔矢状面大体解剖示意

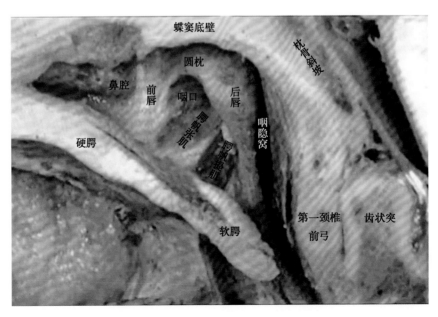

图 9　鼻咽腔及其毗邻结构的矢状面大体解剖

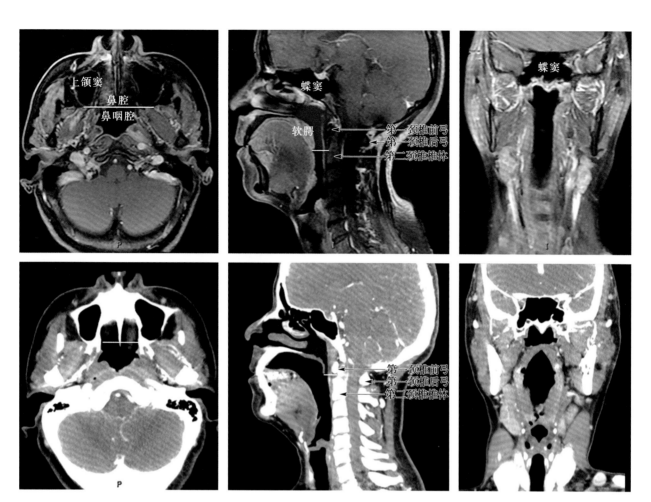

图 10　CT/MRI 三维层面显示的鼻咽腔

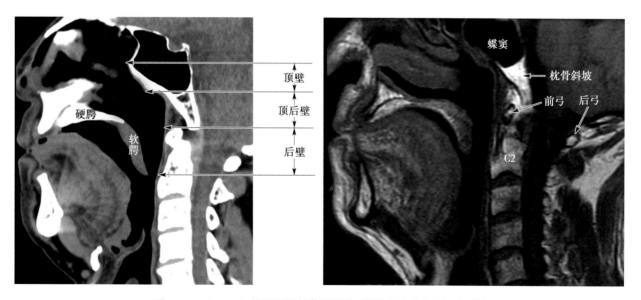

图 11　CT/MRI 矢状面显示的鼻咽顶壁、顶后壁及后壁(第一颈椎)

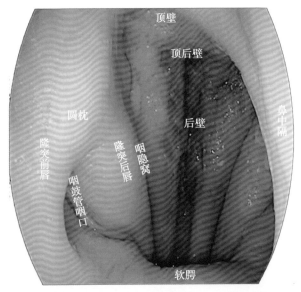

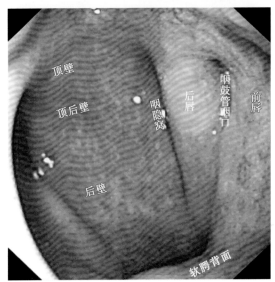

图 12 纤维鼻咽镜检查所显示的鼻咽结构

鼻咽腔结构 (图 13~ 图 15)

1. **咽扁桃体** 即腺样体, 是鼻咽顶后壁黏膜下的淋巴组织, 表面不平, 有数条纵行沟隙, 在其中部下端有时可见胚胎期残余的凹陷, 称为咽囊。

2. **咽鼓管咽口** 即咽鼓管隆突前后唇之间的腔隙, 向外经咽鼓管通中耳鼓室。

3. **咽鼓管圆枕** 即咽鼓管隆突, 在咽鼓管咽口前、上、后方的隆起, 又分为前方的隆突前唇及后方的隆突后唇。

4. **咽隐窝** 是咽鼓管圆枕后方与咽后壁之间的凹陷, 是鼻咽癌的好发部位, 其上距颅底破裂孔仅约 1cm, 故鼻咽恶性肿瘤常可循此进入颅内 (图 16)。

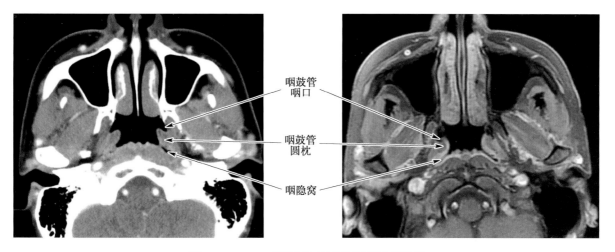

图 13　CT/MRI 横断面显示的咽鼓管及咽隐窝

咽鼓管咽口
咽鼓管圆枕
咽隐窝

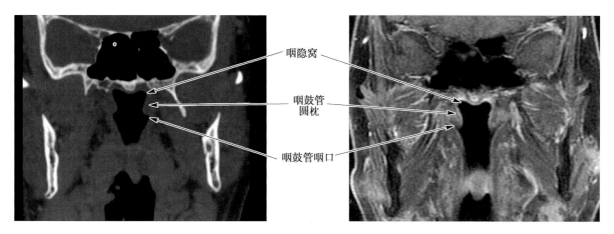

图 14　CT/MRI 冠状面显示的咽鼓管及咽隐窝

咽隐窝
咽鼓管圆枕
咽鼓管咽口

咽
部

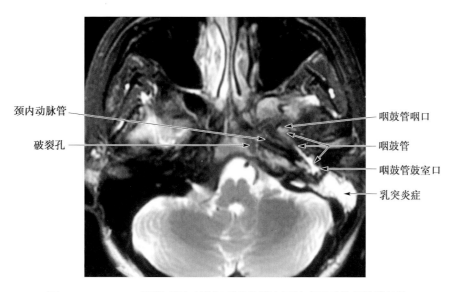

颈内动脉管
破裂孔

咽鼓管咽口
咽鼓管
咽鼓管鼓室口
乳突炎症

图 15　MRI T$_2$WI 因鼻咽肿瘤引起咽鼓管堵塞而清晰可见的咽鼓管结构

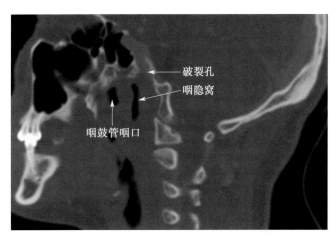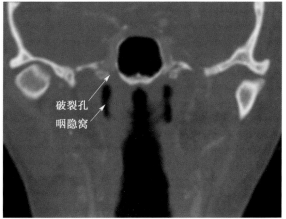

图 16　CT 矢状面和冠状面显示的咽隐窝与破裂孔的关系

图 17 显示的为鼻咽 CT 与大体解剖合成示意,图 18 为 MRI 的补充说明。

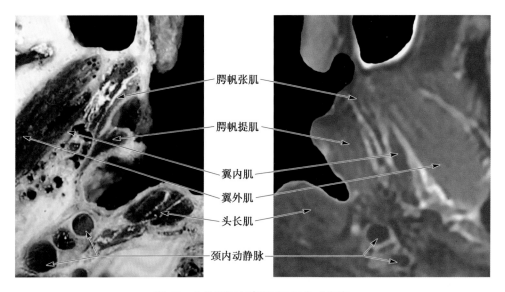

图 17　大体解剖与鼻咽 MRI 合成示意

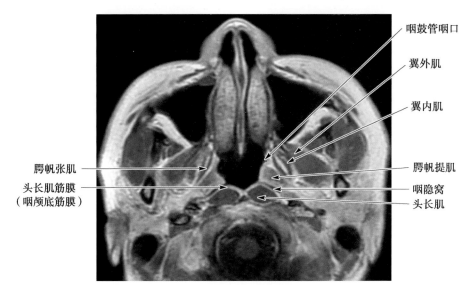

图 18　MRI T$_1$WI 横断面显示的鼻咽腔及其周围肌肉

➤➤ 鼻咽腔周围结构

图 19~ 图 21 显示的为鼻咽腔及其周围主要结构。

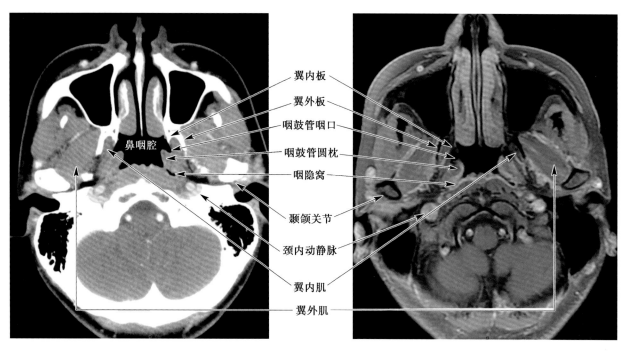

图 19 CT/MRI 横断面显示的鼻咽腔及其周围主要结构

翼内板
翼外板
咽鼓管咽口
咽鼓管圆枕
咽隐窝
颞颌关节
颈内动静脉
翼内肌
翼外肌
鼻咽腔

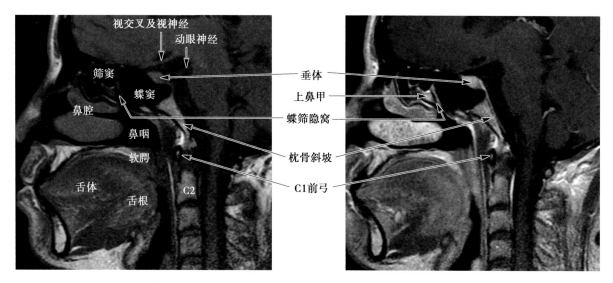

图 20 MRI T₁WI 及增强矢状面显示的鼻咽腔及其周围结构

视交叉及视神经
动眼神经
筛窦
蝶窦
鼻腔
鼻咽
软腭
舌体
舌根
C2
垂体
上鼻甲
蝶筛隐窝
枕骨斜坡
C1前弓

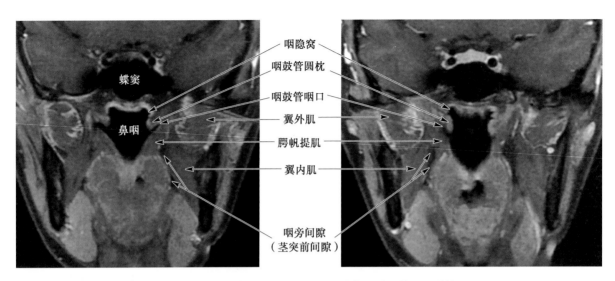

图 21　MRI 增强的两个冠状面显示的鼻咽腔及其周围结构

咽隐窝
咽鼓管圆枕
咽鼓管咽口
翼外肌
腭帆提肌
翼内肌
咽旁间隙
（茎突前间隙）

蝶窦
鼻咽

CT 和 MRI 检查各有优势，临床应结合应用：

CT 骨窗可以清晰地辨认颅底的缝隙、孔道（图 22），而 MRI 则可通过不同序列信号的变化，正确鉴别相关结构有无早期受侵（图 23、图 24）。

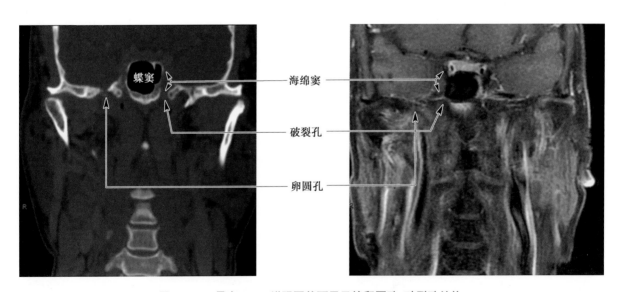

图 22　CT 骨窗/MRI 增强冠状面显示的卵圆孔、破裂孔结构

蝶窦
海绵窦
破裂孔
卵圆孔

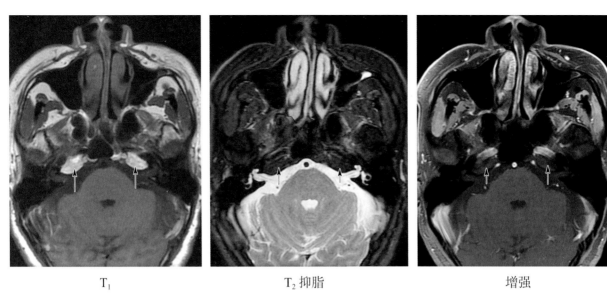

T₁   T₂抑脂   增强

图 23　双侧岩尖（黑箭）在 MRI 不同序列中的变化

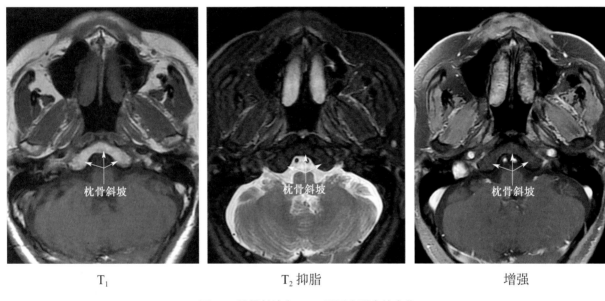

T₁   T₂抑脂   增强

图 24　枕骨斜坡在 MRI 不同序列中的变化

自上而下显示的鼻咽及其周围结构见图 25~ 图 29。

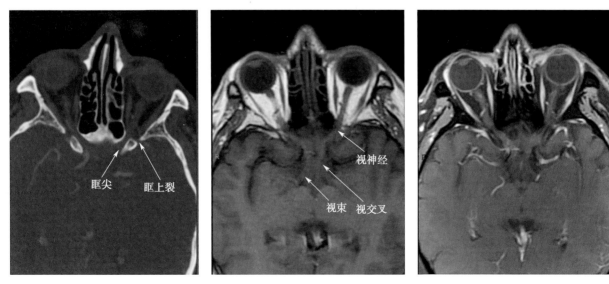

图 25　CT/MRI T₁WI 及增强横断面显示的鼻咽腔上方视交叉水平的主要结构

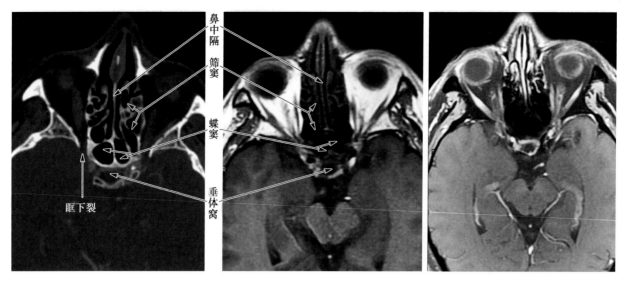

图 26　CT/MRI T₁WI 及增强横断面显示的鼻咽腔上方垂体窝水平的主要结构

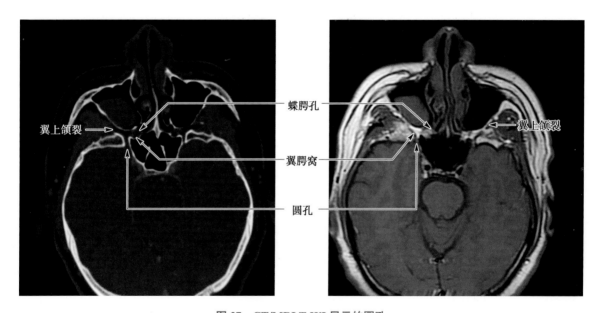

图 27　CT/MRI T₁WI 显示的圆孔

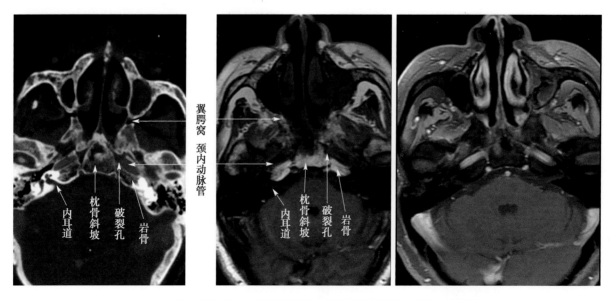

图 28　CT/MRI T₁WI 及增强横断面显示的鼻咽腔顶壁水平的主要结构

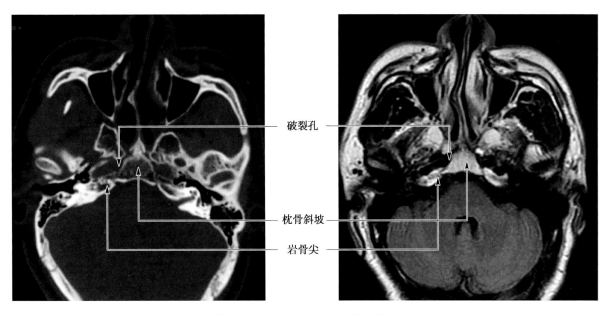

图 29   CT/MRI T$_1$WI 显示的破裂孔

影像检查显示的肌肉：

鼻咽外侧的肌肉由内向外依次为腭帆张肌、腭帆提肌、翼内肌、翼外肌、颞肌和咬肌。

区别腭帆张肌和腭帆提肌的要点是张肌在前、提肌在后（图 30）。

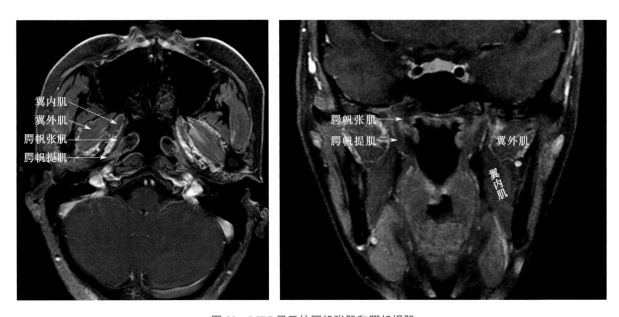

图 30   MRI 显示的腭帆张肌和腭帆提肌

翼内、外肌肉辨认要点：翼外肌为水平走行、横断面内缘位于翼外板外侧外缘；而翼内肌为"八"字斜行，前端在翼内、外板间的翼窝里，冠状面上端指向卵圆孔，下端向外斜行至下颌骨颌角内侧（图 31~图 33）。

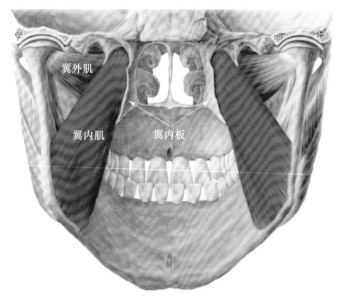

图 31　翼内、外肌解剖示意（后面观）

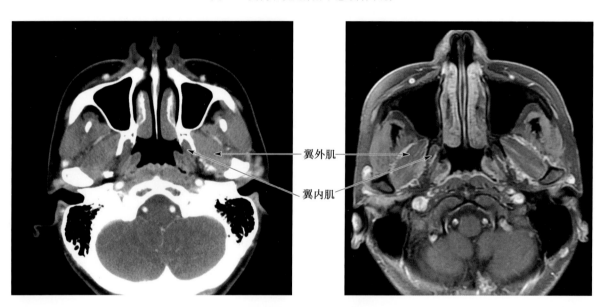

图 32　CT/MRI 横断面显示的翼内、外肌

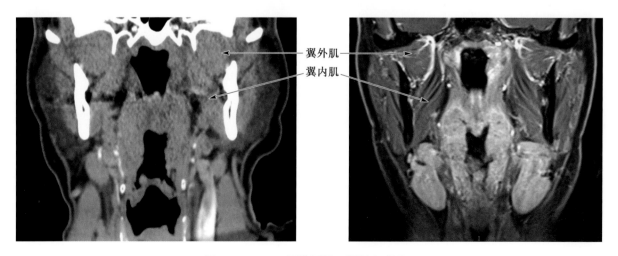

图 33　CT/MRI 冠状面显示的翼内、外肌

鼻咽后方、椎体前方主要为椎前肌,包括头长肌和颈长肌。头长肌在颈长肌的前上方,CT/MRI 均可辨认(图 34、图 35)。

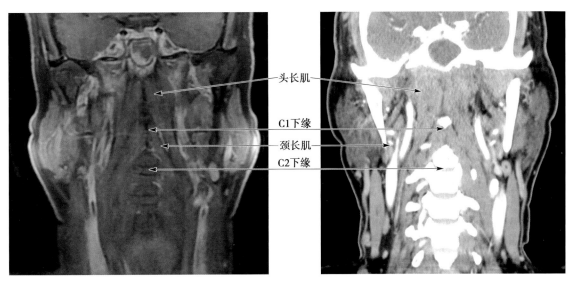

图 34　MRI/CT 冠状面显示的头长肌、颈长肌

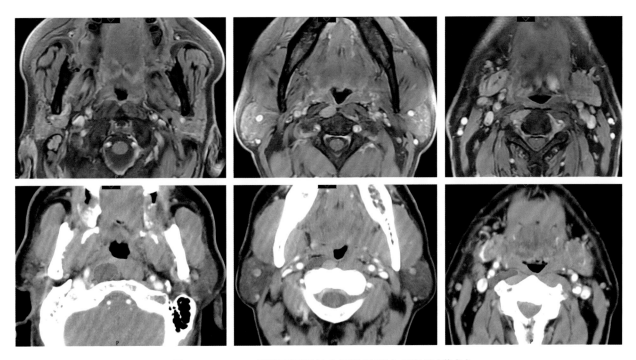

图 35　MRI/CT 横断面显示的头长肌(红色)、颈长肌(黄色)

鼻咽周围重要的解剖结构

咽周间隙（图36）

咽周间隙包括咽旁间隙和咽后间隙。

咽旁间隙：左右各一，形如锥体，底朝上、尖向下。

上界：颅底。

下界：舌骨水平。

内界：腭帆张肌、腭帆提肌外侧。

外界：下颌骨升支、翼内肌和腮腺。

后壁：椎前筋膜。

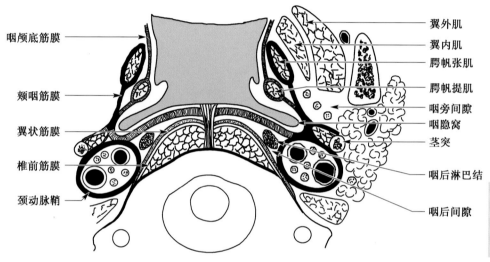

图36　咽旁间隙解剖示意

罗京伟讲图

茎突及其附着肌肉将其分为前、后两部。茎突前间隙较小、茎突后间隙较大。

临床上，常用咽旁间隙来代替咽周间隙，并分为咽侧间隙和咽后间隙，其中咽侧间隙根据CT影像上所见的茎突为界，位于其前者为茎突前间隙，其后者为茎突后间隙，MRI影像上主要是根据脂肪的信号及血管的特点而加以区分。

也有不少学者直接将茎突前间隙称为咽旁间隙，而将茎突后间隙称为颈鞘。

1. 咽侧间隙

（1）茎突前间隙：主要为脂肪组织，内有上颌动脉、三叉神经下颌支穿行以及少数淋巴结。

（2）茎突后间隙：内有颈内动静脉、颈外动脉、咽升动脉、腭升动脉、后4对脑神经、颈交感神经以及颈深上淋巴结。

2. 咽后间隙　位于颊咽筋膜和椎前筋膜之间。上至颅底、下达气管分叉平面，两侧有筋膜与咽旁间隙分开。椎前筋膜与颊咽筋膜在咽后正中线处紧密附着，将咽后间隙分成左右两个互不相通的间隙。

咽后间隙主要有淋巴结，又分为内侧组和外侧组，其中位于第一、二颈椎附近的咽后外侧组淋巴结称为Rouviere淋巴结。

3. 影像上辨认咽旁间隙

（1）CT上辨认咽旁间隙（图37）：CT上可清楚显示茎突的位置，位于其前方的脂肪间隙在CT上表现为低密度即为茎突前间隙，其后内方的颈内动静脉所在位置即为茎突后间隙。

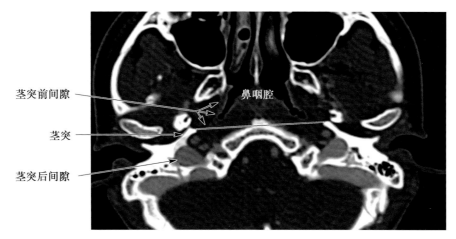

图 37 CT 骨窗茎突前缘间的连线区分茎突前、后间隙

（2）MRI 上辨认咽旁间隙：教科书一般强调以咽颅底筋膜为界，咽旁间隙位于咽颅底筋膜前外侧，位于其前方的脂肪间隙即为茎突前间隙，其后内方的颈内动静脉所在位置即为茎突后间隙。

咽颅底筋膜在 MRI 上表现为线状低信号，但并非所有层面都能清晰辨认出咽颅底筋膜，因此临床上更多还是基于茎突前间隙 T_1 像上脂肪的高信号来辨认，而茎突后间隙因为颈内动静脉的流空效应也很容易辨认（图 38、图 39）。

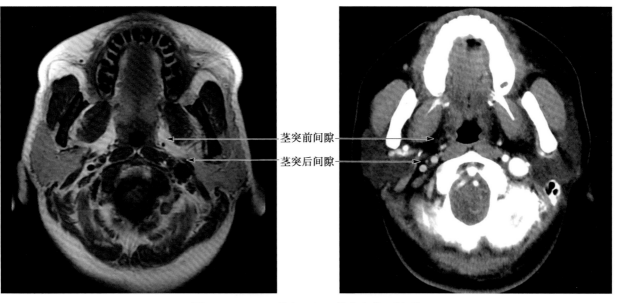

图 38 MRI/CT 横断面显示的茎突前、后间隙

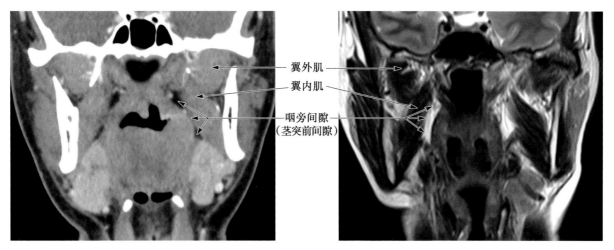

图 39 CT/MRI 冠状面显示的茎突前间隙

▶ 翼腭窝

由上颌骨后壁、蝶骨翼突与腭骨垂直板所构成,呈锥形,上部较宽下部较窄(图40)。

翼腭窝上 1/3 的外侧壁开放,中 1/3 封闭为管即翼腭管,下 1/3 又分为腭大、小孔与口腔相通。

前壁:上颌窦后壁。

后壁:蝶骨翼突。

内壁:腭骨垂直部、眶突和蝶突。

外壁:开放。

上壁:蝶骨体的下面。

下壁:开放与翼腭管相通。

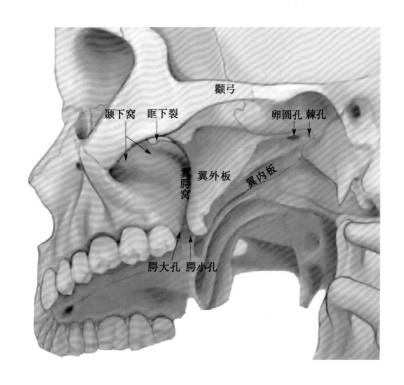

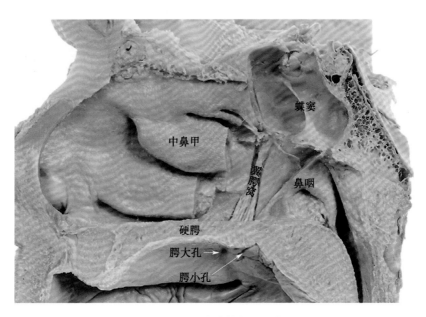

图 40　翼腭窝大体解剖示意

翼腭窝交通：

向前：经眶下裂通眼眶。

向后：向后内经翼管通颅底破裂孔；向后外经圆孔通颅中窝。

向内：向内上经蝶腭孔通鼻腔。

向外：经翼上颌裂通颞下窝。

向上：经腭鞘管与鼻咽相通。

向下：经翼腭管向下走行，通过腭大孔、腭小孔与口腔相通。

翼腭窝的交通在薄层 CT 骨窗上可清晰显示(图 41、图 42)，而在常规 MRI 检查上并非所有结构都能清楚显示，可根据其毗邻关系加以甄别。

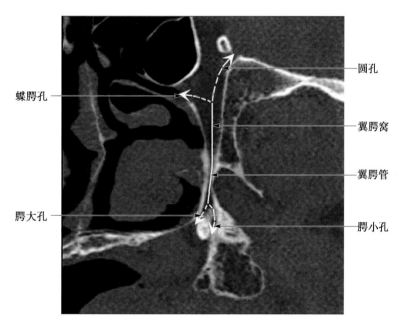

蝶腭孔

圆孔

翼腭窝

翼腭管

腭大孔

腭小孔

罗京伟讲图

图 41　CT 矢状面显示的翼腭窝交通

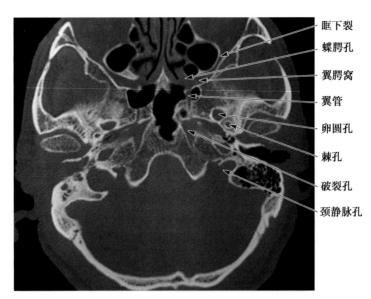

眶下裂

蝶腭孔

翼腭窝

翼管

卵圆孔

棘孔

破裂孔

颈静脉孔

颅底 CT 横断面所见

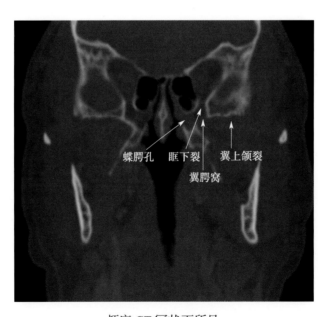

蝶腭孔　　眶下裂　　翼上颌裂

翼腭窝

颅底 CT 冠状面所见

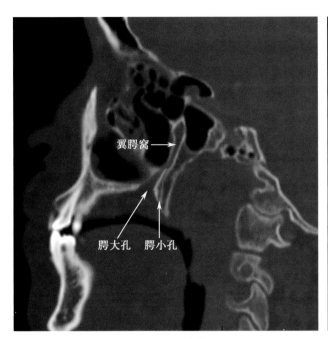

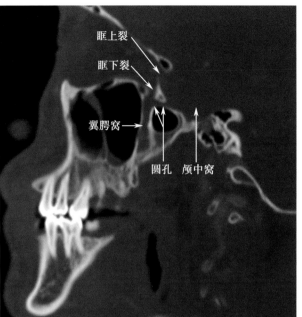

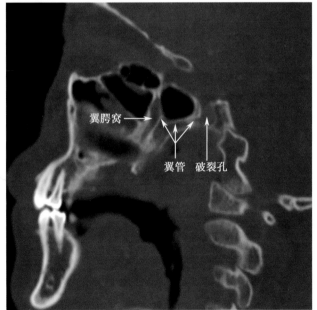

CT 不同层面矢状面所见

图 42 CT 颅底三维层面显示的翼腭窝及其周围结构

以下通过不同层面 CT/MRI 显示具体的翼腭窝及其交通：

1. 向前经眶下裂与眼眶相通（图 43）。

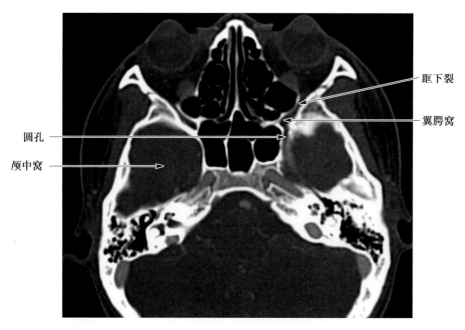

图 43　翼腭窝→眶下裂→眼眶

2. 向内上经蝶腭孔入鼻腔（图 44）。

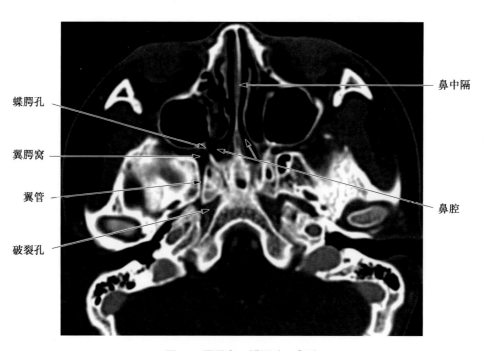

图 44　翼腭窝→蝶腭孔→鼻腔

3. 向外经翼上颌裂入颞下窝(图 45)。

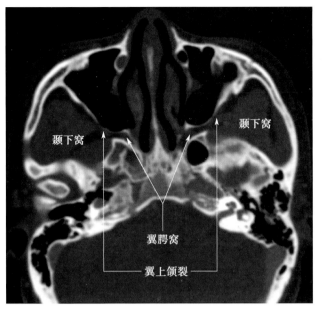
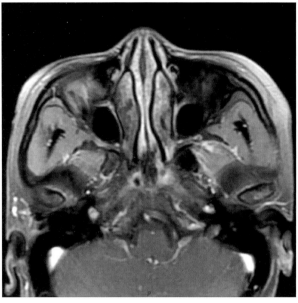

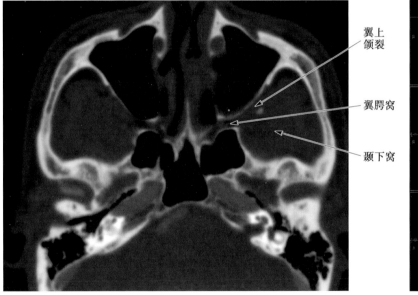
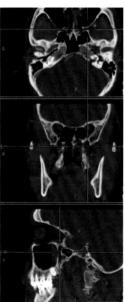

图 45 翼腭窝→翼上颌裂→颞下窝

4. 向后内经翼管达颅底破裂孔（图46）。

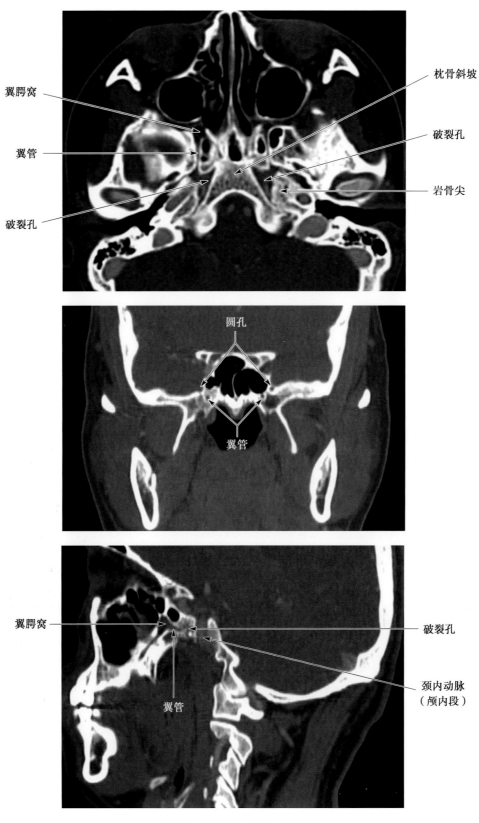

图46　翼腭窝→翼管→破裂孔

5. 向后外经圆孔入颅中窝（图 47）。

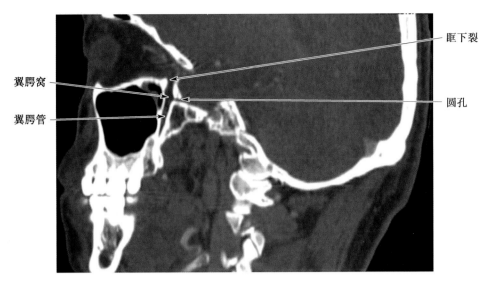

图 47　翼腭窝→圆孔→颅中窝

翼腭窝

翼腭管

眶下裂

圆孔

6. 向下经腭大孔、腭小孔与口腔相通（图 48、图 49）。

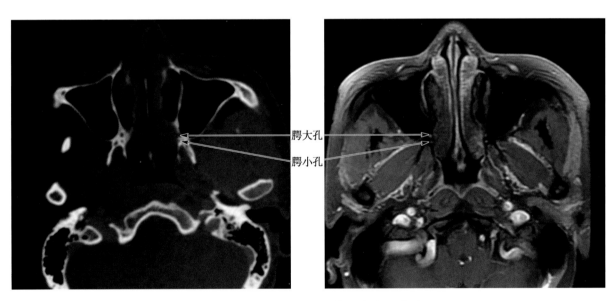

图 48　CT/MR 横断面显示的腭大孔、腭小孔

腭大孔

腭小孔

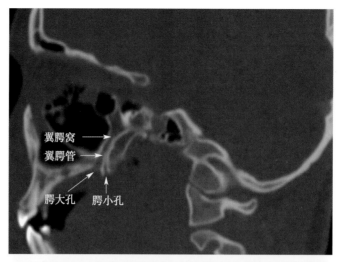

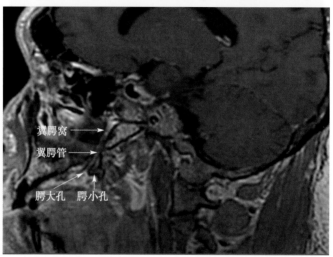

图 49　CT/MR 矢状面显示的腭大孔、腭小孔

7. 经腭鞘管入鼻咽（图 50、图 51）。

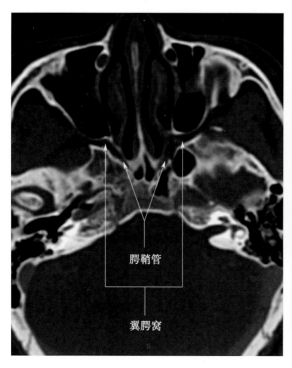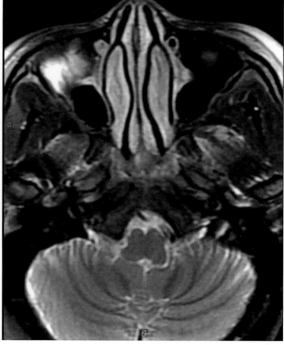

图 50　翼腭窝→腭鞘管→鼻咽

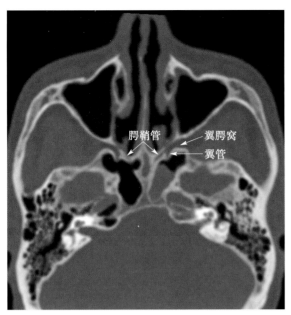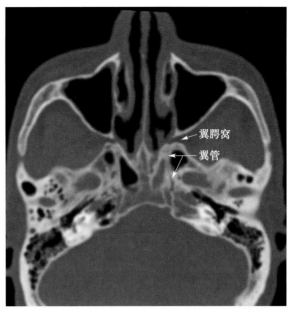

图 51　翼管与腭鞘管的关系

鼻咽周围相应孔道通过的神经、血管

眶上裂	Ⅲ、Ⅳ、Ⅴ1、Ⅵ对脑神经交感神经
视神经管(眶尖)	视神经、眼动脉
眶下裂	上颌神经分支眶下神经 眶下动、静脉
圆孔	三叉神经第二支上颌神经(Ⅴ2)
卵圆孔	三叉神经第三支下颌神经(Ⅴ3)
棘孔	脑膜中动脉和静脉
破裂孔	咽升动脉的脑膜支、翼管神经
翼管	翼管动脉、翼管神经
颈静脉孔	颈内静脉、Ⅸ、Ⅹ、Ⅺ对脑神经
舌下神经管	舌下神经
翼腭窝	上颌神经、翼腭神经节、蝶腭动、静脉穿行
茎乳孔	面神经

>> **海绵窦**

位于颅中窝蝶窦和垂体的两侧,是硬脑膜两层之间不规则的腔隙,左、右各一(图 52)。前达眶上裂内侧部,后至颞骨岩部的尖端。

海绵窦内有颈内动脉和Ⅲ~Ⅵ对脑神经通行(具体参见海绵窦相关章节内容)。

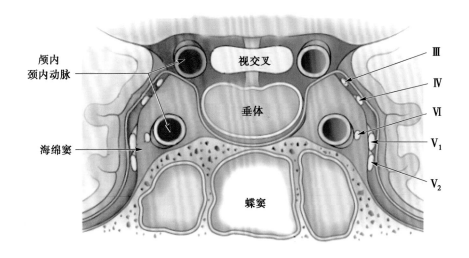

颅内
颈内动脉

海绵窦

视交叉

垂体

蝶窦

Ⅲ
Ⅳ
Ⅵ
V_1
V_2

图 52　海绵窦大体解剖示意（红色范围为海绵窦内容）

» 容易混淆的解剖学概念

» 颞窝与颞下窝的区别

颞窝与颞下窝以颧弓水平为界，人为分为位于其上的颞窝和其内、下方的颞下窝（图 53~ 图 56）。
颞窝与颞下窝直接相通。

1. 颞窝

（1）外界：颧弓。

（2）内界：颞骨鳞部。

（3）下界：颧弓平面以上。

2. 颞下窝　位于颧弓平面以下，上颌骨体后外侧壁和颧骨后方的不规则间隙，主要容纳咀嚼肌，包括咬肌、颞肌、翼内肌、翼外肌，以及上颌动脉和下颌神经的分支。

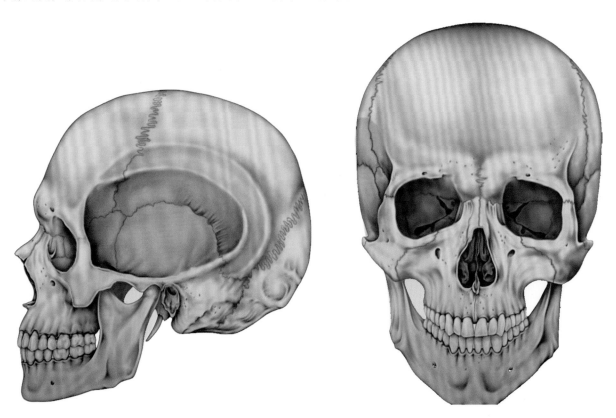

图 53　颞窝（红色）与颞下窝（绿色）解剖示意

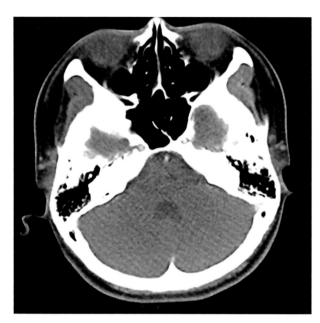
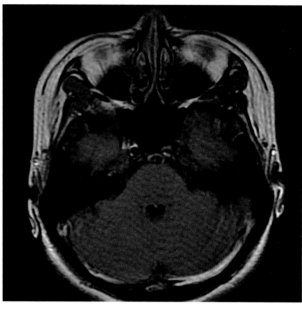

图 54　CT/MRI 显示的颞窝（红色区域）

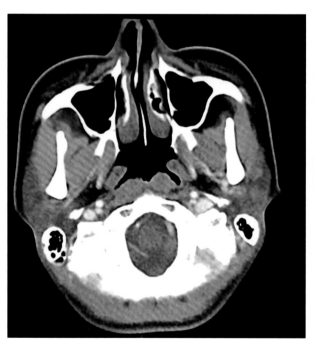
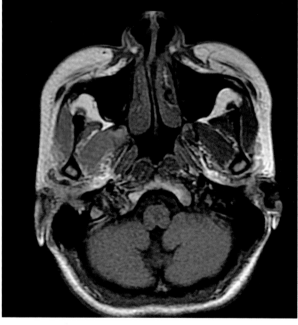

图 55　CT/MRI 显示的颞下窝（绿色区域）

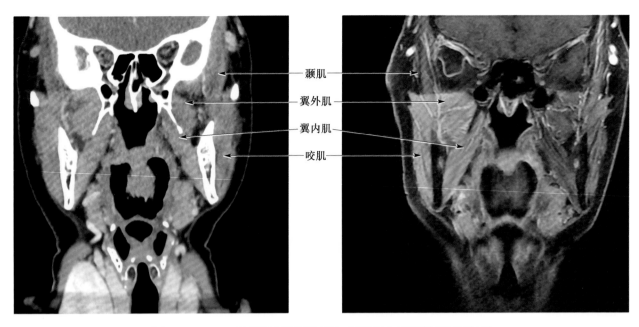

图 56 CT/MRI 冠状面显示的颞窝（红色区域）与颞下窝（绿色区域）

颞肌

翼外肌

翼内肌

咬肌

颞下窝是一个重要的解剖结构，四通八达，上与颞窝相通，内与咽旁间隙、颌下间隙毗邻，前内侧与翼腭窝毗邻（图 57）。

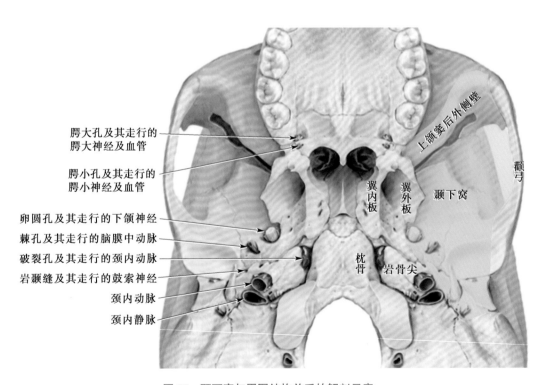

腭大孔及其走行的
腭大神经及血管

腭小孔及其走行的
腭小神经及血管

卵圆孔及其走行的下颌神经

棘孔及其走行的脑膜中动脉

破裂孔及其走行的颈内动脉

岩颞缝及其走行的鼓索神经

颈内动脉

颈内静脉

上颌窦后外侧壁

颧弓

翼内板

翼外板

颞下窝

枕骨

岩骨尖

图 57 颞下窝与周围结构关系的解剖示意

颞窝和颞下窝病变可相互蔓延，同时可通过翼腭窝的交通侵犯眼眶（眶下裂途径）、鼻腔（蝶腭孔途径）、颅中窝（圆孔、卵圆孔、翼管途径）。

» **翼腭窝与翼窝的区别**（图 58）

1. **翼腭窝**　位于上颌窦后壁、蝶骨翼突和腭骨之间。在翼窝前方。

2. **翼窝**　蝶骨翼突内板和外板之间的窝，又名翼突窝，为翼内肌的起始处。

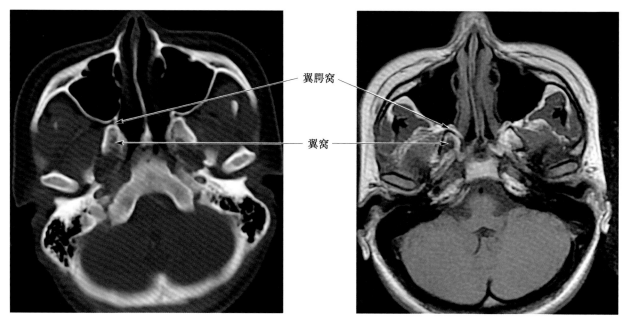

图 58　CT/MRI 显示翼腭窝与翼窝（红色区域）的关系

口　咽

» **口咽位置**

口咽位于软腭游离缘与舌骨上缘之间，上通鼻咽，前与口腔相连，下通下咽、喉（图 59~ 图 61）。

1. **上壁**　软腭游离缘，包括悬雍垂。

2. **下壁**　舌骨上缘（或会厌谷）平面。

3. **前壁**　分上、下两部分。

（1）上部为咽峡，是由悬雍垂、软腭游离缘、腭舌弓构成的一环形狭窄部分，腭舌弓与腭咽弓之间为扁桃体窝，窝内有腭扁桃体。

（2）下部为舌根部。

4. **后壁**　2~3 颈椎椎前组织。

后壁结构有椎前肌和间隙如咽后间隙、危险间隙、椎前间隙等。

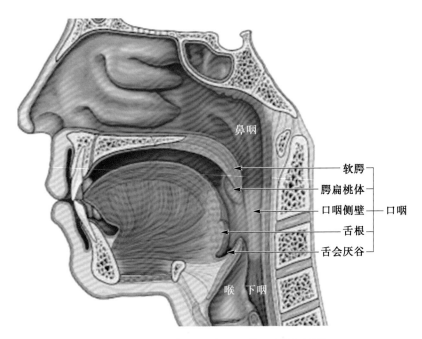

鼻咽

软腭
腭扁桃体
口咽侧壁 —— 口咽
舌根
舌会厌谷

喉 下咽

图 59 矢状面解剖示意显示的口咽主要结构

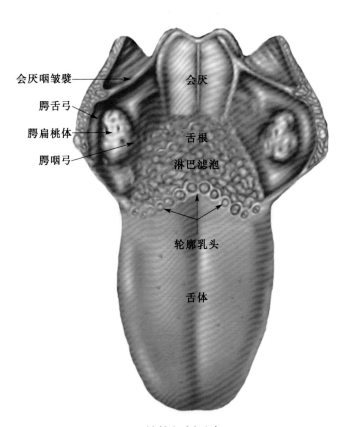

会厌咽皱襞 —— 会厌

腭舌弓

腭扁桃体 舌根

腭咽弓 淋巴滤泡

轮廓乳头

舌体

口咽结构解剖示意

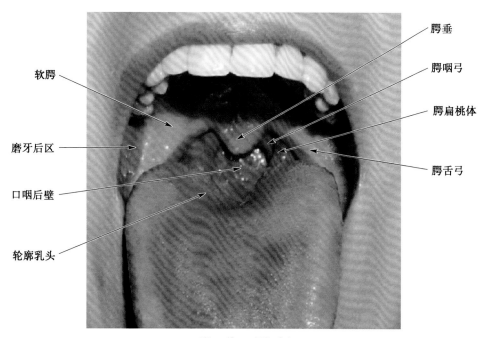

张口位口咽解剖

图 60 口咽主要结构

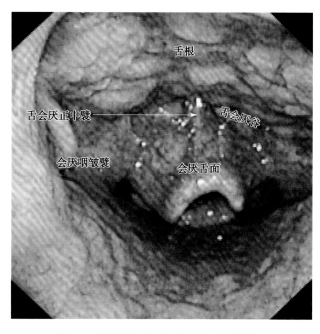

图 61 纤维镜检显示的舌根与会厌的关系

>> 口咽亚区

口咽具体包括以下亚区：

1. **软腭** 分为软腭舌面（腹面）和软腭鼻咽面（背面），前者属于口咽范畴，后者则归入鼻咽范畴。
2. **腭扁桃体** 位于腭舌弓和腭咽弓之间的扁桃体窝内。
3. **咽弓** 包括位于腭扁桃体前方的腭舌弓和其后方的腭咽弓。
4. **腭垂** 即悬雍垂。
5. **侧壁** 与鼻咽下咽侧壁自然延续，根据软腭游离缘和舌骨上缘（或会厌谷）人为分区。
6. **舌根** 借轮廓乳头和舌体区分。

7. 舌会厌谷　又名舌会厌谿,系舌会厌正中襞两侧的凹陷区域。上悬空,前与舌根黏膜自然过渡,后与会厌舌面自然延续,下方与会厌前间隙毗邻。

口咽及其周围结构的 CT/MRI 影像所见具体见图 62。

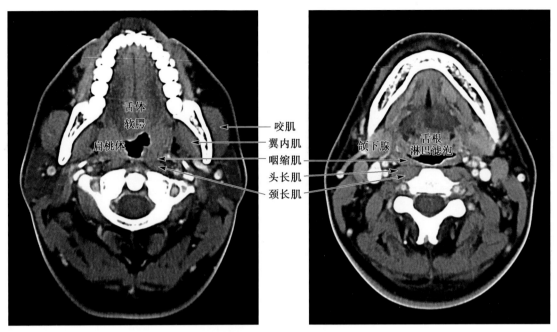

CT 横断面显示的口咽结构

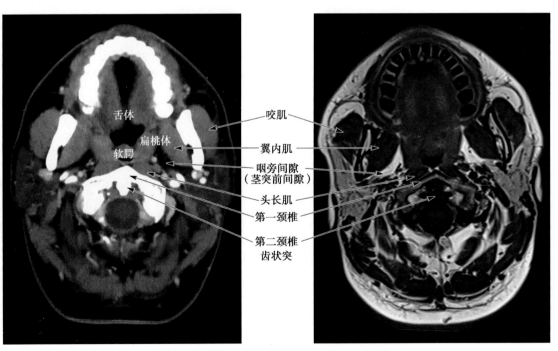

CT/MRI 横断面显示的软腭水平的口咽结构

咽
部

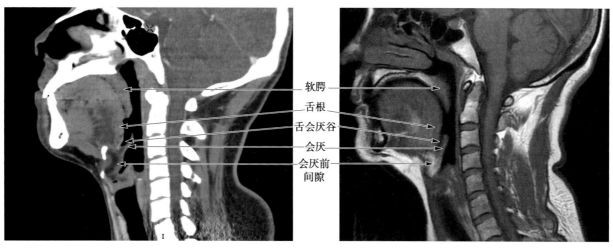

软腭
舌根
舌会厌谷
会厌
会厌前间隙

CT/MRI 矢状面显示的口咽结构

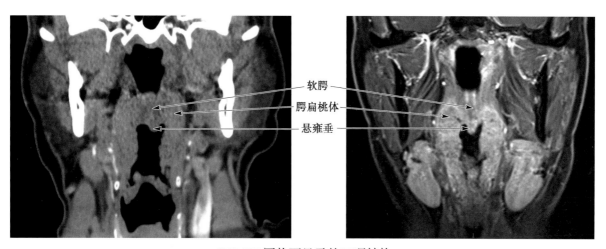

软腭
腭扁桃体
悬雍垂

CT/MRI 冠状面显示的口咽结构

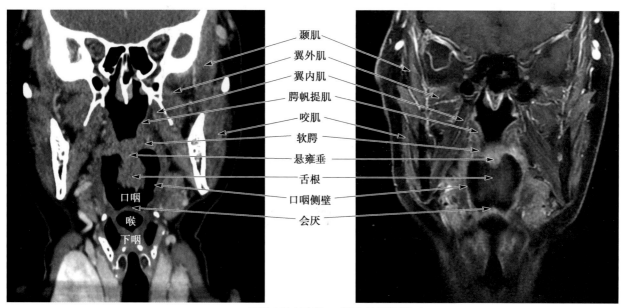

颞肌
翼外肌
翼内肌
腭帆提肌
咬肌
软腭
悬雍垂
舌根
口咽侧壁
会厌

口咽
喉
下咽

CT/MRI 冠状面显示的口咽及其周围肌肉

图 62　CT/MRI 显示的口咽主要解剖结构

下　咽

下咽,即喉咽,始于杓会厌皱襞水平,终于环状软骨下缘,与颈段食管相连,相当于第3~6颈椎的前方,也即舌骨和环状软骨下缘之间。

咽部

》 下咽位置

上界:舌骨上缘(或会厌谷)平面。

下界:环状软骨下缘。

前壁:会厌、杓会厌皱襞和杓状软骨所围成的喉入口。

后壁:3~6颈椎椎前组织。

侧壁:为梨状窝外侧壁自然过渡。

》 下咽分区

下咽在临床上分为三个区域(图63、图64):

1. **梨状窝区**　位于喉的两侧和甲状软骨内面之间。

有3个壁:前壁、内侧壁和外侧壁。

内侧壁由杓会厌皱襞和喉侧壁组成,前壁和外侧壁由甲状软骨翼构成,后方开放与下咽相通。

(1)上界:会厌咽皱襞。

(2)下界:梨状窝尖。

(3)外侧界:上部为甲状舌骨膜,下部为甲状软骨翼板。

(4)内侧界:上部为杓会厌皱襞,下部为环状软骨。

2. **环后区**　即环状软骨后缘的区域,位于两侧梨状窝内侧壁之间。

其上至杓会厌皱襞,下至环状软骨下缘,外邻梨状窝。

3. **咽后壁区**　舌会厌谷的底部(相当于舌骨上缘水平)至环状软骨下缘之间的咽后壁。

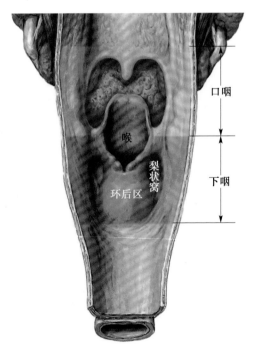

下咽冠状面解剖示意(后面观)

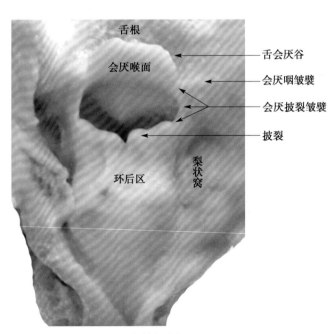

下咽大体解剖

图63　下咽解剖示意

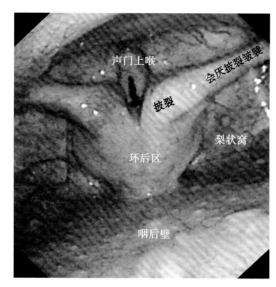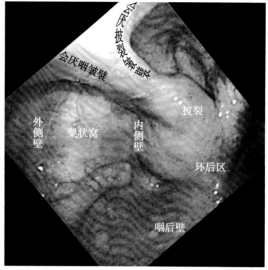

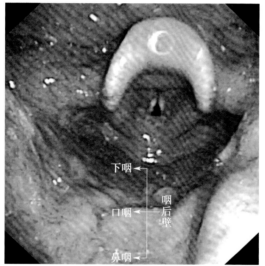

图 64 纤维喉镜所显示的下咽喉结构

下咽 CT/MRI 显示的主要结构见图 65~ 图 67。

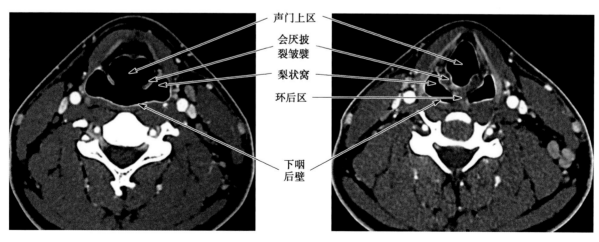

图 65 CT 横断面显示的下咽结构

177

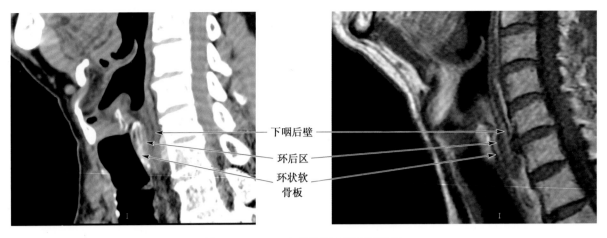

图 66　CT/MRI 矢状面显示的下咽结构

下咽后壁
环后区
环状软
骨板

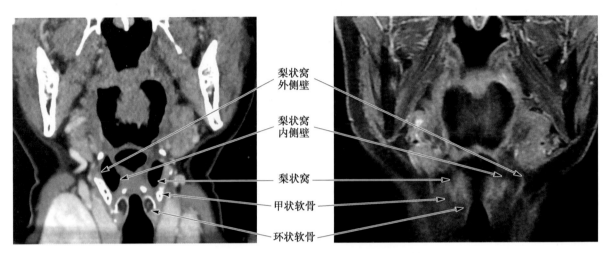

图 67　CT/MRI 冠状面显示的下咽结构

梨状窝
外侧壁

梨状窝
内侧壁

梨状窝

甲状软骨

环状软骨

喉部

大体解剖

喉解剖部位

喉位于颈前中央,成人相当于第3~6颈椎椎体水平。

上界:会厌上缘,借喉口通口咽。

下界:环状软骨下缘,下连气管。

两侧及后方与下咽相连。

喉软骨

喉软骨结构包括(图1~图4):

三个不成对的软骨:甲状软骨、环状软骨和会厌软骨。

三对成对的软骨:杓状软骨、小角软骨和楔状软骨。

甲状软骨:左右对称的甲状软骨板在颈前正中线汇合形成一定的角度,其上端向前突出,称为喉结。两侧甲状软骨板后缘向上、下端发出突起,分别称为上角和下角。喉结上方的"V"形切迹,称甲状软骨切迹或喉切迹。

环状软骨:位于甲状软骨下方,是喉软骨中唯一完整的软骨环。其前部低窄,称环状软骨弓;后部高阔,称环状软骨板。

会厌软骨:分为舌面和喉面。

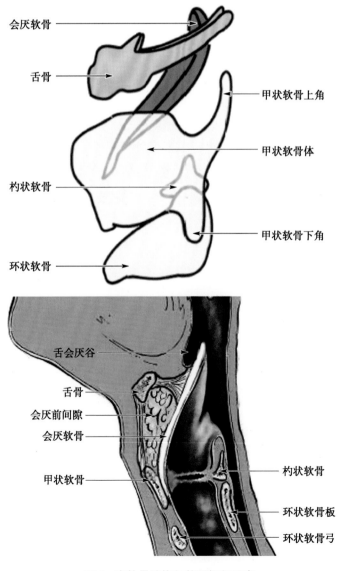

图1 喉软骨结构矢状面解剖示意

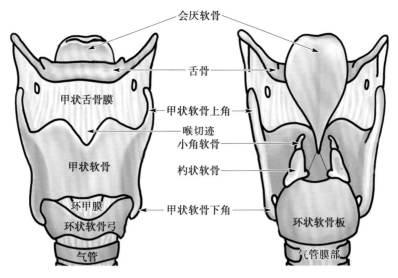

图 2　喉软骨结构正面观及背面观解剖示意

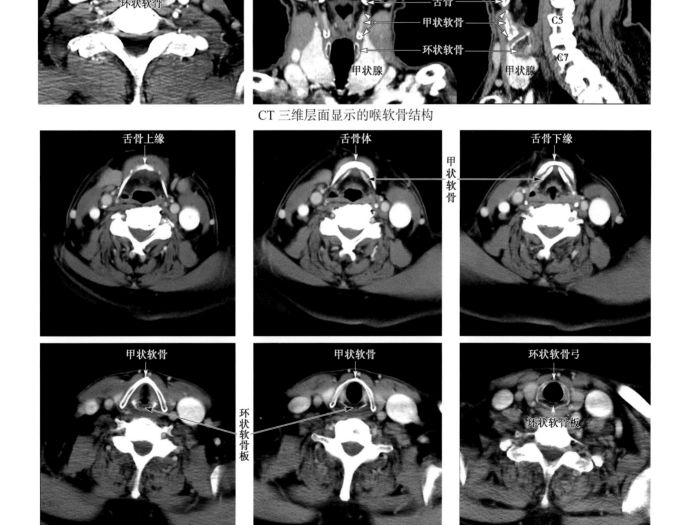

CT 三维层面显示的喉软骨结构

CT 横断面从上至下层面显示的舌骨、甲状软骨及环状软骨

图 3　CT 图像显示的喉软骨结构

喉

部

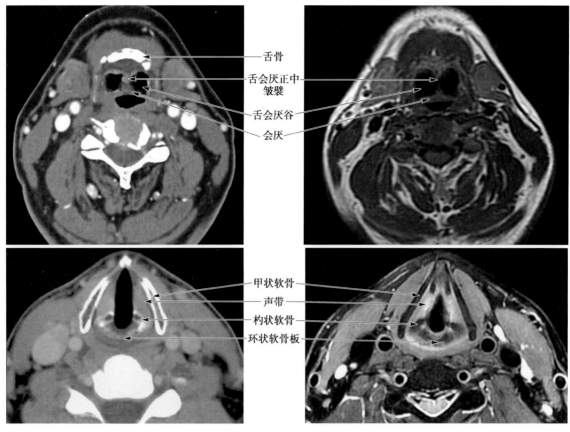

横断位显示的喉软骨结构

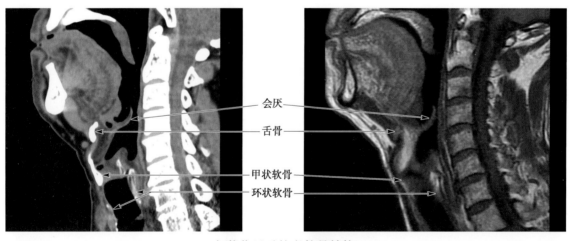

矢状位显示的喉软骨结构

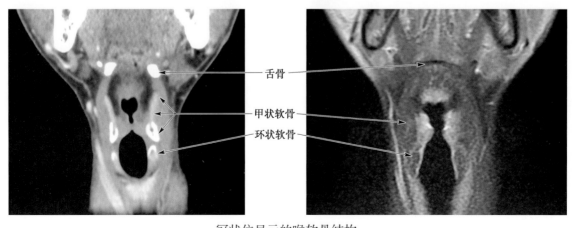

冠状位显示的喉软骨结构

图 4 CT/MRI 显示的喉软骨结构

» 喉的韧带

甲状舌骨膜是甲状软骨上缘与舌骨下缘之间的结缔组织膜,其中央及两侧后缘增厚部分,分别称为甲状舌骨正中韧带及甲状舌骨侧韧带。

环甲膜连于甲状软骨下缘与环状软弓上缘之间,其前面中央增厚部分称环甲正中韧带(图5)。

环状软骨下缘与第一气管环之间有环状软骨气管韧带。

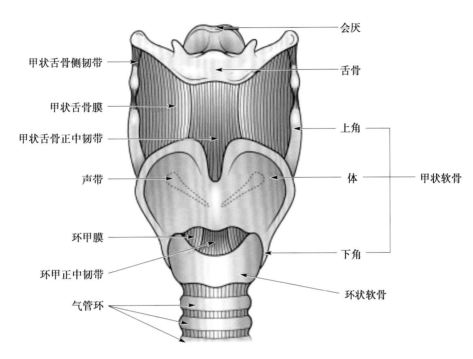

图5 喉软骨及韧带

» 喉的解剖分区

解剖学上以声带为界将喉分为3个区域(图6~图10)。

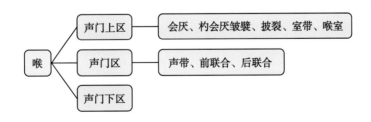

1. **声门上区** 是指声带以上的喉部。

上界:会厌游离缘。

下界:假声带、喉室下缘。

外侧界:杓会厌皱襞(会厌披裂皱襞、杓状会厌披裂皱襞)。

按照UICC标准,声门上区具体包括以下几个亚区:

(1)舌骨上会厌,包括会厌尖、会厌舌面和会厌喉面。

(2)杓会厌皱襞、喉侧缘。

(3)杓状软骨部(披裂)。

(4)舌骨下会厌。

(5)室带(假声带)、喉室。

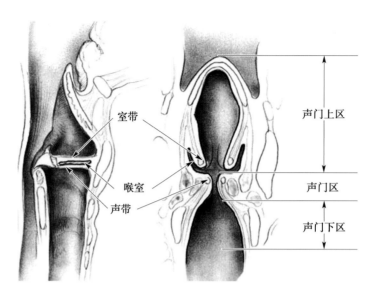

图 6　喉解剖分区示意

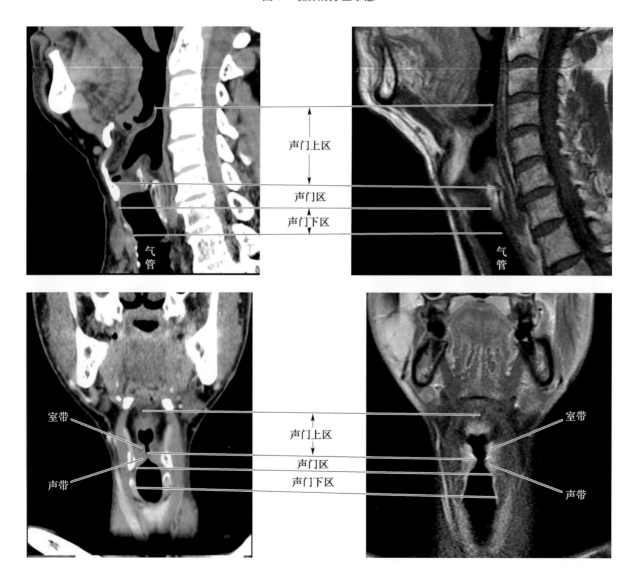

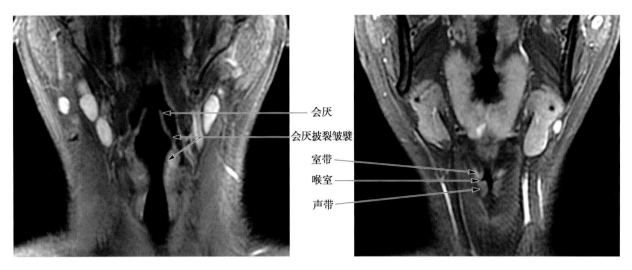

会厌

会厌披裂皱襞

室带

喉室

声带

图 7　CT/MRI 显示的喉分区及其主要结构

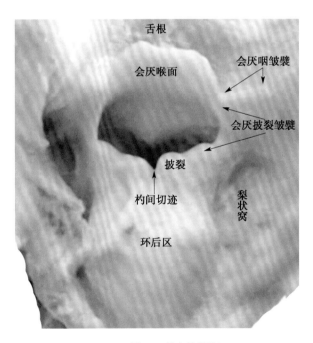

舌根

会厌喉面

会厌咽皱襞

会厌披裂皱襞

披裂

杓间切迹

梨状窝

环后区

图 8　喉大体解剖

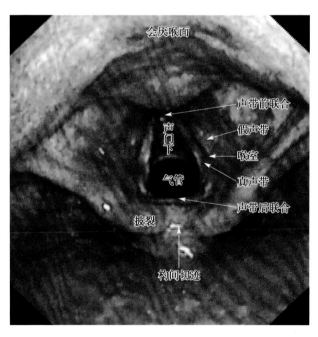

会厌喉面

声带前联合

假声带

喉室

真声带

声门下

气管

声带后联合

披裂

杓间切迹

图 9　喉纤维镜检所见

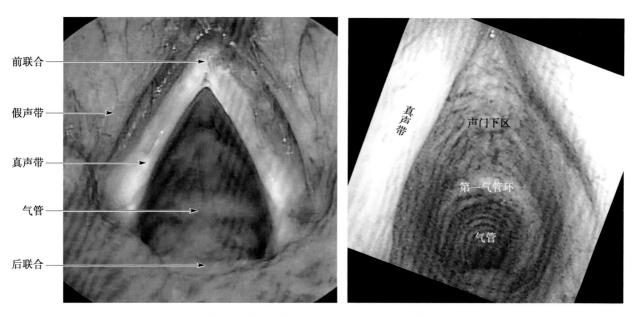

图 10　纤维喉镜显示的喉声门及声门下结构

2. **声门区**　包括声带,前、后联合及声带游离缘下 0.5cm 范围内的区域。

3. **声门下区**　是指声门区以下至环状软骨下缘水平,向下逐渐扩大为圆锥形并移行至气管。

几个常用的解剖专业术语:

喉腔:喉软骨结构所围成的空腔。

喉口:会厌、杓会厌皱襞、杓状软骨、杓间区所围成的区域。

喉前庭:会厌喉面和室带间的区域,即喉腔的上部,也即声门上区范围。

若干同一喉结构的不同命名:

声带 = 真声带 = 声皱襞

室带 = 假声带 = 室襞

舌会厌谿 = 舌会厌谷 = 会厌谷 = 会厌谿

杓会厌皱襞 = 杓状会厌披裂皱襞 = 会厌披裂皱襞

》 **喉周间隙**

喉周间隙有 3 个,解剖学上有弹性圆锥和方形膜结构作为标示(图 11)。

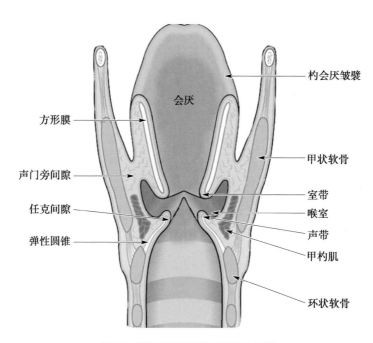

图 11　喉周间隙及喉周围结构示意

弹性圆锥：即喉弹性膜，是喉腔内黏膜下弹性纤维组织，前方附着于甲状软骨前角后面的近中间处，后方附着于环状软骨上缘，弹性圆锥上缘游离增厚形成声韧带，前缘形成环甲膜，其正中增厚为环甲正中韧带。

方形膜：自喉口以下至声韧带以上，起自会厌软骨两侧缘和甲状软骨前角后面的上份，向后至杓状软骨的前内侧缘，其上下缘均游离，上缘构成杓状会厌韧带，表面被覆黏膜构成杓会厌皱襞，下缘形成室韧带。

1. **会厌前间隙**　位于会厌前方和甲状软骨、甲状舌骨膜前方之间。舌骨会厌韧带形成会厌前间隙和声门旁间隙的顶部。

上界：舌会厌韧带和舌会厌谷下方。

前界：甲状舌骨膜和甲状舌骨韧带。

后界：会厌和甲状舌骨韧带前缘。

2. **声门旁间隙**　又名喉旁间隙，位于喉的两侧。

上：方形膜。

下：弹性圆锥。

内：弹性圆锥和方形膜。

外：甲状软骨板内缘。

前：甲状软骨。

后：梨状窝黏膜。

前借方形膜与会厌前间隙毗邻，后与梨状窝、会厌披裂皱襞相邻。

3. **任克间隙**　位于声带黏膜上皮层和声韧带之间，左右各一，是一个潜在性间隙，居声带膜间游离缘之全长。

》 **喉部肌肉**

喉肌有多个，如环甲肌、环杓肌、杓会厌肌等起着开大或缩小喉口的作用，因为较为细小，CT/MRI上一般不能显示，但喉周肌肉如带状肌、咽缩肌、颈长肌等均可显示，临床上应该辨识。

带状肌（图12），即解剖学上的舌骨下肌群，是一组位于颈前部的肌肉群，位于舌骨下方胸骨切迹上方正中线的两旁，居喉、气管、甲状腺的前方，包括胸骨舌骨肌、胸骨甲状肌、甲状舌骨肌和肩胛舌骨肌。

咽缩肌包括上、中、下咽缩肌，位于喉部的主要为下咽缩肌。

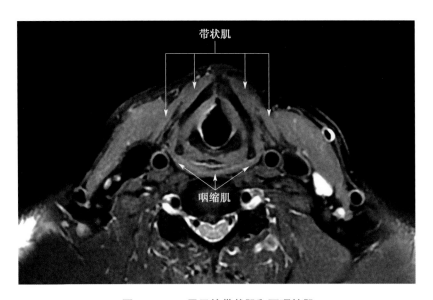

图12　MRI 显示的带状肌和下咽缩肌

◎ 影像解剖

喉影像检查以 CT 为首选,MRI 可作为一种补充。

以下为 CT/MRI 影像所显示的喉主要结构(图 13~ 图 17)。

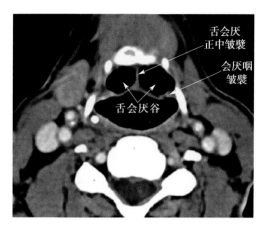
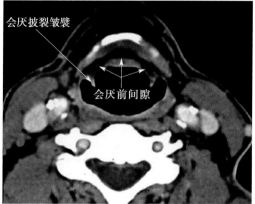

图 13　舌骨水平上下端 CT 横断面

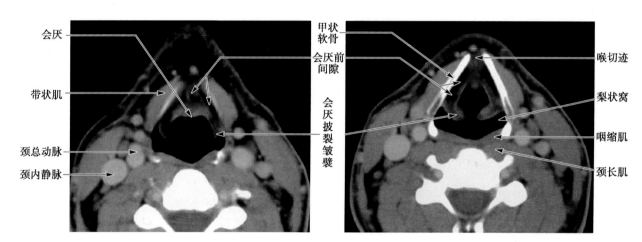

图 14　喉切迹水平的 CT 横断面

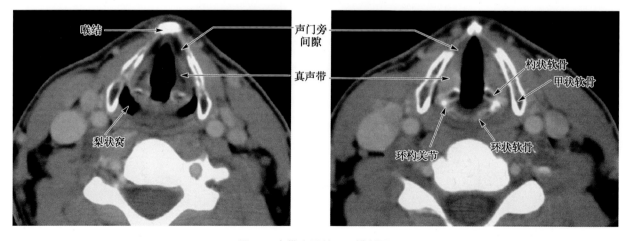

图 15　声带水平的 CT 横断面

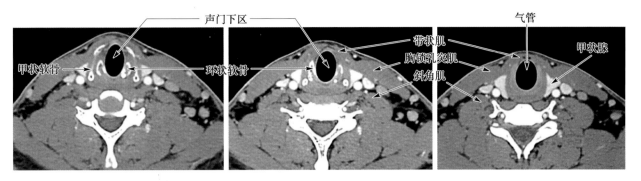

图 16 声门下区水平的 CT 横断面

图 17 为从上至下 CT、MRI 对照所显示的喉解剖结构。

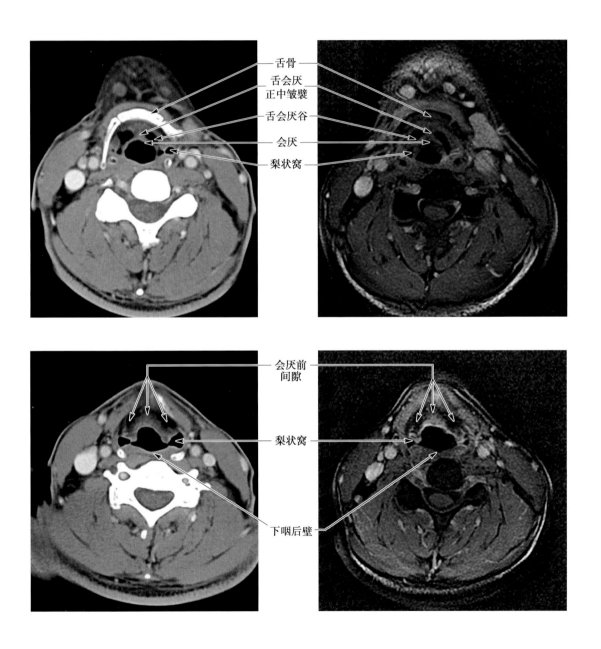

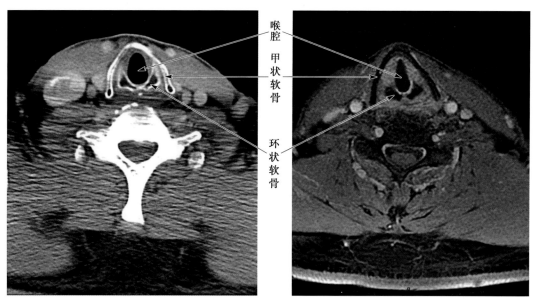

图 17　喉 CT、MRI 对照显示的主要结构

》 CT/MRI 显示的喉周间隙

CT/MRI 上并不能显示方形膜和弹性圆锥,因此影像上主要是根据其周围结构来辨认会厌前间隙和声门旁间隙(图 18~图 20)。因间隙主要成分为脂肪,因此 CT 上显示为低密度,而 MRI 因为多序列扫描有其优势:T_1 像上间隙表现为脂肪高信号,而 T_2 抑脂像则表现为低信号,临床上应根据影像各自的特点加以分析和甄别。

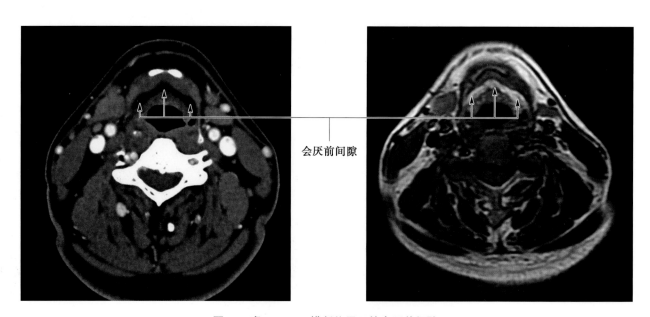

图 18　喉 CT/MRI 横断位显示的会厌前间隙

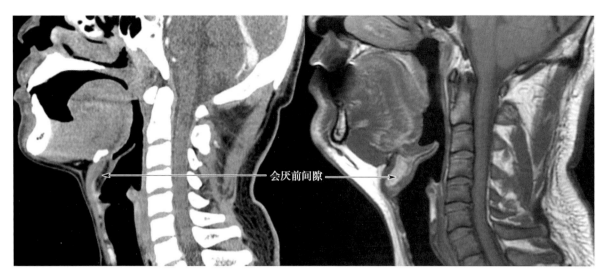

图 19 喉 CT/MRI T_1 矢状位显示的会厌前间隙

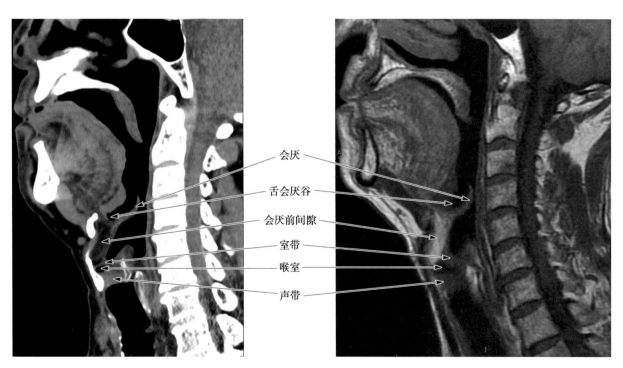

会厌

舌会厌谷

会厌前间隙

室带

喉室

声带

图 20 喉 CT/MRI 矢状位显示的会厌前间隙及其周围结构

》 声门旁间隙

位于喉的两侧、甲状软骨板内侧缘。

CT 上注意声门旁间隙与会厌前间隙会有重叠,应注意甄别(图 21~ 图 25)。

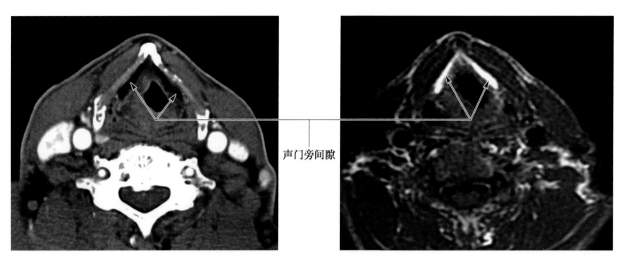

图 21　喉 CT/MRI 横断位显示的声门旁间隙

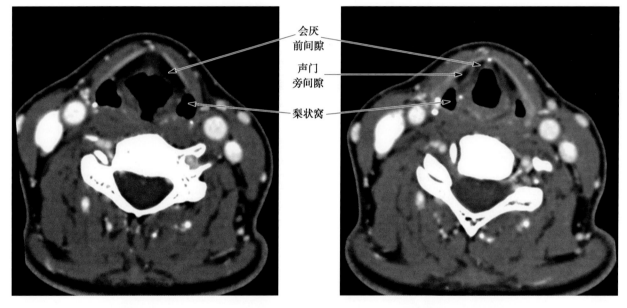

图 22　喉 CT 连续两个横断位显示的会厌前间隙、声门旁间隙和梨状窝的关系

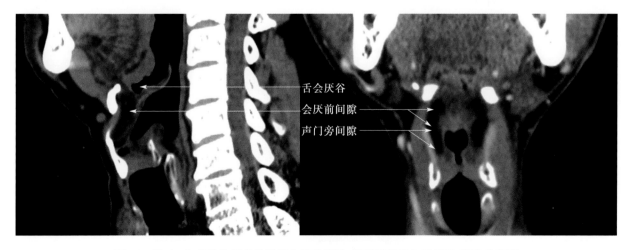

图 23　喉 CT 矢状位和冠状位显示会厌前间隙、声门旁间隙与梨状窝、喉室的关系

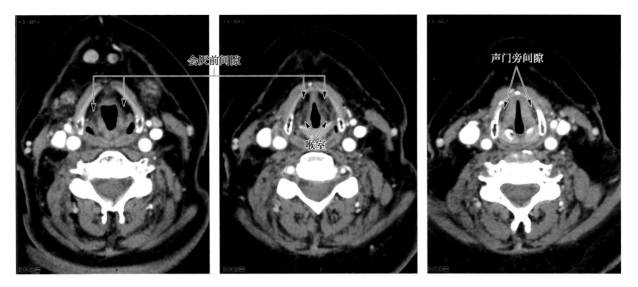

图 24 CT 不同层面显示的喉周间隙和喉室

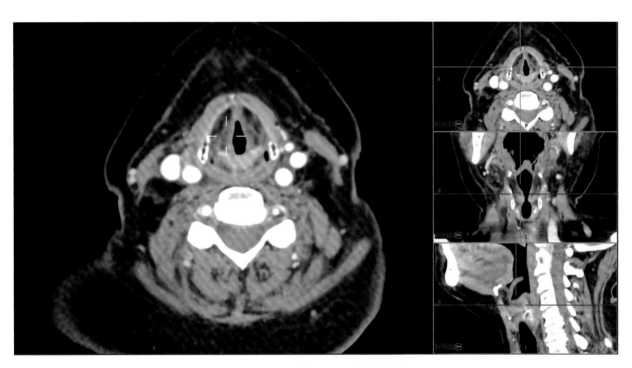

图 25 CT 三维层面显示的喉室(+)

鼻及鼻旁窦

» 鼻

鼻分为外鼻和鼻腔。

外鼻又分为鼻根、鼻背、鼻尖和鼻翼（图 1）。

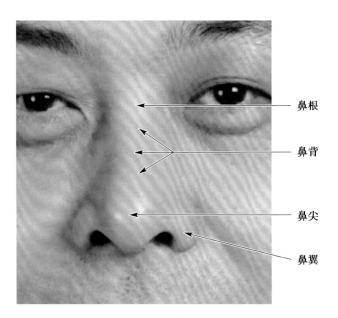

鼻根

鼻背

鼻尖

鼻翼

图 1　外鼻分区

鼻腔借鼻中隔分为左右两侧，每侧又以鼻阈为界分为鼻前庭和固有鼻腔（图 2）。

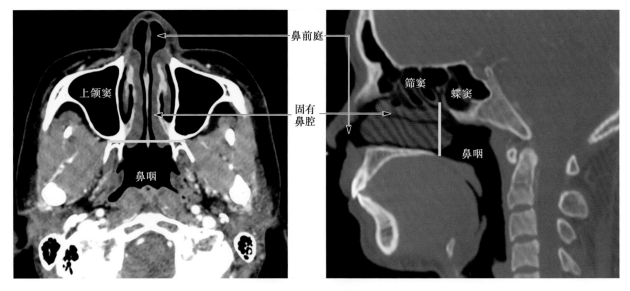

图 2　CT 显示的鼻腔分区（红色范围：固有鼻腔；黄线为鼻腔和鼻咽的分界）

鼻腔借鼻中隔、鼻甲后缘与鼻咽分界，影像上以上颌窦后缘或翼腭窝连线为界。

1. **鼻前庭**　鼻腔前下方鼻翼内面部分，前界为鼻孔，后界为鼻阈。

2. **固有鼻腔**　鼻腔后上部，鼻阈与鼻后孔之间的部分。其四壁分别为：

（1）顶壁：筛骨筛板。

（2）底壁：硬腭。

（3）内侧壁：鼻中隔，由筛骨垂直板、犁骨及鼻中隔软骨构成（图 3）。

（4）外侧壁：由上颌骨内侧壁、筛骨内侧壁及蝶骨翼突内侧板组成，有上、中、下鼻甲及其下方的上、中、下鼻道。上鼻甲后上方与鼻腔顶之间的凹陷，称蝶筛隐窝，有蝶窦及后组筛窦开口；中鼻道内有半月裂孔、筛漏斗；下鼻道内有鼻泪管开口。

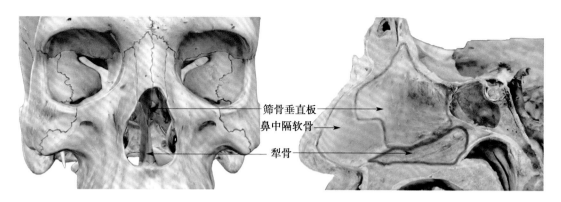

筛骨垂直板
鼻中隔软骨
犁骨

图 3　鼻中隔组成

鼻旁窦

又名鼻窦、副鼻窦,左右成对,共 4 对,分别是上颌窦、筛窦、额窦和蝶窦(图 4~ 图 7)。

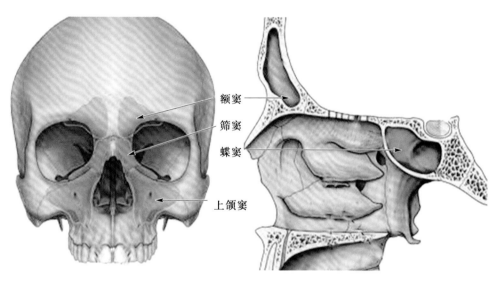

额窦
筛窦
蝶窦
上颌窦

图 4　鼻旁窦体表位置示意

罗京伟讲图

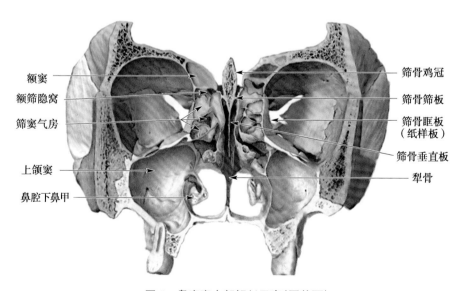

额窦
额筛隐窝
筛窦气房
上颌窦
鼻腔下鼻甲

筛骨鸡冠
筛骨筛板
筛骨眶板
(纸样板)
筛骨垂直板
犁骨

图 5　鼻旁窦内部解剖示意(冠状面)

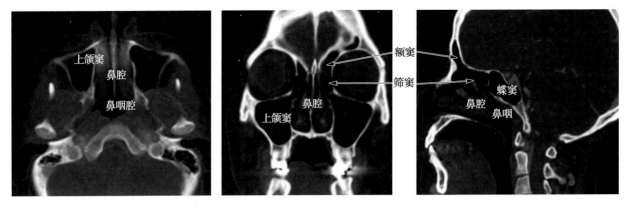

图 6　CT 骨窗三维层面显示的鼻腔鼻窦

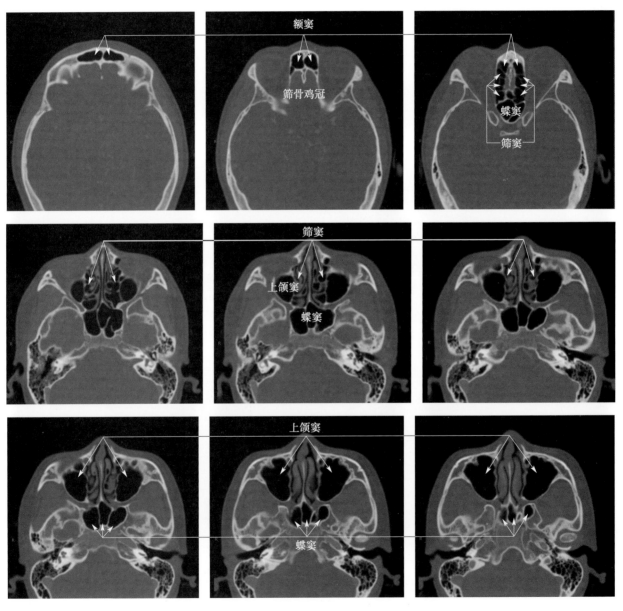

图 7　CT 骨窗从上至下连续层面显示的鼻腔鼻窦

》 额窦

额窦位于额骨眉弓深面,额骨内外板之间。

额窦被中隔分为左右两部,底向下、尖向上,开口于额窦底部,经额筛隐窝通入中鼻道(图8~图10)。

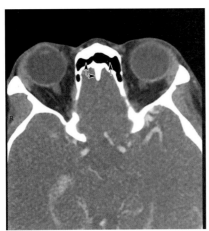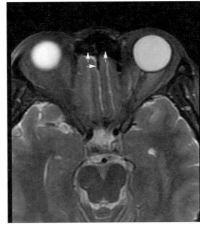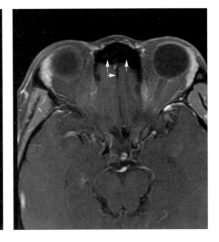

图 8　CT、T₂WI 及强化 MRI 显示的额窦(垂直箭头)和筛骨鸡冠(水平箭头)

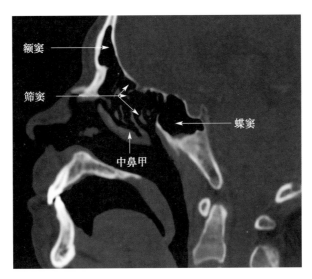

图 9　CT 矢状面显示的额窦及其周围结构

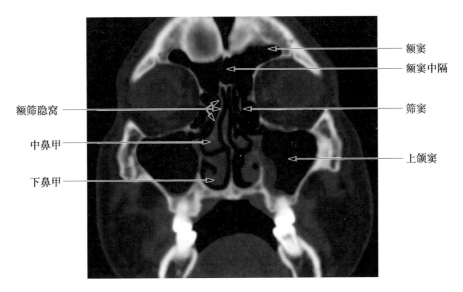

图 10　CT 冠状面显示的额窦及其周围结构

鼻及鼻旁窦

>> **蝶窦**

蝶窦位于蝶骨体内,开口于蝶筛隐窝。

两侧蝶窦可不对称,中隔常偏于一侧。

蝶窦上方有蝶鞍、垂体、视交叉、视神经,下方为鼻咽顶壁,两侧为海绵窦(图11~图13)。

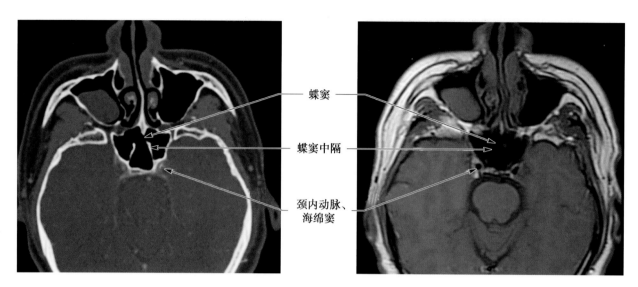

蝶窦

蝶窦中隔

颈内动脉、
海绵窦

图 11　CT/MRI 横断面显示的蝶窦

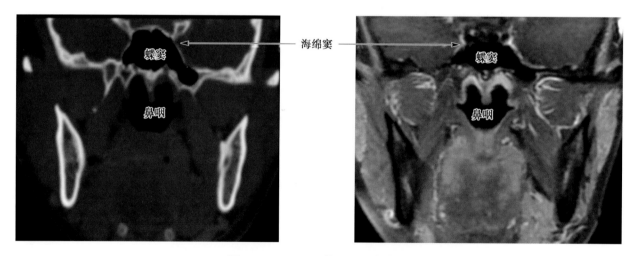

海绵窦

蝶窦

鼻咽

图 12　CT/MRI 冠状面显示的蝶窦

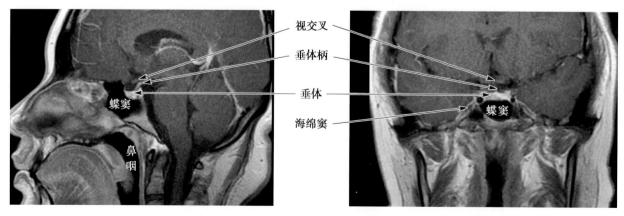

视交叉

垂体柄

垂体

海绵窦

蝶窦

鼻咽

图 13　MRI 矢状面、冠状面显示的蝶窦及其周围结构

» 筛窦

1. **筛窦解剖**　筛窦又名筛迷路,由气化程度不同的若干含气小房构成(图14~图18)。

外科多以中鼻甲基板为界将筛窦分为前组筛窦和后组筛窦,临床上也有将筛窦分为前、中、后三组者,其分界是以与筛顶壁横行的筛前动脉为界将前组筛窦分为前组和中组筛房。

筛窦前组和中组开口于中鼻道,后组开口于上鼻道。

筛窦前组和额窦通过额筛隐窝相互关联。

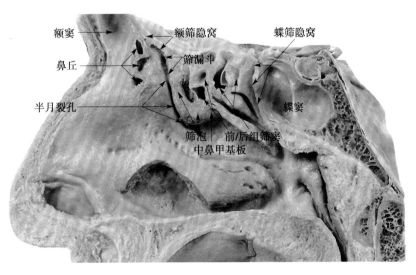

罗京伟讲图

图14　筛窦大体解剖

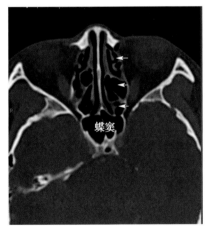
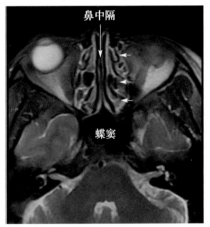
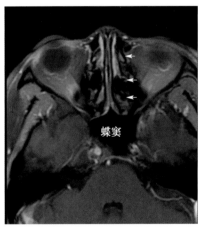

图15　CT/MRI 显示的左侧筛窦(白箭所指)

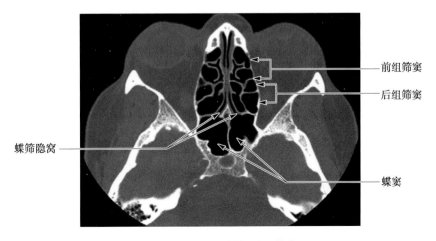

图16　CT 显示的前、后组筛窦

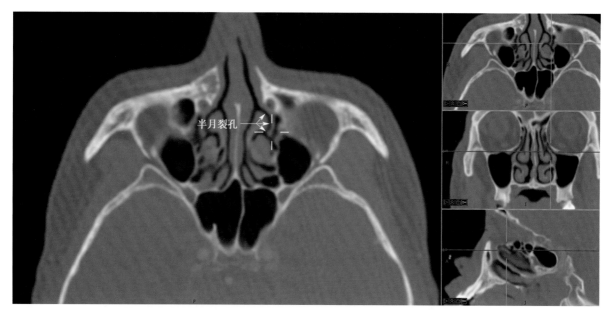

图 17　CT 三维层面显示的钩突(十字线中心)及半月裂孔

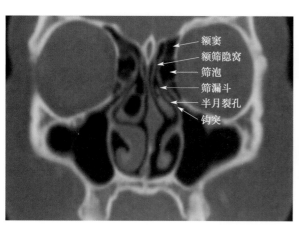
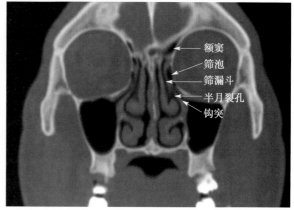

图 18　CT 冠状面显示的钩突及筛漏斗、半月裂孔

2. 筛窦周围的重要结构

(1)鼻丘气房:位于中鼻甲前端鼻腔外侧壁上的一丘状隆起,称为鼻丘,因多有气腔又称为鼻丘气房。鼻丘气房为筛窦的最前界,也是三叉神经、嗅神经最为丰富的神经反射区。

(2)钩突和筛泡:中鼻甲外壁上有 2 个隆起,其中前下方为钩突,后上方为筛泡。

(3)半月裂孔和筛漏斗:筛泡钩突之间有一半月形裂隙,称为半月裂孔,其外方有一弧形沟称筛漏斗,是额窦、前组筛窦和上颌窦引流的汇合处。

筛漏斗的前内界为钩突,后界为筛泡的前表面,外界为眶纸样板和部分上颌窦内壁。

3. 筛窦周围重要结构间的关系

(1)鼻丘下方和内侧为钩突,后方为筛漏斗。

(2)筛漏斗位于钩突和筛泡之间。

(3)半月裂孔位于钩突的上方和筛泡的下方,它把钩突和筛泡分隔开。

(4)上颌窦自然开口位于上颌窦内侧壁的上部分并引流到筛漏斗的后面,钩突的后缘指向开口处,是临床影像和内镜检查定位的标志。

》上颌窦

上颌窦分为 5 壁(图 19~ 图 21)。

1. 前壁(面壁)　重要结构有眶下孔,有眶下神经和血管通过。

2. 后外侧壁　与翼腭窝和颞下窝毗邻。

3. 内侧壁　即鼻腔外侧壁的大部,内有上颌窦开口。

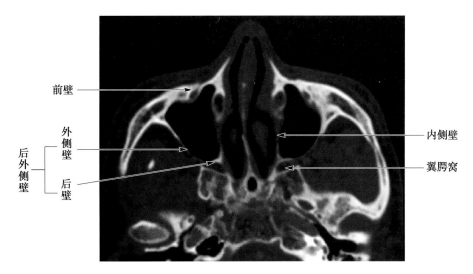

图 19 CT 横断面显示的上颌窦

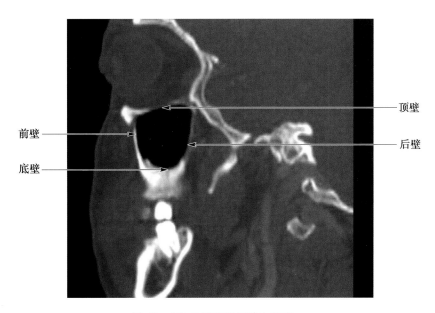

图 20 CT 矢状面显示的上颌窦

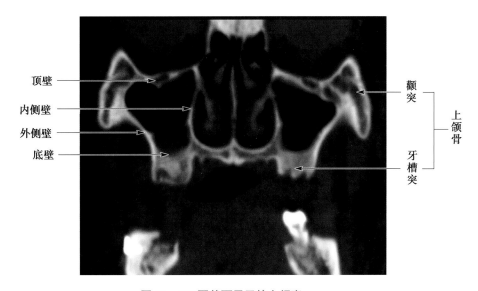

图 21 CT 冠状面显示的上颌窦

4. **上壁(顶壁、眶壁)** 即眼眶的底壁,重要结构有眶下管,眶下神经和血管通过眶下管至眶下孔(图22、图23)。

5. 底壁。

也有学者将后外侧壁分为后壁和外侧壁,因此上颌窦分为6壁结构。

上颌窦开口于中鼻道。

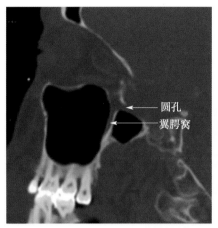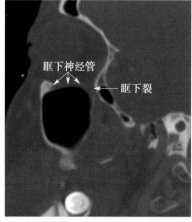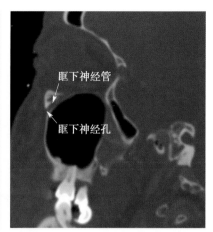

CT 矢状面显示的眶下神经管

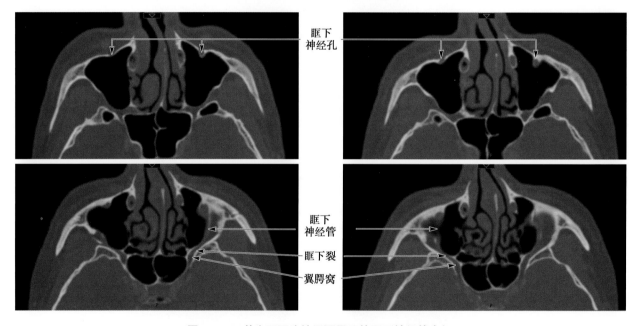

图 22 CT 从上至下连续层面显示的眶下神经管走行

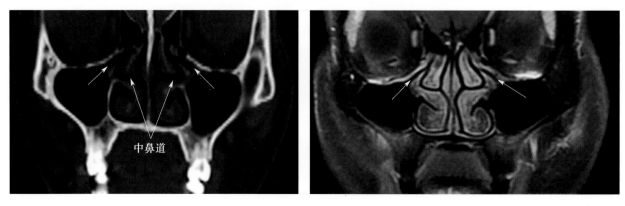

图 23 CT/MRI 冠状面显示的上颌窦开口(白箭)

放疗临床上需要强调的若干解剖概念

1. 颅底侧位片上注意鉴别颅前窝底与眼眶顶壁的区别　颅前窝底为一"凹"形弧线,而眼眶顶壁为一"凸"形弧线,在侧位片上重叠相互交叉(图24)。

2. 颅底侧位片上注意上颌窦底壁与硬腭位置的不一致　上颌窦底壁位置多低于硬腭水平(图25)。

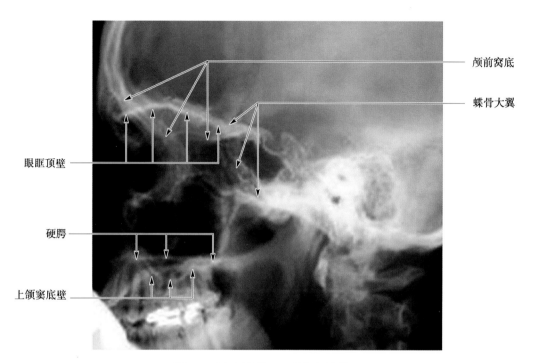

图 24　头颅侧位片显示的解剖结构

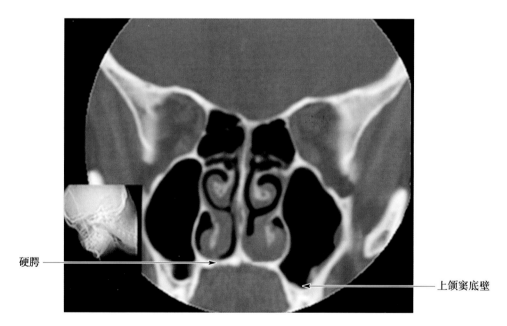

图 25　CT冠状面显示的上颌窦底壁与硬腭水平

重要的解剖结构

鼻腔、鼻窦间有两个重要的隐窝:额筛隐窝和蝶筛隐窝(图26)。这些隐窝使额窦、筛窦、蝶窦、鼻腔相互连通,因此任何一个部位发生的肿瘤早期即有可通过隐窝黏膜而侵犯邻近结构。

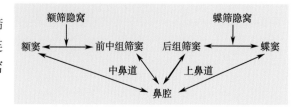

1. **额筛隐窝**　额筛隐窝又名额隐窝、鼻额管,位于眶纸样板与中鼻甲外侧壁之间。额筛隐窝前方为鼻丘,后方为筛泡,外侧为眼眶内上壁,内侧为中鼻甲(图27~图30)。

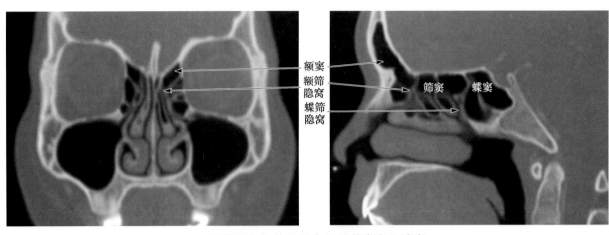

CT 冠状面和矢状面骨窗显示的鼻窦和隐窝

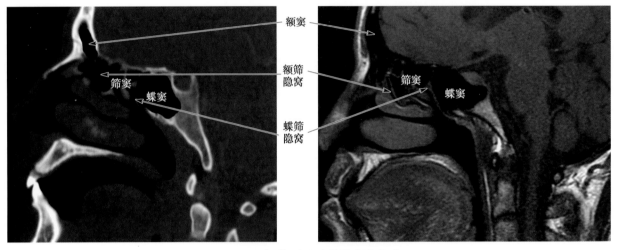

CT/MRI 矢状面显示的鼻窦和隐窝

图 26　CT/MRI 显示的鼻窦和隐窝

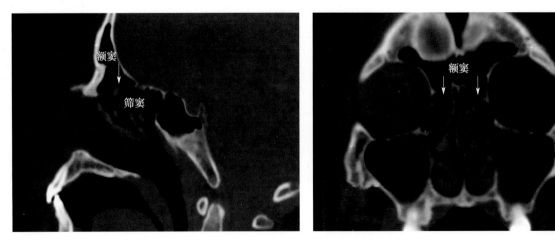

图 27　CT 骨窗显示的额筛隐窝(白箭所指)

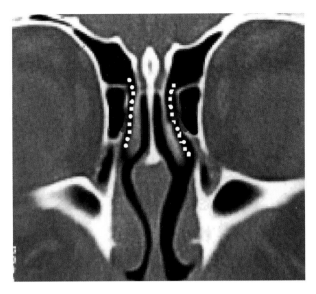

图 28　额筛隐窝及其引流方向(白色虚线)

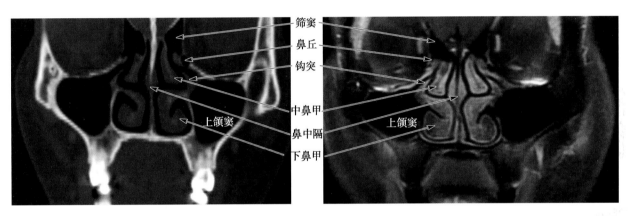

筛窦
鼻丘
钩突
中鼻甲
上颌窦　　上颌窦
鼻中隔
下鼻甲

图 29　CT/MRI 冠状面显示的筛窦及其周围结构

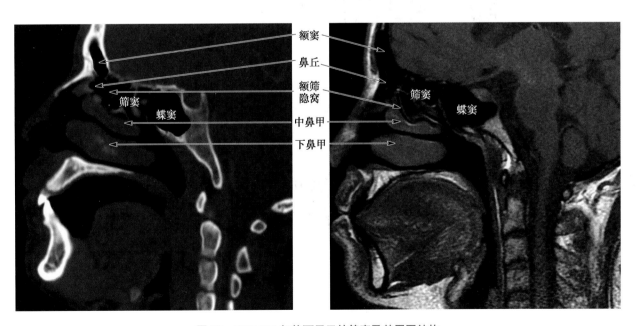

额窦
鼻丘
额筛隐窝
筛窦　　蝶窦　　筛窦　　蝶窦
中鼻甲
下鼻甲

图 30　CT/MRI 矢状面显示的筛窦及其周围结构

2. **蝶筛隐窝** 蝶窦与后组筛窦之间有一凹陷的小窝称为蝶筛隐窝,位于上鼻甲后上方、后组筛窦与蝶骨之间,后组筛窦和蝶窦开口于此(图31~图33)。

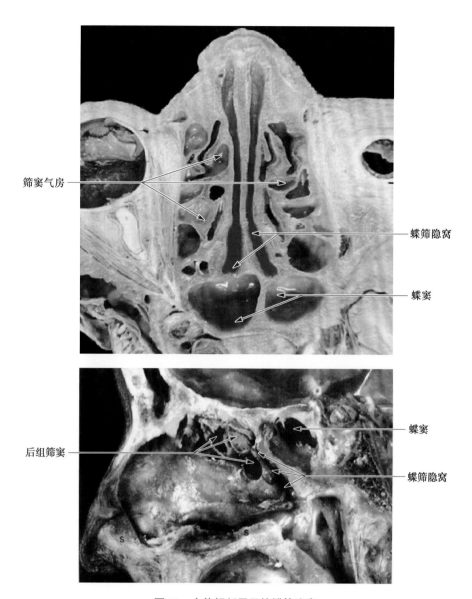

图 31 人体解剖显示的蝶筛隐窝

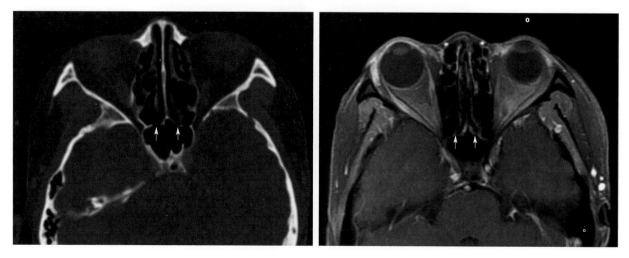

图 32 CT/MRI 横断面显示的蝶筛隐窝(白箭所指)

蝶骨之间,后组筛窦和蝶窦开口于此(图31~图33)。

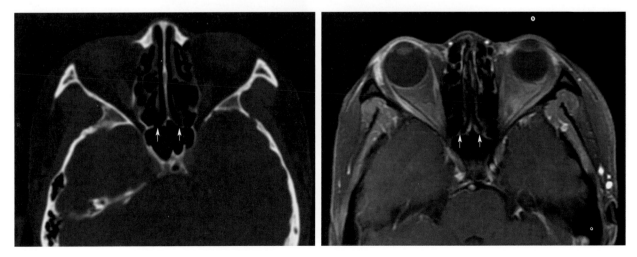

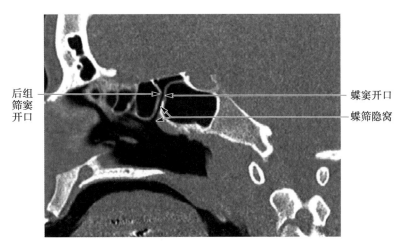

后组筛窦开口　　　　　　　　　　蝶窦开口

　　　　　　　　　　　　　　　　蝶筛隐窝

图 33　CT 矢状面显示的蝶筛隐窝

罗京伟讲图

3. **眼眶纸样板**　构成眼眶内侧壁的大部分,由筛骨纸板构成,因骨壁薄如纸故名眼眶纸样板(图 34、图 35)。

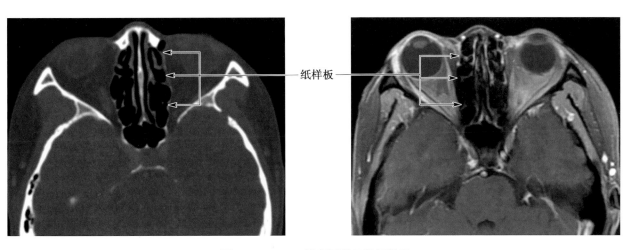

纸样板

图 34　CT/MRI 横断面显示的纸样板

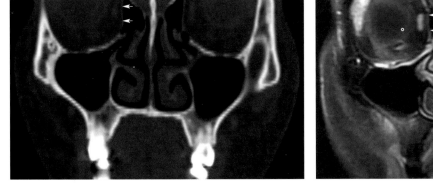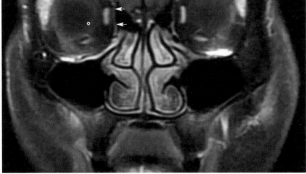

图 35　CT/MRI 冠状面显示的纸样板(白箭所指)

4. **鼻泪管**　泪囊位于眶内侧壁前部（内眦外下方）的泪囊窝内，其下半部延续为鼻泪管。鼻泪管向下、后外方走行，开口于下鼻道（图36）。

5. **鼻窦开口**　不同鼻窦开口于不同部位，了解这些鼻窦开口的部位可以了解一些早期肿瘤在不出现骨质破坏的前提下，可以沿开口侵犯相应的窦腔。

额窦和前组筛窦通过额筛隐窝开口于中鼻道。

后组筛窦和蝶窦通过蝶筛隐窝开口于上鼻道。

上颌窦开口于中鼻道。

鼻泪管开口于下鼻道。

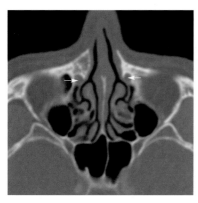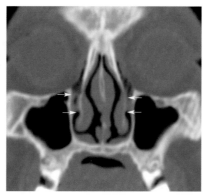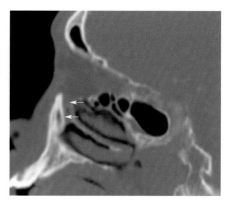

图36　CT 三维层面显示的鼻泪管（白箭）和泪囊窝（红色区域）

鼻窦开口大体解剖见图37。影像开口位置具体参见以上相关内容。

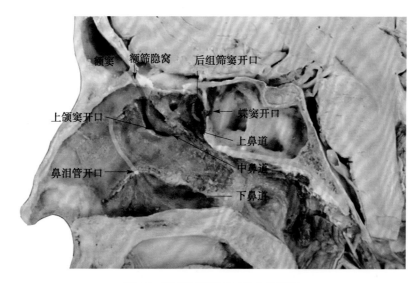

图37　鼻窦的鼻腔开口的大体解剖

鼻及鼻旁窦

颅前窝底

鼻窦病变容易突破颅前窝底而侵入颅内,因此辨认颅底结构至关重要。

颅前窝底的相关结构如筛骨筛板的影像所见见图 38,余参见颅底解剖相关内容。

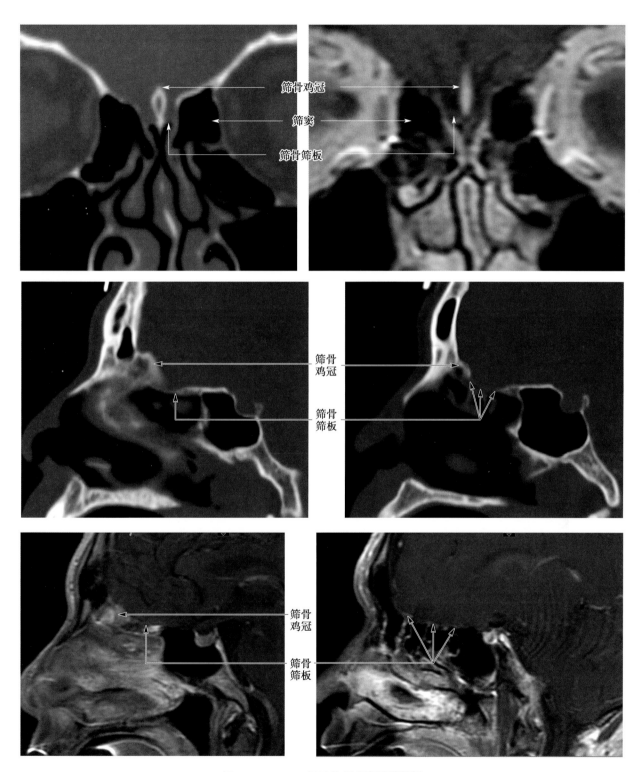

筛骨鸡冠
筛窦
筛骨筛板

筛骨鸡冠
筛骨筛板

筛骨鸡冠
筛骨筛板

图 38　CT/MRI 显示的颅前窝筛骨筛板

鼻及鼻旁窦

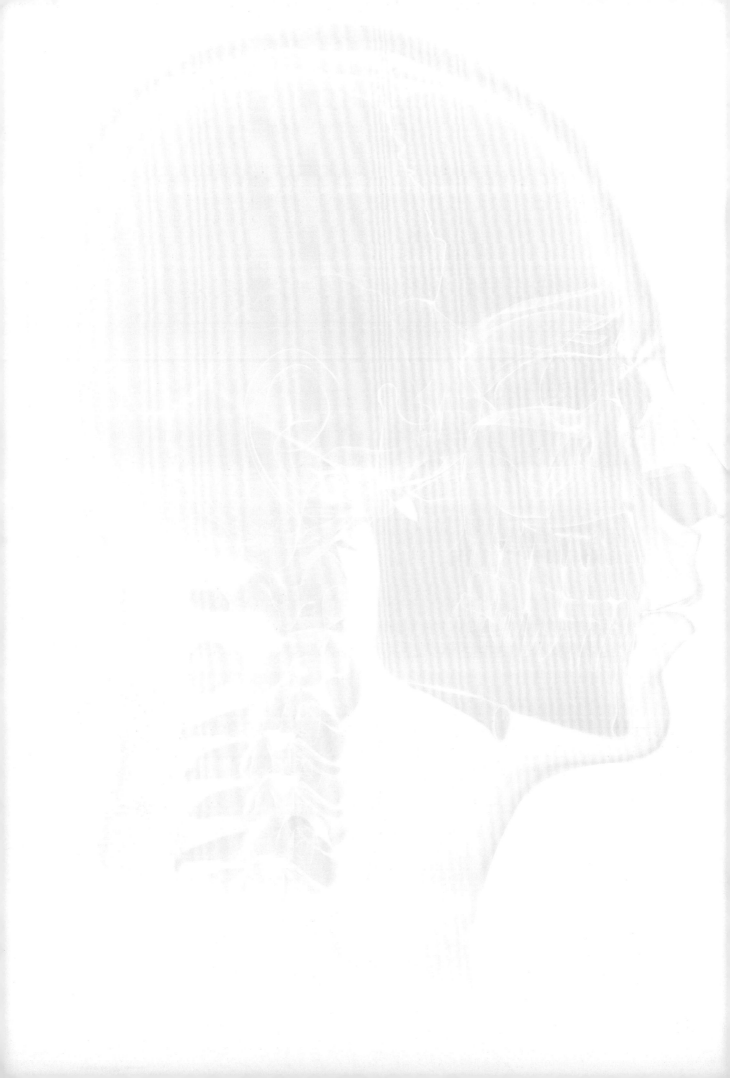

颈段食管

食管全长约25cm,为一肌性管道。

上端在第6颈椎椎体下缘或环状软骨下缘,与下咽相接,行于颈、胸后部,穿过膈肌的食管裂孔进入腹部。

下端约平第11胸椎平面与贲门相连。

从上颌中切牙(门齿)至食管起始处的距离约15cm,至食管通过膈的食管裂孔处约40cm。

食管壁结构

食管壁厚约3~4mm。

食管壁从内到外分为黏膜层、黏膜下层、肌层、纤维层(图1)

黏膜:包括上皮层、固有层和黏膜肌。

黏膜下层:由疏松结缔组织组成,内有食管腺、血管、淋巴管和神经丛。

肌层:分两层,内层环形肌、外层纵形肌。

外膜:除腹段为浆膜外,其余为纤维膜。

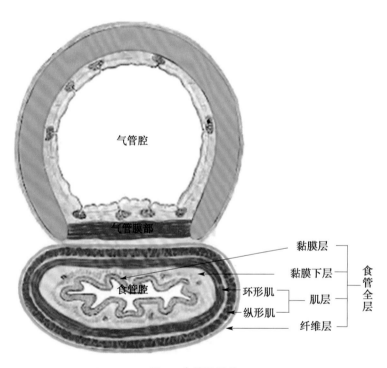

气管腔

气管膜部

食管腔

黏膜层
黏膜下层
环形肌
纵形肌
纤维层
肌层
食管全层

图1 食管壁结构

食 管 分 段

解剖学上将食管分为三段:

颈段:环状软骨下缘至胸骨切迹水平,长3~5cm。

胸段:胸骨切迹水平至膈食管裂孔,长18~20cm。

腹段:由食管裂孔至贲门,上接胸段,下接胃贲门部,与肝左叶后缘相邻,长1~2cm。

但临床上主要采用以下分法:

食管分为颈段和胸段食管,其中胸段食管又分为胸上段、中段、下段。

而影像上食管分段也有所不同:

影像上将食管分为上段(包括颈段及胸上段)、中段和下段:气管分叉以上为上段,气管分叉至贲门上1/2为中段,下1/2为下段。

食管的狭窄部

解剖上食管有 3 个狭窄(图 2):

第一个狭窄部:位于食管与咽交接处,即环状软骨下缘、相当第 6 颈椎下缘平面,距门齿 15cm,为环咽肌收缩所致。

第二个狭窄部:位于主动脉弓处,相当第 4 胸椎水平,距门齿约 25cm,为主动脉弓压迫食管左侧壁所致。

第三个狭窄部:位于左主支气管处,由左主支气管横越食管前壁压迫食管所致,位于第二狭窄下 4cm。

第四个狭窄部:平第 10 胸椎,位于横膈膜肌的食管裂孔处,距门齿 35~40cm。

因为第二、三狭窄位置邻近,因此临床上常合并称为第二狭窄,也是临床上 3 个狭窄部位分法的原因。

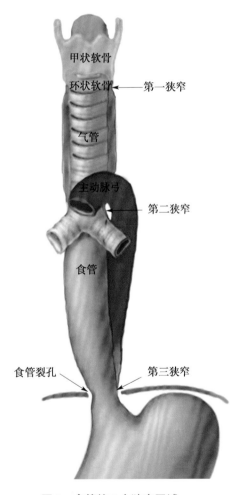

图 2　食管的 3 个狭窄区域

颈段食管入口与下咽的关系

下咽与颈段食管自然过渡(图 3),因此任何一个部位发生的肿瘤都容易互相侵犯,临床上辨认至关重要。

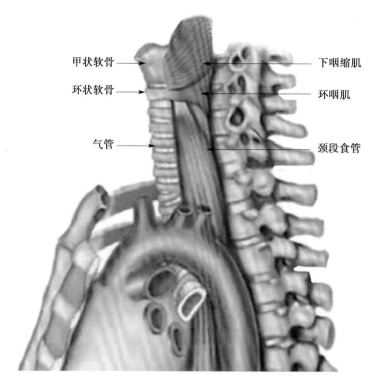

图 3　颈段食管矢状面解剖示意

甲状软骨　　下咽缩肌
环状软骨　　环咽肌
气管　　　　颈段食管

内 镜 所 见

图 4 显示的为纤维内镜下当下咽打开后显示的下咽与颈段食管入口的关系。

罗京伟讲图

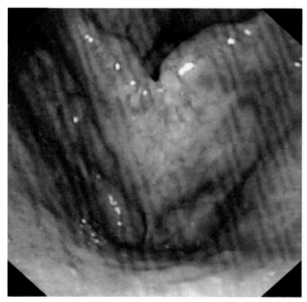

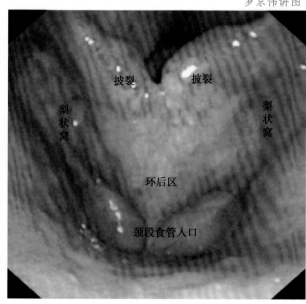

披裂　　披裂
梨状窝　　梨状窝
环后区
颈段食管入口

图 4　内镜显示的下咽与颈段食管入口

CT/MRI

图 5~ 图 7 显示的为 CT/MRI 所见的颈段食管及其周围结构。

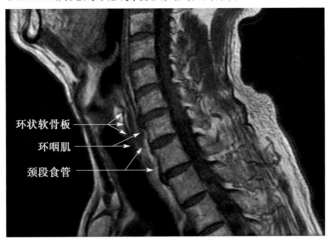

图 5　MRI 矢状面显示的颈段食管

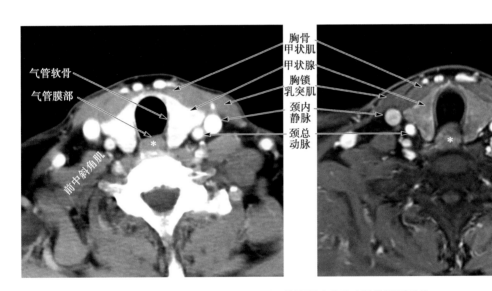

图 6　CT/MRI 显示的颈段食管(*)及其周围结构

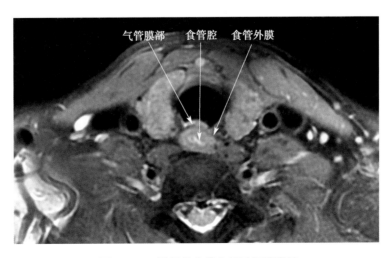

图 7　MRI 显示的食管全层及气管膜部

颈段气管

▶▶ 气管解剖

1. 位于颈前正中、食管的前方(图1、图2)。

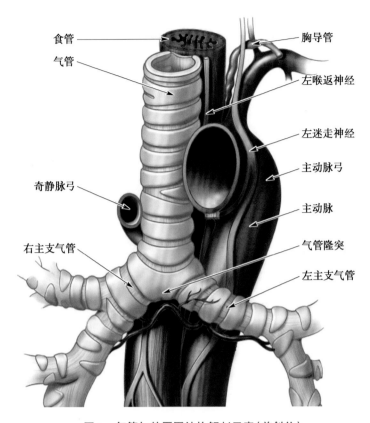

食管
气管
奇静脉弓
右主支气管
胸导管
左喉返神经
左迷走神经
主动脉弓
主动脉
气管隆突
左主支气管

图1　气管与其周围结构解剖示意(前斜位)

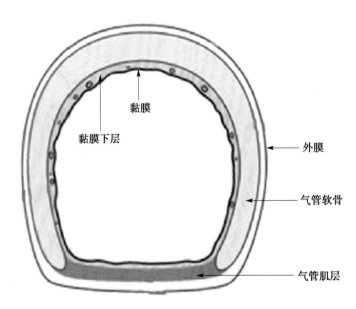

黏膜
黏膜下层
外膜
气管软骨
气管肌层

图2　气管横断面解剖示意

2. 上端起自环状软骨下缘,相当于第6颈椎平面,上借环状韧带与喉的环状软骨相连。

3. 下端相当于第5胸椎上缘,在此分成左右两主支气管,分叉处称气管权,在气管权的内面,有一矢状位的向上的气管隆嵴,临床上称之为气管隆突。

4. 气管壁由内向外依次为假复层纤毛柱状上皮的黏膜层、气管软骨、平滑肌和结缔组织。

5. 气管长约 10~12cm,有 14~17 个气管环。

6. 气管环前 2/3 为软骨结构,呈 "C" 形;后 1/3 为纤维结缔组织和平滑肌,封闭形成膜性后壁,称为气管膜部,形成气管后壁,与食管前壁相邻。

7. 气管依所在解剖位置分为:颈段气管、胸段气管,其分界为胸廓上口。颈部气管有 7~8 个气管环。

内镜所见(图 3)

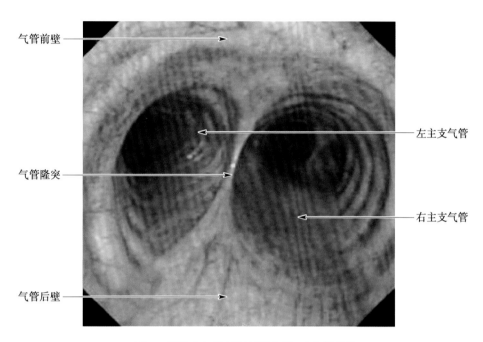

图 3　纤维支气管镜显示的气管、支气管结构

CT/MRI

图 4 为自上而下 CT 横断面显示的气管及其周围结构。

图 5 及图 6 为冠状面 / 矢状面 CT/MRI 显示的气管及其周围结构的关系。

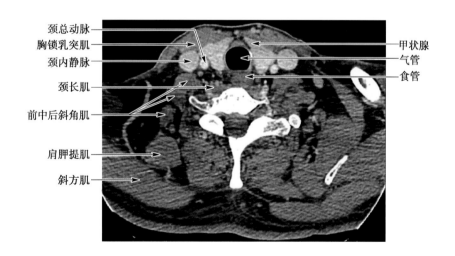

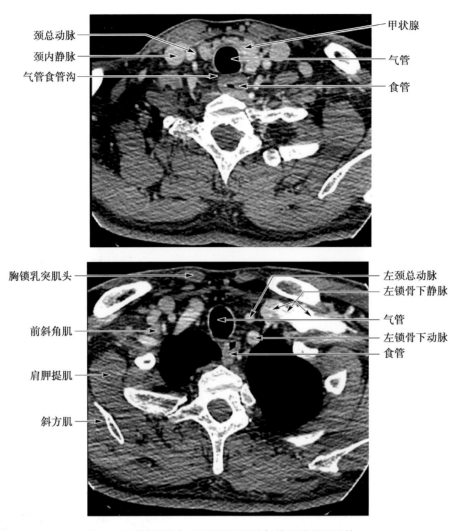

颈总动脉
颈内静脉
气管食管沟
甲状腺
气管
食管

胸锁乳突肌头
前斜角肌
肩胛提肌
斜方肌
左颈总动脉
左锁骨下静脉
气管
左锁骨下动脉
食管

图 4　CT 横断面（自上而下）显示的气管及其周围结构

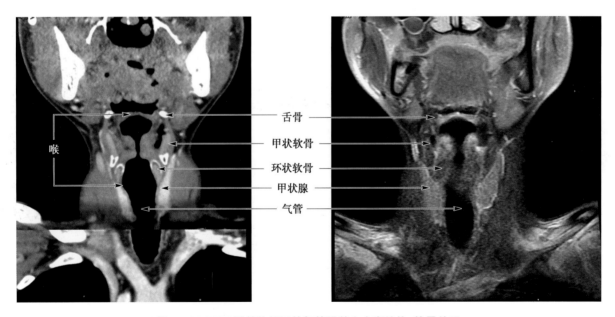

喉
舌骨
甲状软骨
环状软骨
甲状腺
气管

图 5　CT/MRI 冠状位显示的气管及其上方喉结构、软骨关系

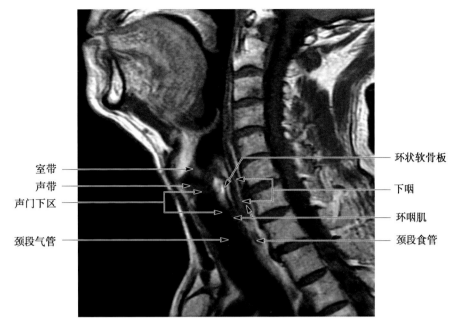

室带

声带

声门下区

颈段气管

环状软骨板

下咽

环咽肌

颈段食管

图 6　MRI 矢状位显示的颈段气管及其周围结构

颈部解剖及淋巴结分区

概　论

解剖学上，颈部范围上界以下颌骨下缘、下颌角、乳突尖、上项线与枕外隆凸的连线与头部为界，下界以胸骨颈静脉切迹（胸骨切迹）、胸锁关节、锁骨上缘和肩峰至第 7 颈椎棘突的连线与胸部和上肢为界。

颈部一般以斜方肌为界分为固有颈部和项部。

固有颈部以胸锁乳突肌前后缘为标志可分为颈前区、胸锁乳突肌区、颈外侧区（图 1、图 2）。

临床所言的颈部主要指固有颈部。

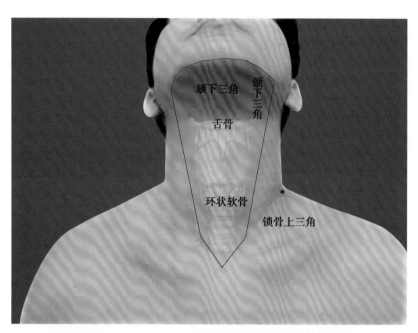

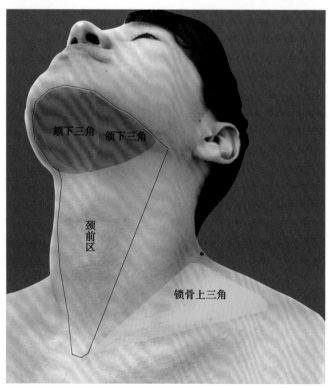

图 1　人体颈部体表分区（＊颈肩交界处）

颈部解剖及淋巴结分区

226

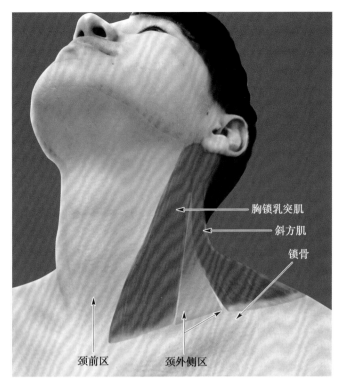

人体左前位

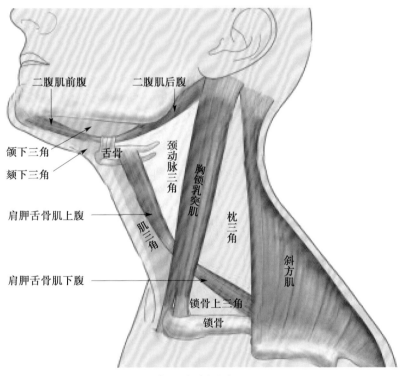

侧面解剖示意

图 2　颈部体表分区及其深部肌肉的解剖示意

颈前区

上界：下颌骨下缘。

下界：胸骨切迹上缘。

外界：胸锁乳突肌前缘。

内界：颈前正中线。

颈部的解剖分区：

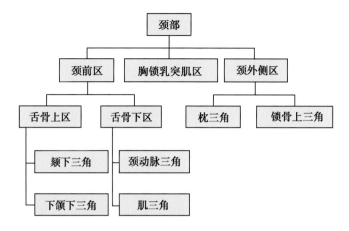

颈前区又以舌骨为界分舌骨上区、舌骨下区。

舌骨上区：包括颏下三角和下颌下三角。

舌骨下区：包括颈动脉三角和肌三角。

1. **颏下三角**　位于左、右二腹肌前腹与舌骨体上缘之间。

主要有脂肪及颏下淋巴结。

2. **下颌下三角**　位于下颌骨下缘及二腹肌前、后腹之间。

主要有下颌下腺（简称颌下腺）、下颌下淋巴结（简称颌下淋巴结）、血管、神经等。

3. **颈动脉三角**　位于胸锁乳突肌上份前缘、肩胛舌骨肌上腹和二腹肌后腹之间。

主要有颈总动脉及其分支（颈内动脉和颈外动脉）、颈内静脉及其属支,副神经、迷走神经、舌下神经,以及颈深淋巴结。

4. **肌三角**　位于舌骨体下、胸锁乳突肌前缘,颈前正中线与肩胛舌骨肌上腹之间。

主要内容为舌骨下肌群。

胸锁乳突肌区

胸锁乳突肌所在部位的浅、深面结构。

颈外侧区

前界为胸锁乳突肌后缘,后界为斜方肌前缘,下为锁骨中 1/3 的上缘,包括枕三角和锁骨上三角。

1. **枕三角**　位于胸锁乳突肌后缘、斜方肌前缘与肩胛舌骨肌下腹上缘之间。

2. **锁骨上三角**　又名锁骨上窝、锁骨上区,由胸锁乳突肌后缘、肩胛舌骨肌下腹和锁骨围成。

头颈部淋巴结的解剖学分类

解剖学上,将所有头颈部淋巴结分为浅表淋巴结及深部淋巴结两大类。

浅表淋巴结沿浅静脉排列。

深部淋巴结沿深部血管及神经排列。

根据以上所述及的颈部分区将颈部淋巴结分为颈上部、颈前区及颈外侧区淋巴结三部分。

颈上部淋巴结

位于下颌骨下缘以上部位,包括（图 3）：

1. **枕淋巴结**。

2. **乳突淋巴结**　位于耳后乳突区域,又名耳后淋巴结。

3. **腮腺淋巴结** 位于腮腺区域、耳前或耳下,又名耳前淋巴结。

4. **颊淋巴结** 位于口角颊部区域,耳前淋巴结前方。

5. **下颌下淋巴结**。

6. **颏下淋巴结**。

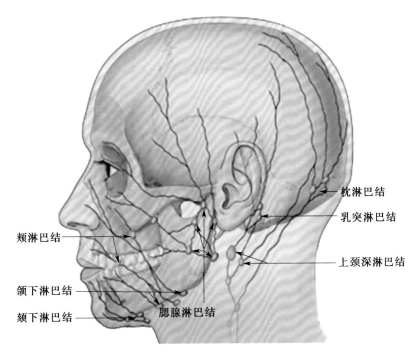

图 3 颈上部浅表淋巴结

颈前区淋巴结

位于舌骨下方,两侧胸锁乳突肌、颈动脉鞘之间的淋巴结,后界为椎前筋膜,并以颈筋膜浅层分为浅、深两组。

颈前浅淋巴结

沿颈前静脉排列,收纳舌骨下区的淋巴结,注入颈深下淋巴结或锁骨上淋巴结。

颈前深淋巴结

颈前深淋巴结又分为 5 组(图 4):

1. **喉前淋巴结** 舌骨至环状软骨之间的颈前淋巴结。

2. **甲状腺淋巴结** 位于甲状腺峡部的颈前淋巴结(属喉前淋巴结),又名 Delphian 淋巴结。

3. **气管前淋巴结** 位于环状软骨与气管分叉之间的颈前淋巴结。

4. **气管旁淋巴结** 位于气管前与气管食管沟之间的颈前淋巴结。

5. **咽后淋巴结** 位于咽后间隙内的淋巴结,分为内侧组和外侧组。

颈外侧区淋巴结

以颈筋膜浅层分为颈外侧浅、深淋巴结两组。

颈外侧浅淋巴结

沿颈外静脉排列。

颈外侧深淋巴结

沿颈内动脉、静脉、副神经及颈横血管排列,又分三组淋巴结:

1. **颈内静脉淋巴结** 又名颈深淋巴结,上至颅底,下至颈根部,沿颈内静脉全长排列,右侧注入右淋巴导管、左侧注入胸导管,或直接注入静脉角(图 5)。

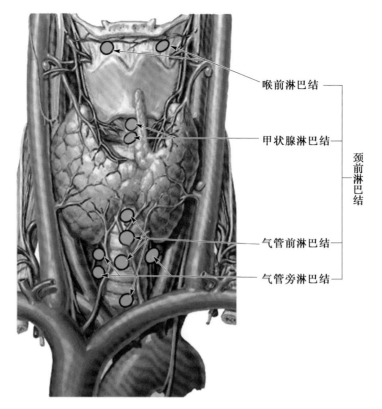

图4 颈前区淋巴结

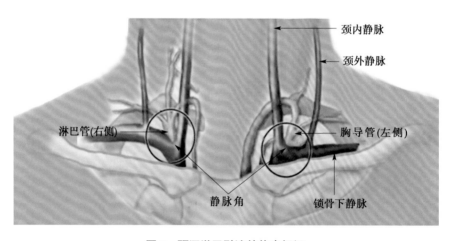

图5 颈深淋巴引流的体表标记

2. **副神经淋巴结** 又名脊副链淋巴结或颈后淋巴结,沿副神经全程排列。

3. **锁骨上淋巴结** 沿颈横血管排列,故又名颈横淋巴结,为颈部淋巴结的集中转运站,收纳副神经淋巴结、胸上部、乳房和上肢引流区的淋巴,注入颈深下淋巴结,或直接注入胸导管、右淋巴导管。

左侧斜角肌淋巴结,又名 Virchow 淋巴结,是胃癌及食管下段癌转移时最先累及的颈部淋巴结,位于左静脉角处。

以上为解剖学概念,以下重点介绍放疗颈部分区及其范围。

放疗颈部分区

放疗颈部靶区勾画的参考,也是基于外科和解剖学的基础上发展而来,2000 年有了放疗的颈部勾画参考,2003 年统一了颈部阴性的淋巴结分区勾画,2006 年发表了颈部阳性和术后颈部淋巴结分区的勾画,

2013年进一步丰富了颈部分区并明确了一些以前分区中模糊的若干问题。

放疗颈部分区,多参考2000年外科的Robbins分区法(图6),为7个区域,其中颈部分为6个区,分别为以罗马字Ⅰ、Ⅱ、Ⅲ、Ⅳ、Ⅴ、Ⅵ表示,Ⅶ区为上纵隔淋巴结。

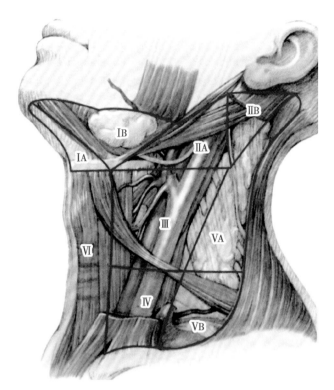

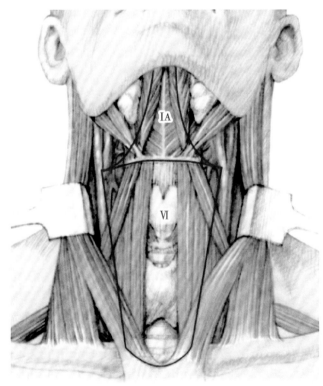

图6　2000年Robbins颈部分区

罗京伟讲图

231

Ⅱ、Ⅲ、Ⅳ区是以舌骨下缘和环状软骨下缘作为分界线,而Ⅰ、Ⅱ、Ⅴ区又以相应的解剖标记分为 A、B 两组(图 7)。

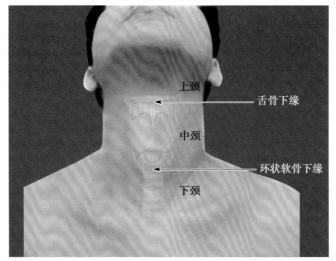

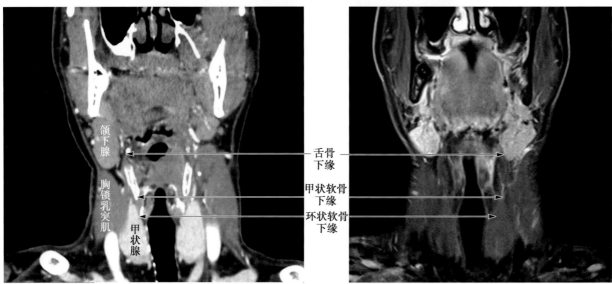

颈部分区冠状面骨性标记

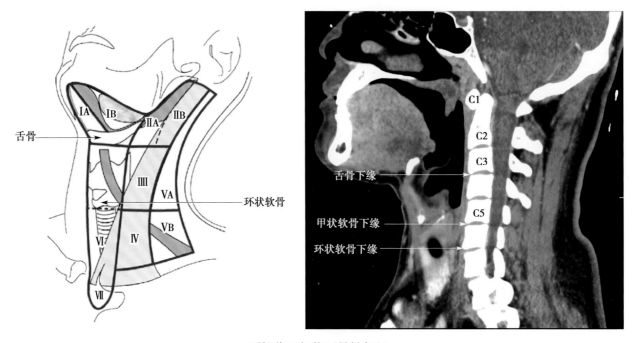

颈部分区矢状面骨性标记

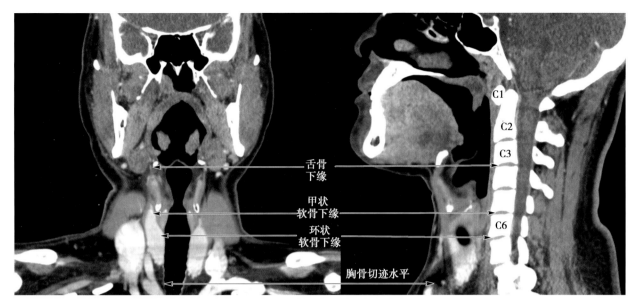

颈部分区 CT 骨性标记

图 7　颈部分区的骨性标记

Ⅰ区：颏下和颌下三角区域内的淋巴结。

Ⅰ区又分为：

ⅠA：颏下淋巴结。

ⅠB：下颌下淋巴结。

Ⅱ区：上至颅底、下至舌骨下缘的颈静脉链淋巴结，即颈上深淋巴结。其中以颈内静脉后缘为界又分为位于其前方的Ⅱa及其后方的Ⅱb。

Ⅲ区：位于舌骨下缘至环状软骨下缘的颈静脉链淋巴结，即颈中深淋巴结。

Ⅳ区：位于环状软骨下缘至锁骨上缘的颈静脉链淋巴结，即颈下深淋巴结。

Ⅴ区：即颈后三角区淋巴结(脊副链淋巴结)，由斜方肌前缘、胸锁乳突肌后缘、锁骨构成的三角区域。其中又以环状软骨下缘为界分为位于其上方的Ⅴa和其下方的Ⅴb。Ⅴb的下界为颈横血管。近年来又增加了Ⅴc淋巴结，其定义为胸骨切迹上2cm至颈横血管之间的区域。

图8~图10为正常人体及CT显示的颈部分区。

因为颈横血管位置及解剖体位的不同，颈横血管在不同人体的位置有所不同：部分人体与环状软骨下缘为同一平面，因此环状软骨下缘以上的Ⅴ区又笼统称之为Ⅴa+b，而与其下方的Vc毗邻，甚至个别颈横血管位于环状软骨下缘以上，此时Ⅴ区分界以环状软骨下缘为准(图11)。

Ⅵ区：颈前淋巴结，从舌骨下缘(或下颌下腺下缘)到胸骨切迹，两侧界为颈动脉鞘前方。包括喉前淋巴结(Ⅵa)、气管前和气管旁淋巴结以及气管食管沟淋巴结(Ⅵb)。对于Ⅵa区外侧界为胸锁乳突肌前缘，对于Ⅵb外侧界为两侧颈总动脉。

Ⅶ区：上纵隔淋巴结，胸骨切迹以下至主动脉弓上缘。注意2013年版颈部分区删去上纵隔Ⅶ区，而将咽后淋巴结定义为Ⅶ区。

需要指出的是，TNM分区与Robbins颈部分区有所不同，主要表现在锁骨上窝的概念上：TNM颈部分区有"锁骨上窝"的概念，而Robbins颈部分区则无"锁骨上窝"概念。

锁骨上窝，又名锁骨上三角，即以前所说的"Ho"氏三角，其为颈肩交界与锁骨胸骨端上缘连线、锁骨上缘所围成的一个三角形区域。

其实，锁骨上窝包括部分Ⅳ及Ⅴb、Ⅴc区，具体可参见图12。

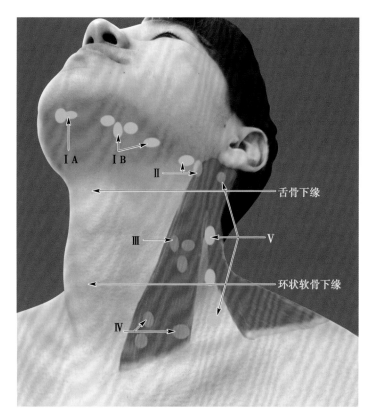

图 8　人体体表显示的颈部淋巴结分区

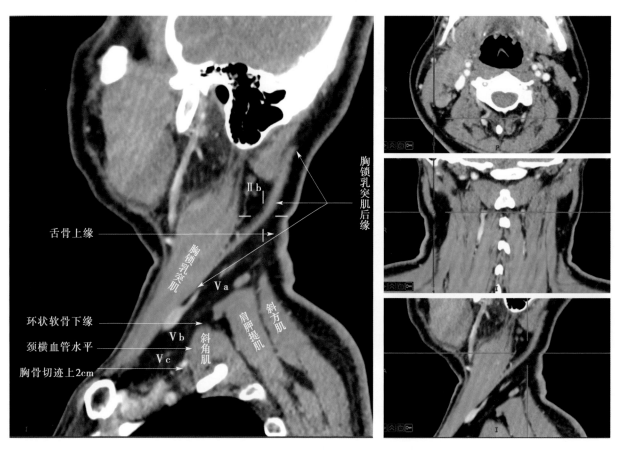

图 9　CT 三维层面显示的 V 区及其周围肌肉

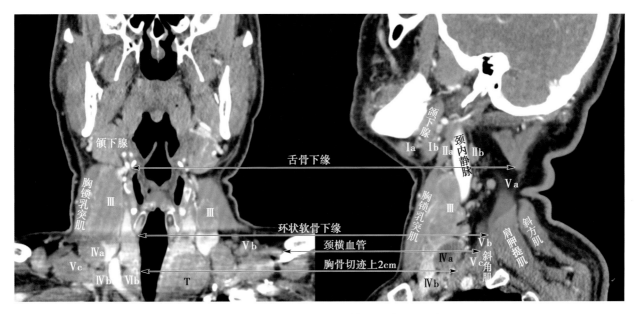

图 10　CT 显示的 V 区淋巴结转移及其周围肌肉

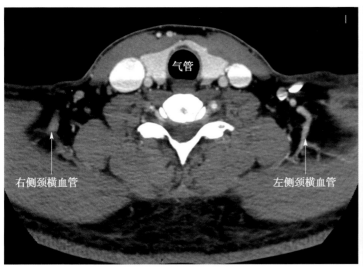
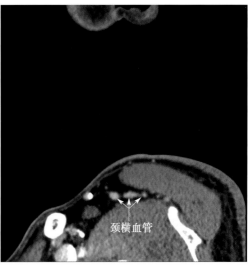

CT 横断面及矢状面显示的颈横血管

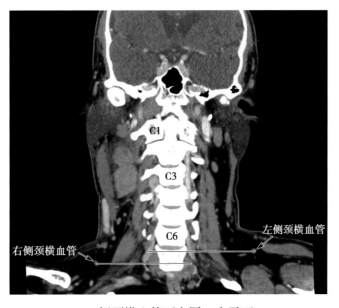

双侧颈横血管不在同一水平面

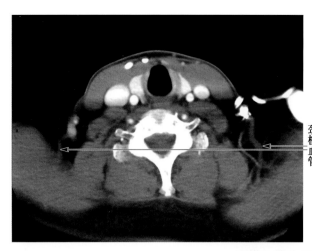
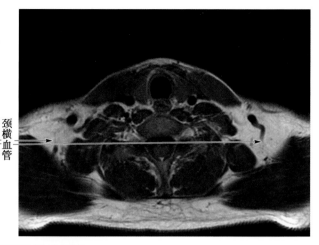

颈横血管位于环状软骨下缘

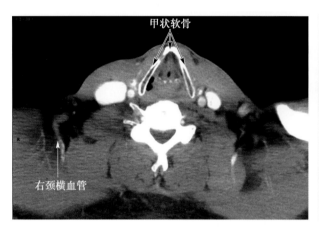
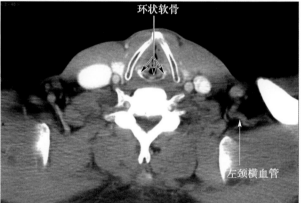

颈横血管位于环状软骨下缘以上水平

图11 CT/MRI 显示的不同位置的颈横血管

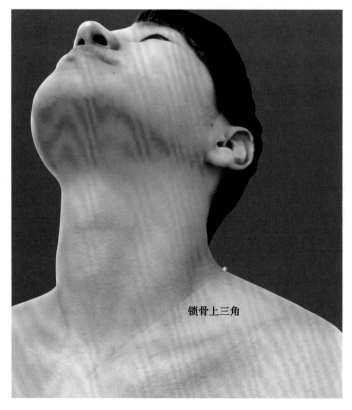

锁骨上窝体表示意(＊颈肩交界处)

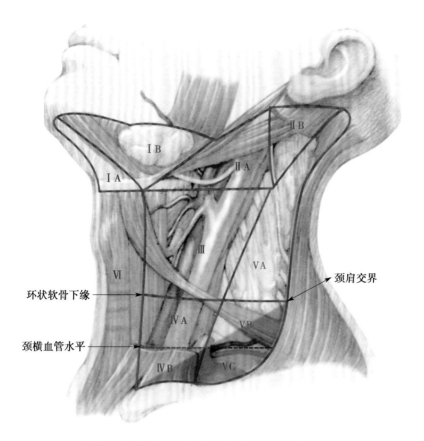

锁骨上窝（绿色三角）与颈部分区的相关性

图 12　锁骨上窝与颈部分区的关系

　　现在临床放射治疗应用的版本为国际上通用的 2013 年版颈部分区标准。

　　2013 年版将所有头颈部淋巴引流区，包括浅部和深部淋巴结、颌面部和颈部，共分为 10 个区域，其中多个区域又分为若干亚区。2000 年外科的 Robbins 分区中的上纵隔Ⅶ区取消，2013 年将Ⅶ区定义为咽后淋巴结外侧组和茎突后淋巴结组，其中前者为Ⅶ a、后者为Ⅶ b。

　　图 13 显示的为 2013 年版头颈部浅表淋巴结、深部淋巴结分区示意。

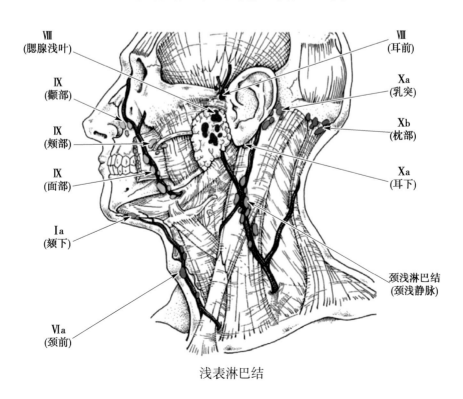

浅表淋巴结

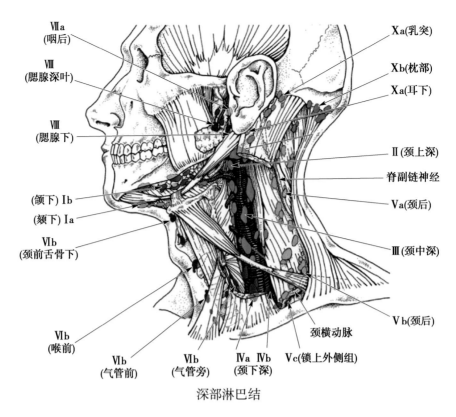

图 13　2013 年版头颈部浅表淋巴结、深部淋巴结分组示意

颈部淋巴结 TNM 分区和 2013 年版改良 Robbins 分区的比较：

TNM 分区	改良 Robbins	
内容	命名	内容
颏下淋巴结	Ⅰa	颏下组
下颌下淋巴结	Ⅰb	颌下组
颈静脉上组淋巴结	Ⅱ	颈静脉上组
颈静脉中组淋巴结	Ⅲ	颈静脉中组
颈静脉下组淋巴结	Ⅳa	颈静脉下组
	Ⅳb	内侧锁骨上组
脊副链淋巴结	Ⅴ	颈后三角组
	Ⅴa	颈后三角上组淋巴结
	Ⅴb	颈后三角下组淋巴结
锁骨上淋巴结	Ⅴc	外侧锁骨上组
喉前和气管旁淋巴结	Ⅵ	颈前中央组
	Ⅵa	颈静脉前淋巴结
	Ⅵb	喉前、气管前、气管旁淋巴结
咽后淋巴结	Ⅶ	椎前淋巴组
	Ⅶa	咽后淋巴结
	Ⅶb	茎突后淋巴结

TNM 分区	改良 Robbins	
内容	命名	内容
腮腺淋巴结	Ⅷ	腮腺组
颊淋巴结	Ⅸ	面颊组
	Ⅹ	颅后组
耳后和枕淋巴结	Ⅹa	耳后、耳下淋巴结
	Ⅹb	枕淋巴结

图 14 为 2013 年版淋巴结分区及对应的淋巴结个数。

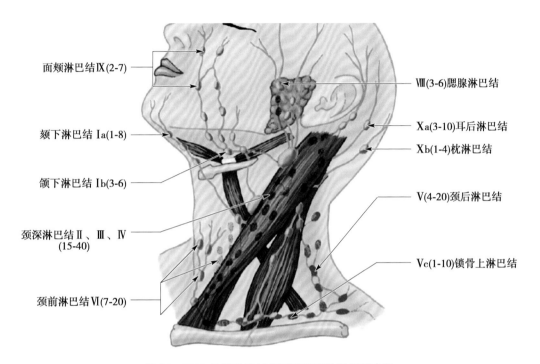

图 14　2013 年版淋巴结分区及对应的淋巴结个数

❯❯ 2013 年版头颈部淋巴结分区及其淋巴结转移

❯❯ Ⅰ区

包括颏下和下颌下淋巴结,前者为Ⅰa、后者为Ⅰb(图 15、图 16)。

Ⅰa 位于双侧二腹肌前腹之间,中间直接相连无分界标记。

Ⅰb 区位于下颌骨内缘、二腹肌外缘,前至颏尖,后至下颌下腺后部。

Ⅰa 和Ⅰb 区解剖界限:

界限	Ⅰa(颏下淋巴结)	Ⅰb(下颌下淋巴结)
上	颏舌肌或下颌骨下缘的切线平面	下颌下腺上缘,下颌舌骨肌前缘
下	舌骨	舌骨下缘和下颌骨下缘(或下颌下腺下缘)之间
前	颈阔肌,下颌骨前联合	颈阔肌,下颌骨前联合后缘
后	舌骨体 / 下颌舌骨肌	下颌下腺后缘 / 二腹肌后腹
外	二腹肌前腹内缘	下颌骨内缘和颈阔肌内缘之间
内		二腹肌前腹外缘

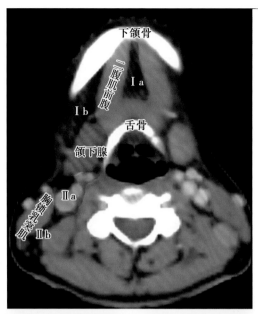

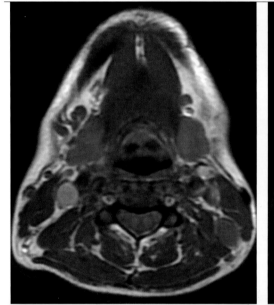

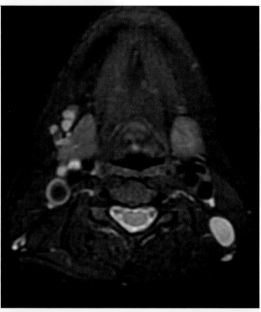

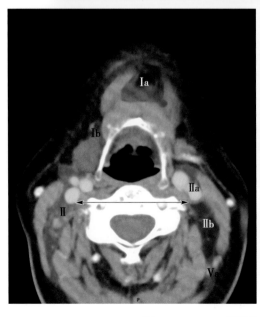

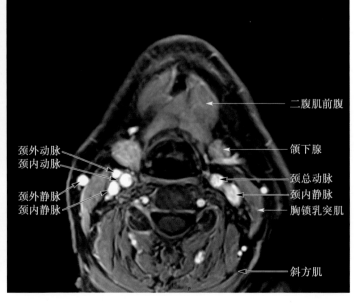

图 15　CT/MRI 显示的 Ⅰ、Ⅱ区（颈内静脉后缘为界分为 Ⅱ a、Ⅱ b）

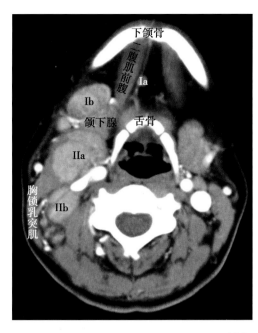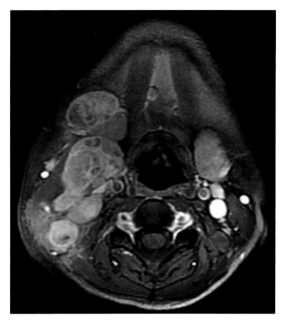

图 16　CT/MRI 横断面显示的 Ⅰa 和 Ⅰb 区淋巴结

❱ Ⅱ、Ⅲ、Ⅳ区

Ⅱ、Ⅲ、Ⅳ区所在位置,统称为颈深淋巴结,也称之为颈静脉链淋巴结,位于胸锁乳突肌的深部,沿颈内动、静脉走行。

舌骨下缘以上为Ⅱ区(颈上深)、舌骨下缘和环状软骨下缘间为Ⅲ区(颈中深)、环状软骨下缘以下为Ⅳ区(颈下深)。

1. **Ⅱ区**　即颈上深淋巴结区,位于颈内静脉和脊副神经的上 1/3。上至第一颈椎横突,下至舌骨下缘。

Ⅱ区又以颈内静脉后缘为界,将位于颈内静脉后缘以前的Ⅱ区定义为Ⅱa,而位于颈内静脉后缘以后的Ⅱ区定义为Ⅱb(图 17)。

2. **Ⅲ区**　即颈中深淋巴结区,位于舌骨下缘与环状软骨下缘(图 18)。

3. **Ⅳ区**　即颈下深淋巴结区,位于环状软骨下缘与胸骨柄上缘之间。

Ⅳ区又以胸锁关节上缘上 2cm 人为画一水平线,将Ⅳ区一分为二:位于其上者为Ⅳa,其下者Ⅳb。如此分区的目的是基于颈清扫时发现Ⅳa区淋巴结从未达到胸锁关节的锁骨水平。

Ⅳa区上与Ⅲ区下界毗邻,下至胸锁关节上缘上 2cm。

Ⅳb区位于Ⅳa区下界至胸骨柄上缘之间的区域。

Ⅱ、Ⅲ、Ⅳ区解剖界限:

	边界					
	上界	下界	前界	后界	外界	内界
Ⅱ	C_1 横突下缘	舌骨下缘	下颌下腺后缘 / 二腹肌后腹后缘	胸锁乳突肌后缘	胸锁乳突肌内缘 / 颈阔肌 / 腮腺 / 二腹肌后腹内缘	颈内动脉内缘 / 斜角肌
Ⅲ	舌骨下缘	环状软骨下缘	胸锁乳突肌前缘 / 甲状舌骨肌后 1/3	胸锁乳突肌后缘	胸锁乳突肌内缘	颈总动脉内缘 / 斜角肌
Ⅳa	环状软骨下缘	胸骨迹上 2cm	胸锁乳突肌前缘 / 胸锁乳突肌	胸锁乳突肌后缘 / 斜角肌	胸锁乳突肌内缘 / 胸锁乳突肌外缘	颈总动脉内缘 / 甲状腺外缘 / 斜角肌 / 胸锁乳突肌内缘
Ⅳb	胸骨迹上 2cm	胸骨迹上缘	胸锁乳突肌内缘 / 锁骨内侧	斜角肌前缘 / 肺尖、头臂静脉、右侧头臂干、颈总动脉和左侧锁骨下动脉	斜角肌外侧缘	Ⅵ区(气管前)外缘 / 颈总动脉内缘

注:Ⅱ区淋巴结通过颈内静脉后缘连线而人为分为Ⅱa、Ⅱb。

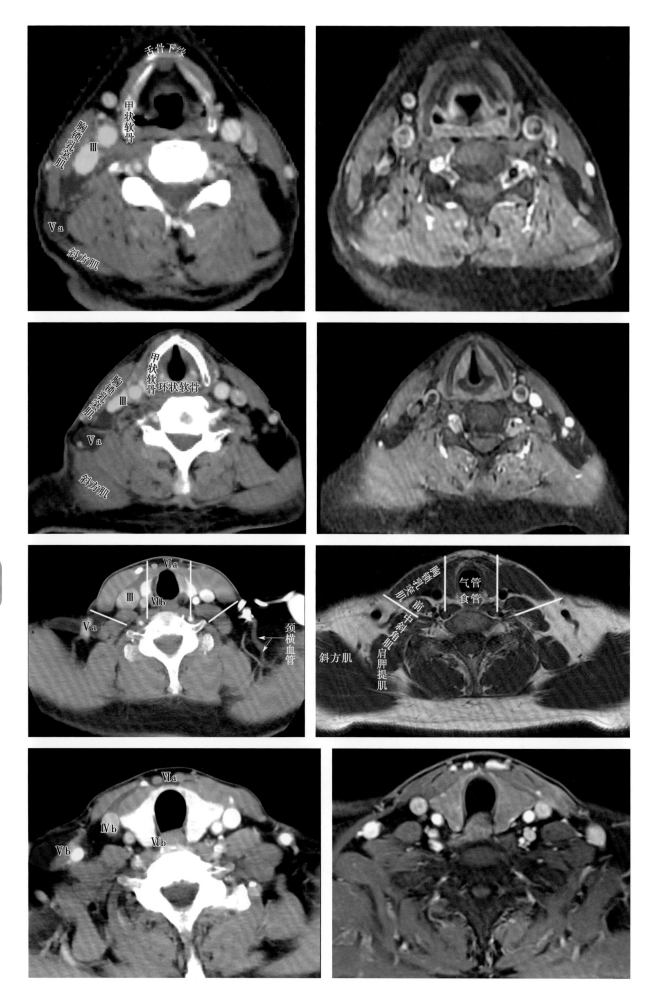

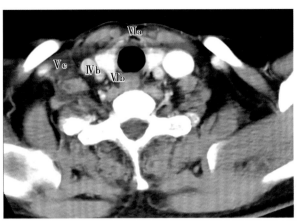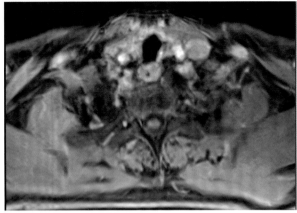

图 17 CT/MRI 显示的 Ⅲ、Ⅳ、Ⅴ区

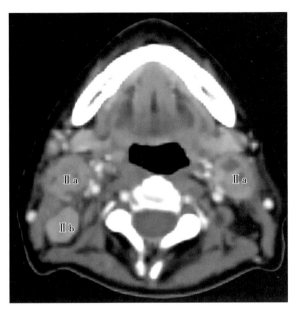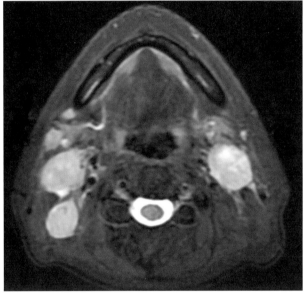

Ⅱa、Ⅱb 淋巴结转移

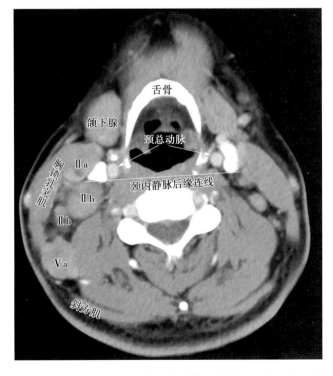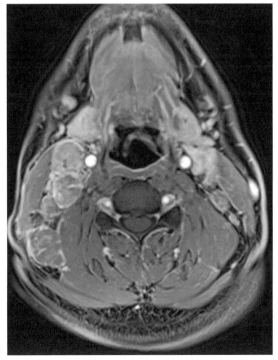

舌骨下缘水平以上：Ⅱa、Ⅱb 及与其毗邻的 Ⅴa 淋巴结转移

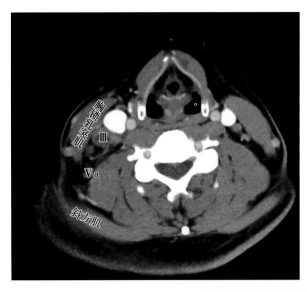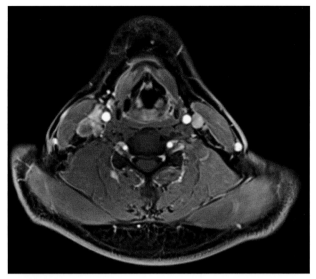

舌骨下缘水平以下的颈深淋巴结则为Ⅲ区

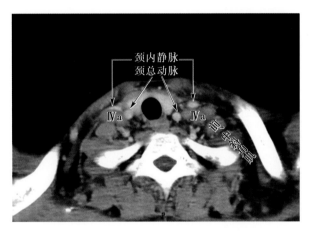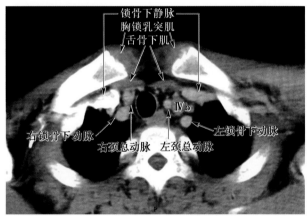

Ⅳa 胸骨切迹上 2cm 与环状软骨下缘之间　　　　Ⅳb 胸骨切迹上缘与胸骨切迹上 2cm 之间

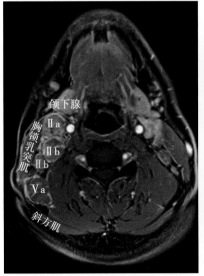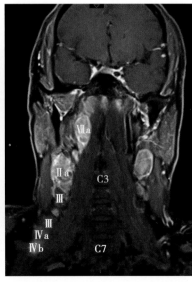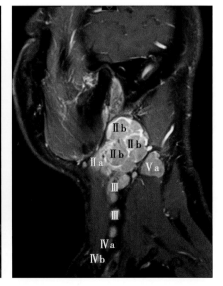

MRI 三维层面显示的不同分区的淋巴结转移

图 18　CT/MRI 影像显示的 Ⅱ ~ Ⅳ区

▶▶ Ⅴ区（Ⅴa 和 Ⅴb）

Ⅴ区即颈后淋巴区，包括颈后三角的淋巴结，即位于胸锁乳突肌后缘、副神经下部和颈横血管之间。

解剖上，Ⅴ区上界位于胸锁乳突肌和斜方肌的会合处，因此Ⅴ区上界应包括枕部淋巴结（现归为Ⅹb），但目前分区利用影像上可见的舌骨作为Ⅴ区上界，因此2013年版Ⅴ区上界规定为舌骨上缘、下界为颈横血管。Ⅴ区又以环状软骨下缘为界分为Ⅴa和Ⅴb。

Ⅴ区（Ⅴa和Ⅴb）和Ⅴc区解剖界限：

界限		V（颈后三角）	Ⅴc（锁骨上外侧组）
上		舌骨上缘	颈横血管（Ⅴ区下界）
下		颈横血管	胸骨柄上缘上2cm（Ⅳa下缘）
前		胸锁乳突肌后缘	皮肤
后		斜方肌前缘	斜方肌前缘（上方）/ 前锯肌前 ±1cm（下方）
外		颈阔肌 / 皮肤	斜方肌 / 锁骨
内		肩胛提肌 / 斜角肌	斜角肌 / 胸锁乳突肌外缘、Ⅳa外侧缘

Ⅴc（图19）包括锁骨上淋巴结的外侧组，上界位于颈横血管处的后斜角肌（与Ⅴa、Ⅴb毗邻）与胸骨柄上缘上2cm连线，下界为胸骨柄上缘，基本对应锁骨上窝。锁骨上窝包括部分Ⅳ和Ⅴ区的下方，新分区将锁骨上窝归入其他下颈淋巴结范围，前界为皮肤，后界是斜方肌前缘或前锯肌前缘 ±1cm范围内的区域，内侧毗邻Ⅳa，外侧邻接斜方肌和锁骨上缘。

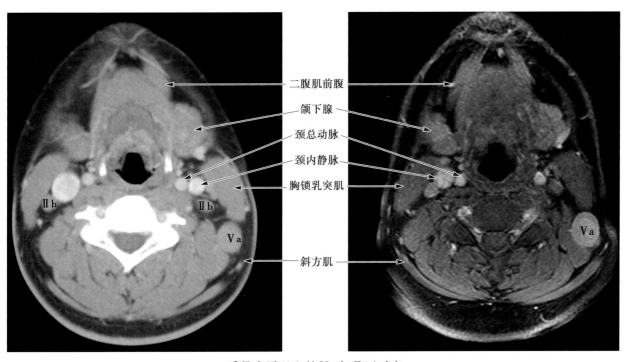

二腹肌前腹
颌下腺
颈总动脉
颈内静脉
胸锁乳突肌
斜方肌
Ⅱb
Ⅴa

舌骨水平以上的Ⅴa与Ⅱ区对应

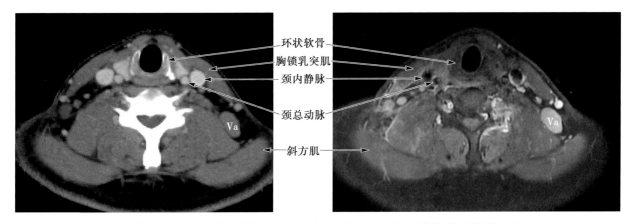

环状软骨
胸锁乳突肌
颈内静脉
颈总动脉
斜方肌
Ⅴa

舌骨水平以下，环状软骨水平以上，因此仍为Ⅴa，如在环状软骨下缘则为Ⅴb

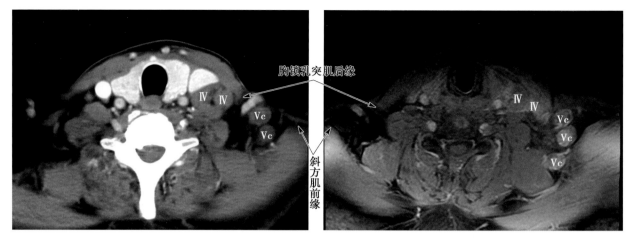

Vc与Ⅳ区对应

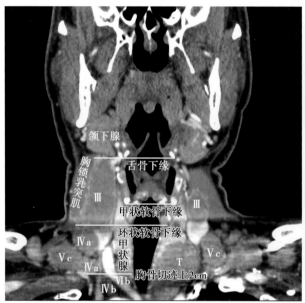
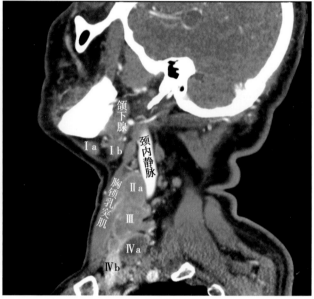

CT 冠状面和矢状面显示的 V 区

图 19　CT/MRI 影像显示的 V 区

》》 Ⅵ区

Ⅵ区为颈部正中结构的淋巴引流区(图 20),颈前中央浅表区域为Ⅵa,颈中椎前深部结构为Ⅵb,包括椎前间隙、喉前、气管前、气管旁淋巴结。

Ⅵa 和Ⅵb 区解剖界限:

界限	Ⅵa(颈静脉前淋巴结)	Ⅵb(喉前、气管前、气管旁 - 喉返神经淋巴结)
上	舌骨下缘或下颌下腺下缘	甲状软骨下缘
下	胸骨柄上缘	胸骨柄上缘
前	皮缘 / 颈阔肌	舌骨下带状肌后缘
后	舌骨下带状肌前缘	喉、甲状腺和气管(喉前和气管前)/ 右侧椎前肌 / 左侧食管前缘
外	双侧胸锁乳突肌前缘	双侧颈总动脉
内		气管和食管外缘

临床上应注意,尽管规定将Ⅵ区分为Ⅵa 和Ⅵb 区,但头颈部肿瘤发生真正意义的Ⅵa 淋巴结转移少见,而Ⅵb 区域前方的淋巴结临床相对常见,因此为更好区分同属Ⅵb 区域的前方和侧后方的淋巴结,临床上多将前方区域的Ⅵb 淋巴结称为Ⅵa 淋巴结,如图 20 标注的Ⅵa 淋巴结按定义实际是Ⅵb 淋巴结。

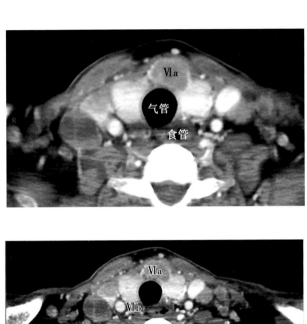

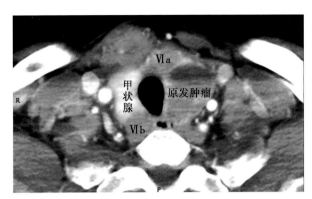

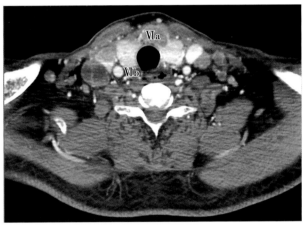

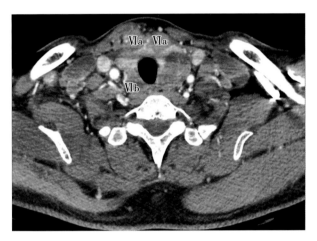

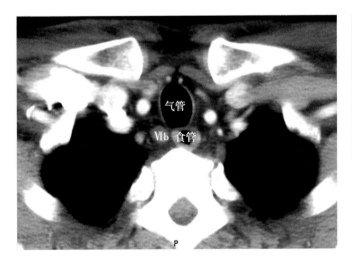

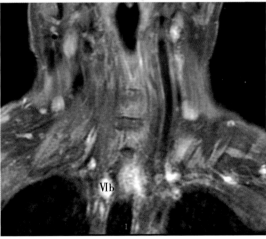

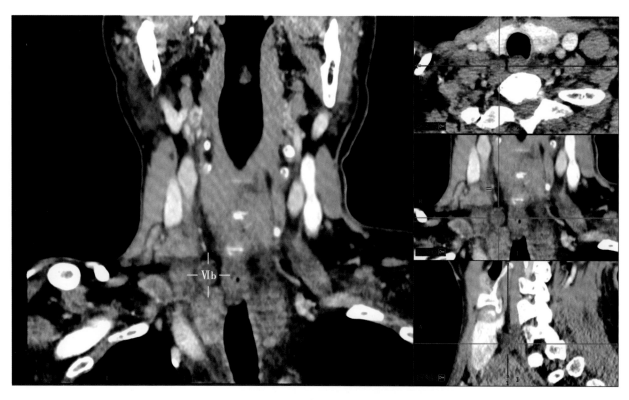

图 20　CT/MRI 影像显示的Ⅵa 和Ⅵb 区

❯❯ Ⅶ区

以头长肌、颈长肌前缘为界分为位于其前的Ⅶa 和其后的Ⅶb(图 21)。

Ⅶa 包括咽后间隙的咽后淋巴结,上至颈 1 椎体上缘,下至舌骨上缘。

咽后淋巴结分为内侧组和外侧组。外侧组位于颈内动脉的内侧、头长肌外缘平行线的外侧。内侧组内含 1~2 个淋巴结,毗邻中线。

Ⅶb 内有茎突后淋巴结,与Ⅱ区上界相连。

Ⅶa 和Ⅶb 区解剖界限:

界限	Ⅶa(咽后淋巴结)	Ⅶb(茎突后淋巴结)
上	颈 1 椎体上缘 / 硬腭	颅底(颈静脉孔)
下	舌骨上缘	颈 1 椎体横突下缘(Ⅱ区上界)
前	上、中咽缩肌后缘	茎突前间隙后缘
后	头长肌和颈长肌	颈 1 椎体,颅底
外	颈内动脉内缘	茎突 / 腮腺深叶
内	头长肌外缘的平行线	颈内动脉内缘

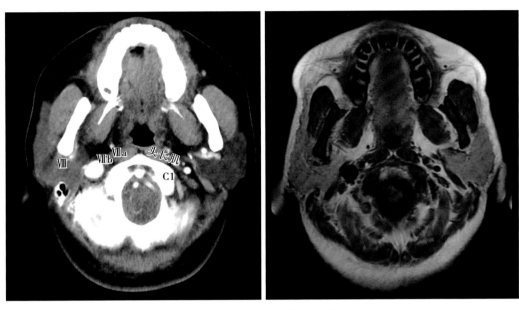

CT/MRI 横断面显示的Ⅶ区范围及其邻近结构

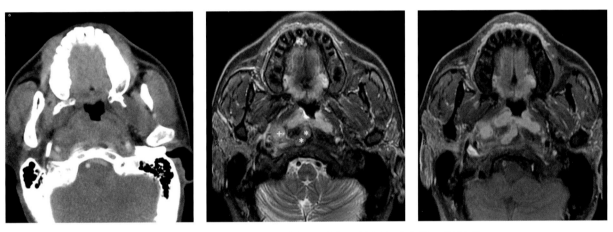

CT/MRI 横断面显示的Ⅶ区内侧组（*）和外侧组（+）淋巴结转移

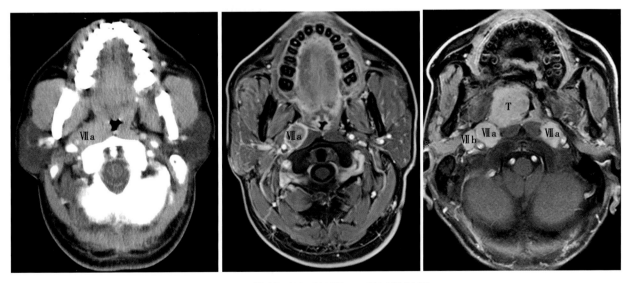

CT/MRI 横断面显示的Ⅶ a/b 淋巴结转移

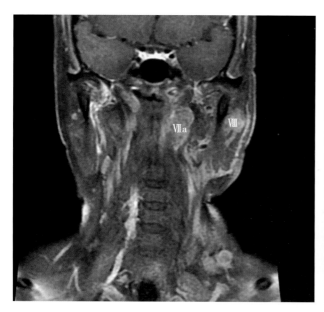
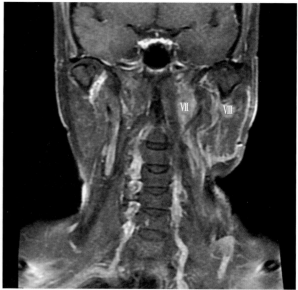

CT/MRI 冠状面显示的Ⅶa淋巴结转移

图21　CT/MRI 影像显示的Ⅶa和Ⅶb区

》 Ⅷ区

Ⅷ区为腮腺淋巴结(图22),包括耳前皮下软组织的淋巴结,腮腺深、浅淋巴结和腮腺下淋巴结。

Ⅷ区解剖界限:

界限	Ⅷ区(腮腺淋巴结)
上	颧弓、外耳道水平
下	下颌角水平
前	下颌支后缘或咬肌后缘,翼内肌内缘
后	胸锁乳突肌前缘,二腹肌后腹内缘
外	皮下软组织
内	茎突内缘

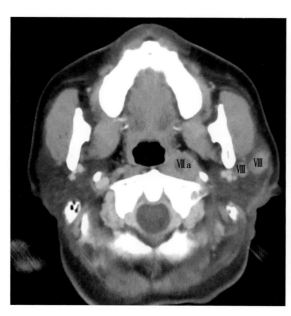
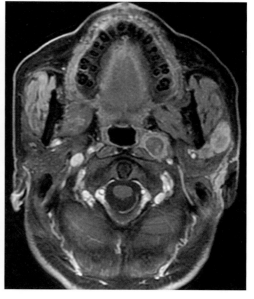

图22　CT/MRI 横断面显示的Ⅷ区淋巴结转移

Ⅸ区

Ⅸ区主要为面颊部淋巴结组（图23）。包括颊肌表面走行的面部血管周围浅表淋巴结，范围在眶下缘至下颌骨下缘间（与Ⅰb毗邻）的区域。

Ⅸ区解剖界限：

界限	Ⅸ区（面颊组）
上	眼眶下缘
下	下颌下缘
前	皮下组织的浅表肌肉腱膜系统
后	咬肌前缘，或颊脂体（Bichat脂肪垫）
外	皮下组织的浅表肌肉腱膜系统
内	颊肌

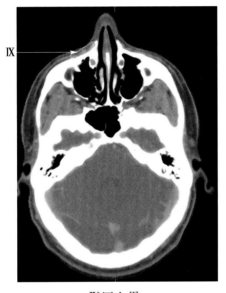

Ⅸ区上界   Ⅸ区下界

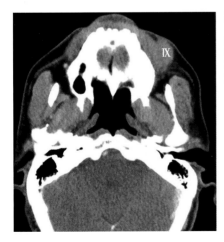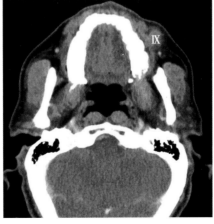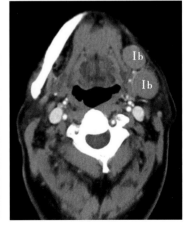

251

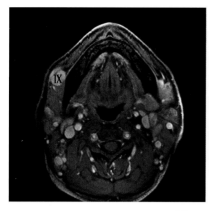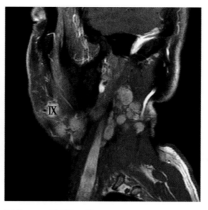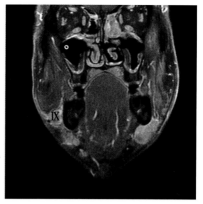

图 23　影像显示的Ⅸ区范围及 2 例Ⅸ区淋巴结转移者

> **X 区**

X 区又以胸锁乳突肌后缘 / 斜方肌前缘为界分为 X a、X b（图 24）。

X a 主要指位于乳突周围的浅表淋巴结，包括耳后淋巴结（也称之为乳突淋巴结）和耳下淋巴结。

X b 包括枕部淋巴结，位于枕骨粗隆至 V a 上缘的区域，在两胸锁乳突肌后缘之间、斜方肌前缘（图 25）。

X a 和 X b 区解剖界限：

界限	X a（耳后淋巴结）	X b（枕淋巴结）
上	外耳道上缘	枕骨粗隆
下	乳突尖	V 区上界
前	乳突前缘 / 外耳道后缘	胸锁乳突肌后缘
后	枕淋巴结前缘 - 胸锁乳突肌后缘	斜方肌前（外）缘
外	皮下软组织	皮下软组织
内	头夹肌 / 颞骨	头夹肌

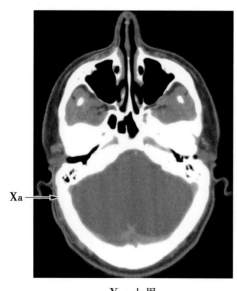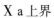

X a 上界

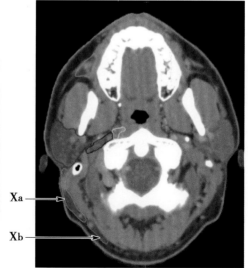

X a 下界

》》 Ⅸ区

Ⅸ区主要为面颊部淋巴结组（图 23）。包括颊肌表面走行的面部血管周围浅表淋巴结,范围在眶下缘至下颌骨下缘间(与Ⅰb毗邻)的区域。

Ⅸ区解剖界限:

界限	Ⅸ区(面颊组)
上	眼眶下缘
下	下颌下缘
前	皮下组织的浅表肌肉腱膜系统
后	咬肌前缘,或颊脂体(Bichat脂肪垫)
外	皮下组织的浅表肌肉腱膜系统
内	颊肌

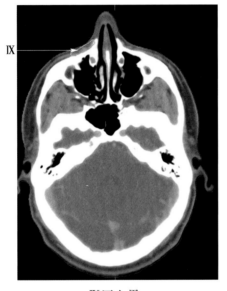

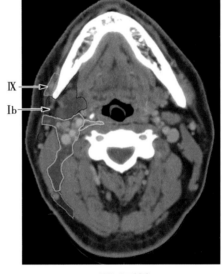

Ⅸ区上界　　　　　　　　　　Ⅸ区下界

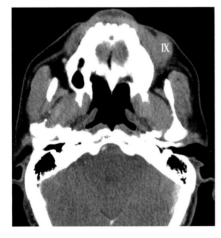

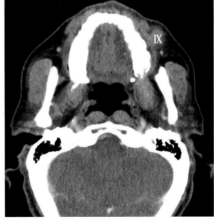

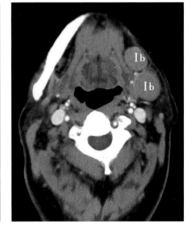

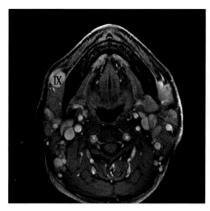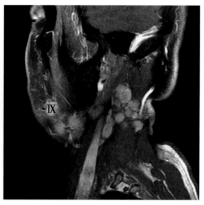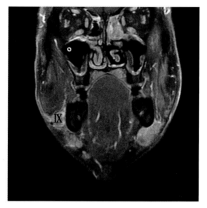

图 23　影像显示的IX区范围及 2 例IX区淋巴结转移者

》 X区

X区又以胸锁乳突肌后缘 / 斜方肌前缘为界分为 X a、X b(图 24)。

X a 主要指位于乳突周围的浅表淋巴结,包括耳后淋巴结(也称之为乳突淋巴结)和耳下淋巴结。

X b 包括枕部淋巴结,位于枕骨粗隆至 V a 上缘的区域,在两胸锁乳突肌后缘之间、斜方肌前缘(图 25)。

X a 和 X b 区解剖界限:

界限	X a(耳后淋巴结)	X b(枕淋巴结)
上	外耳道上缘	枕骨粗隆
下	乳突尖	V区上界
前	乳突前缘 / 外耳道后缘	胸锁乳突肌后缘
后	枕淋巴结前缘 - 胸锁乳突肌后缘	斜方肌前(外)缘
外	皮下软组织	皮下软组织
内	头夹肌 / 颞骨	头夹肌

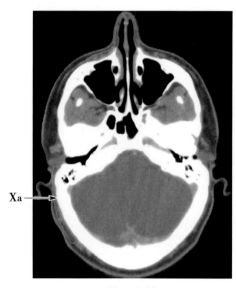

X a 上界

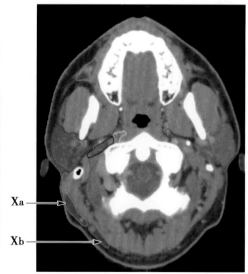

X a 下界

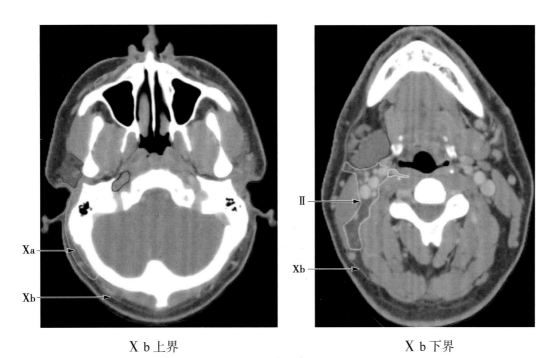

Ⅹb上界

Ⅹb下界

图 24　CT 横断面显示的Ⅹa 和Ⅹb

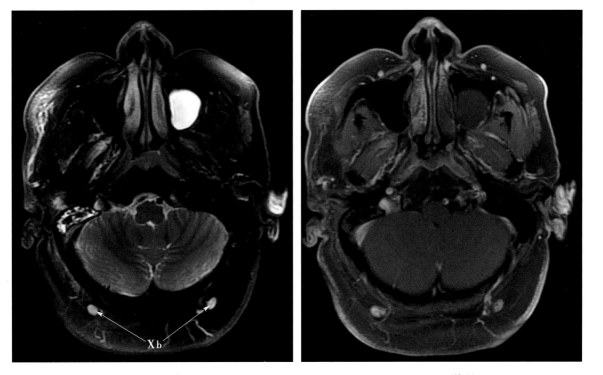

T$_2$WI 平扫

T$_1$WI 增强

图 25　MRI 横断面显示的Ⅹb 区转移

颈部解剖及淋巴结分区

临 床 应 用

所有的淋巴结包括外环及内环。

内外环相互交通。

了解相关的淋巴结部位及范围以及引流方向,对于判定头颈部不同肿瘤发生淋巴结可能转移的部位及范围,对于了解相关的淋巴结分布、范围及其引流方向至关重要。

图 26 显示的为淋巴引流方向及交通。图中韦氏环包括鼻咽腺样体、腭/舌扁桃体和咽侧索。

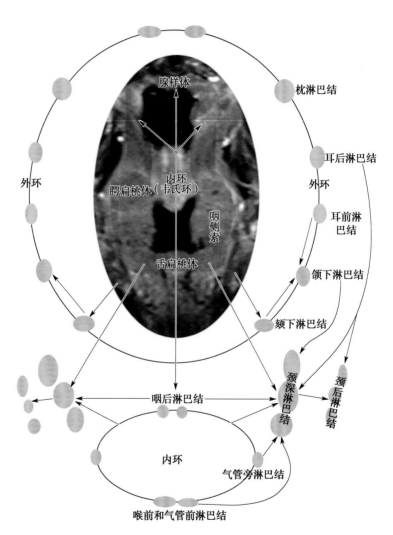

罗京伟讲图

图 26 头颈部内外环淋巴引流方向

常见头颈部肿瘤容易发生的淋巴结转移部位总结如下。

Ⅰ区：口腔,唇,鼻腔前部,鼻窦,下颌下腺和舌下腺

　　ⅠA：颏部、下唇中部 2/3、前齿龈 、舌前缘、口底

　　ⅠB：同侧上、下唇,面颊部,内眦,鼻腔前部和鼻窦,口腔舌、口底和颊黏膜,下颌下腺和舌下腺

Ⅱ区：鼻咽,口咽,下咽,口腔,声门上喉,腮腺

Ⅲ区：下咽,声门上喉,甲状腺,颈段食管

Ⅳ区：甲状腺,气管,颈段食管,下咽

Ⅴ区：鼻咽,甲状腺

Ⅵ区：甲状腺,喉

Ⅶ区：鼻咽,口咽侧、后壁,下咽侧、后壁,鼻腔后部,蝶窦和后组筛窦,硬腭和软腭

颈部筋膜及头颈部间隙

头颈部筋膜、间隙又分为颌面部及颈部筋膜、间隙。

颌面部筋膜远不如颈部发达,故筋膜结构主要放在颈部筋膜中介绍,但颌面部间隙众多,对了解肿瘤的发生部位及侵犯途径非常重要,以下将做重点介绍。

颈 部 筋 膜

颈部由前向后、由浅入深分别为:皮肤、浅筋膜、颈深筋膜、肌肉。

颈部筋膜包括颈部浅筋膜及颈部深筋膜(图1~图3)。

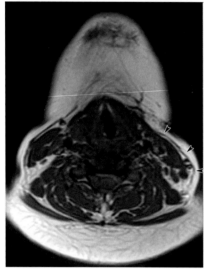
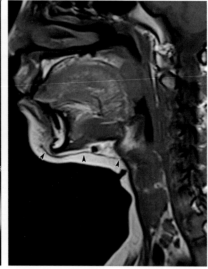
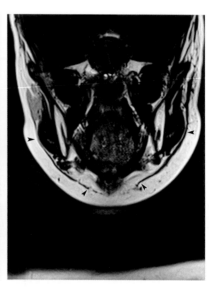

图1　MRI 三维层面显示的颈浅筋膜(箭头)

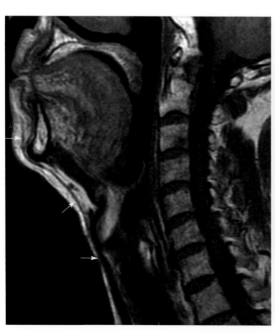
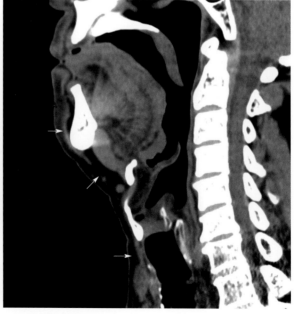

MRI/CT 矢状面显示的浅筋膜(白箭)

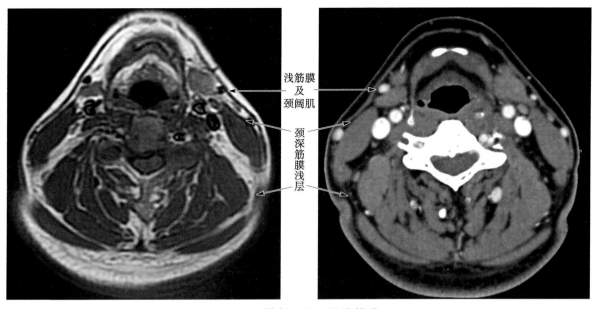

MRI/CT 横断面显示的浅筋膜

图2 MRI 显示的颈浅筋膜和颈深筋膜

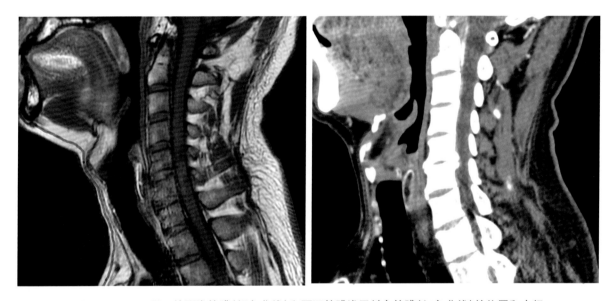

图3 MRI/CT 显示的颈浅筋膜（褐色曲线）和颈深筋膜浅层封套筋膜（红色曲线）的位置和走行

浅筋膜

即皮下筋膜,内含颈阔肌、浅静脉、皮神经(主要包括颈丛皮支和面神经颈支)、浅淋巴结和浅淋巴管。

颈阔肌是浅筋膜层次的重要标志。

颈深筋膜

颈深筋膜位于浅筋膜及颈阔肌深面,包绕颈部的肌肉、血管、神经和脏器,形成浅、中、深三层(图4)。

颈部器官借致密的筋膜相互分隔,筋膜之间有由疏松结缔组织充填的间隙,称为筋膜间隙。

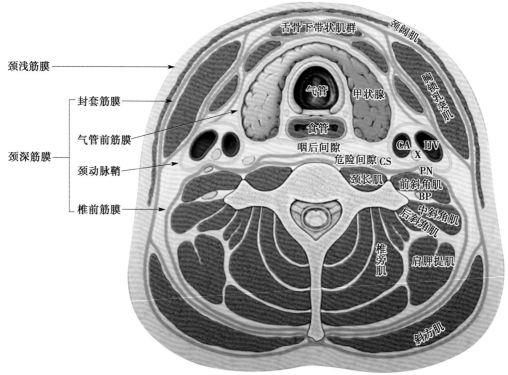

注：IJV 颈内静脉，CA 颈动脉，X 迷走神经，CS 颈交感神经干，PN 膈神经，BP 臂丛神经

图 4　颈部筋膜与周围结构示意

颈深筋膜由前向后、由浅入深分别为浅层、中层和深层。

》 颈深筋膜浅层

又名封套筋膜（图 5、图 6）。

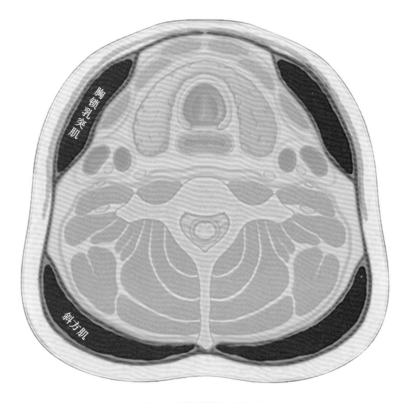

图 5　封套筋膜解剖示意

此筋膜围绕整个颈部形成一个封闭式的筒鞘状结构。包绕斜方肌、胸锁乳突肌、腮腺和下颌下腺。后上方附着于枕外粗隆、乳突和颅底,前附于下颌骨体及联合处,下方附着于锁骨及胸骨柄。

在前方,此筋膜分离包绕下颌下腺构成颌下间隙。

在下颌骨下缘,此筋膜分离成浅、深两层包绕下颌骨、翼内肌、翼外肌、咬肌和颞肌形成咀嚼肌间隙。

在下颌骨后缘,此筋膜分离包绕腮腺形成腮腺间隙。

在胸骨和锁骨上分为浅、深两层,在胸骨柄上方则形成胸骨上间隙,内有胸锁乳突肌胸骨头、颈前静脉下段、颈前静脉弓、淋巴结和脂肪组织等;在锁骨上方则形成锁骨上间隙。

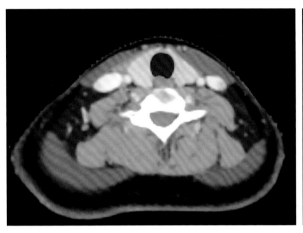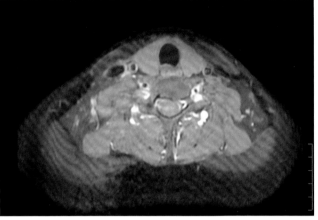

图 6　CT/MRI 显示的封套筋膜位置及其包绕结构

》 颈深筋膜中层

又称内脏筋膜。

此筋膜位于舌骨下肌群深面,包裹以下颈部器官:

1. 包绕舌骨下肌群,又名气管前筋膜;其与气管颈部之间借疏松结缔组织相连形成气管前间隙。

2. 包绕鼻咽和口咽形成咽黏膜间隙。

3. 包绕喉、气管、食管和甲状腺、甲状旁腺等,其前下部分即气管前筋膜,后上部分又名颊咽筋膜。颊咽筋膜后方为椎前筋膜,两者之间形成咽后间隙。

4. 包绕颈总动脉、颈内动静脉及后 4 对脑神经,形成颈动脉鞘。

》 颈深筋膜深层

又名椎前筋膜、椎前层。

此筋膜覆盖于颈深肌群表面。

上附着于颅底,下在第三胸椎体平面与前纵韧带相融合,两侧覆盖前、中、后斜角肌及肩胛提肌。其深面有颈交感干、膈神经、臂丛和锁骨下动脉等结构。

椎前筋膜与咽后壁之间为咽后间隙。

椎前筋膜与颈椎之间为椎前间隙。

也有学者认为椎前筋膜分两层,即翼状筋膜和椎前筋膜,两者之间命名为危险间隙,位于咽后间隙和椎前间隙之间,上至颅底、下至后纵隔。

因翼状筋膜菲薄,在 CT/MRI 不能显示,故影像上将危险间隙与咽后间隙视为一个间隙,即作为咽后间隙对待(图 7、图 8)。

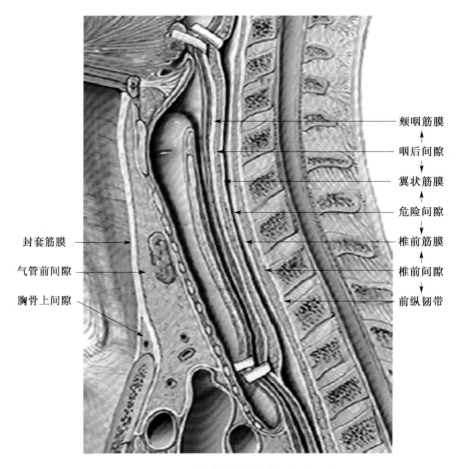

颊咽筋膜

咽后间隙

翼状筋膜

危险间隙

椎前筋膜

椎前间隙

前纵韧带

封套筋膜

气管前间隙

胸骨上间隙

图 7　颈深筋膜及间隙矢状面解剖示意

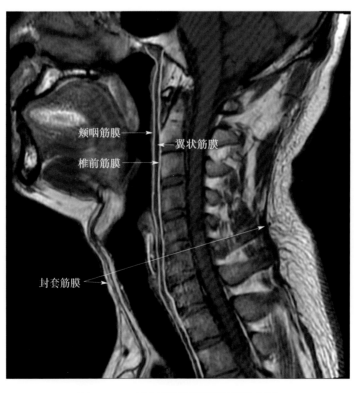

颊咽筋膜

翼状筋膜

椎前筋膜

封套筋膜

图 8　MRI 显示的颈深筋膜位置及走行

头颈部间隙

头颈部间隙一般以舌骨为界,分为舌骨上颈部间隙和舌骨下颈部间隙。

舌骨上颈部间隙,解剖学上主要包括9个间隙:咽旁间隙、咀嚼肌间隙、腮腺间隙、颈动脉间隙、咽黏膜间隙、咽后间隙、椎前间隙、椎旁间隙和危险间隙。另外尚有颊间隙、翼下颌间隙、舌下间隙、颌下间隙等,因此以上间隙又笼统称为颌面部间隙。

舌骨下间隙主要包括7个间隙,其中5个间隙(颈动脉间隙、咽后间隙、椎前间隙、椎旁间隙和危险间隙)与舌骨上间隙相延续,另外2个间隙为颈后间隙和内脏间隙。

›› 颌面部间隙

颌面部间隙包括:

›› 椎前间隙
位于椎前筋膜与颈、胸椎之间,上达颅底,下至第三胸椎(图9)。

›› 危险间隙
位于翼状筋膜与椎前筋膜之间,也就是咽后间隙和椎前间隙之间,上至颅底,下达后纵隔。

›› 咽后间隙
位于颊咽筋膜与椎前筋膜之间,上至颅底,下通食管后间隙,外侧以颈鞘为界(图10)。

咽后间隙在体中线有正中隔将其一分为二。内有淋巴结称为咽后淋巴结。

上界:颅底。

下界:气管分叉平面。

前界:颊咽筋膜。

后界:椎前筋膜。

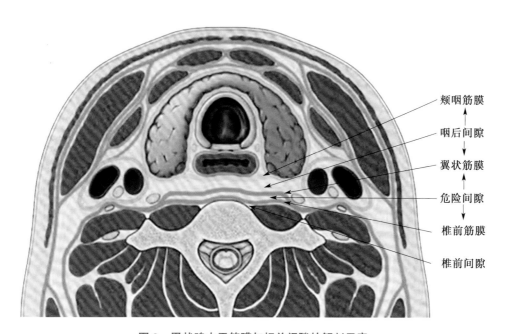

颊咽筋膜

咽后间隙

翼状筋膜

危险间隙

椎前筋膜

椎前间隙

图9 甲状腺水平筋膜与相关间隙的解剖示意

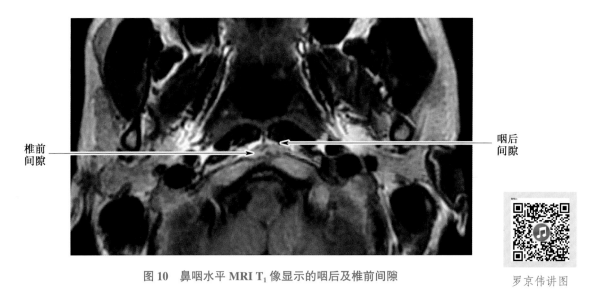

椎前间隙

咽后间隙

图 10　鼻咽水平 MRI T₁ 像显示的咽后及椎前间隙

罗京伟讲图

>> **咽黏膜间隙**

是由颈深筋膜中层沿鼻咽和口咽气腔的侧后方所围成的一个间隙(图 11)。

其前方为气道,后方为咽后间隙,侧方为咽旁间隙。

咽黏膜间隙主要有咽部黏膜、小涎腺、淋巴组织环(鼻咽腺样增殖体和咽扁桃体等)、咽颅底筋膜、咽鼓管圆枕、咽鼓管咽口、咽缩肌。

>> **咽旁间隙**

位于翼内肌、腮腺深部与咽侧壁之间,为一倒置的圆锥形间隙,锥底向上至颅底,锥尖向下至舌骨。

咽旁间隙由茎突及茎突诸肌分为茎突前间隙及茎突后间隙。

茎突前间隙较小,主要有翼静脉丛和脂肪,以及下颌神经由此通过。

茎突后间隙较大,内有颈内动静脉、后 4 对脑神经及颈深上淋巴结。

咽旁间隙与周围的间隙如翼颌间隙、颞下间隙、下颌下间隙、咽后间隙、咬肌间隙、腮腺间隙等相通(图 12~ 图 14)。

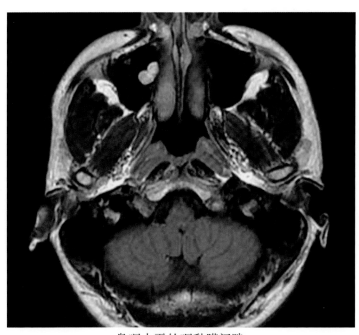

鼻咽水平的咽黏膜间隙

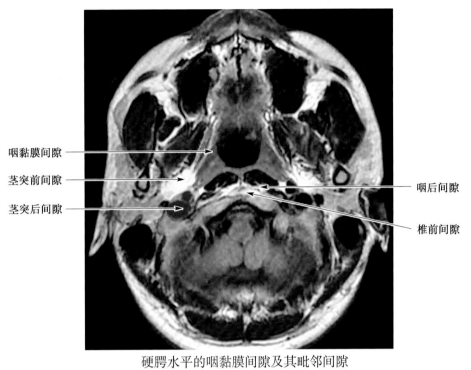

咽黏膜间隙 ——

茎突前间隙 ——

茎突后间隙 ——

—— 咽后间隙

—— 椎前间隙

硬腭水平的咽黏膜间隙及其毗邻间隙

图 11　咽黏膜间隙

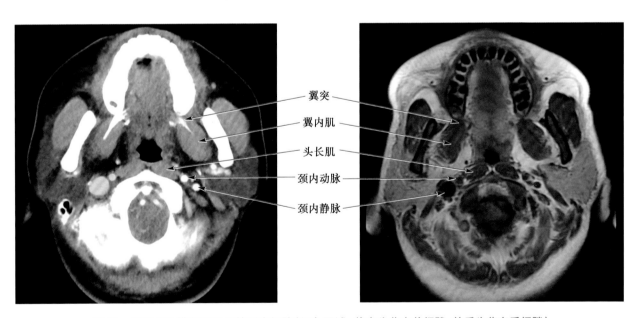

翼突

翼内肌

头长肌

颈内动脉

颈内静脉

图 12　CT/MRI 横断面显示的咽旁间隙（红色区域：前方为茎突前间隙，其后为茎突后间隙）

颈部筋膜及头颈部间隙

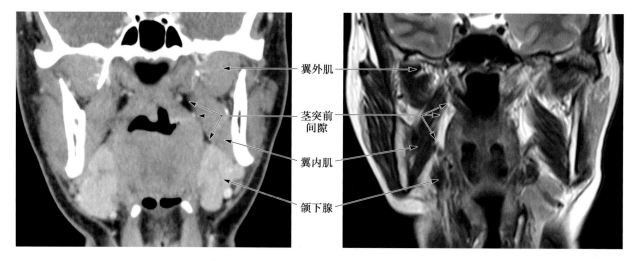

图 13 CT/MRI 冠状面显示的茎突前间隙

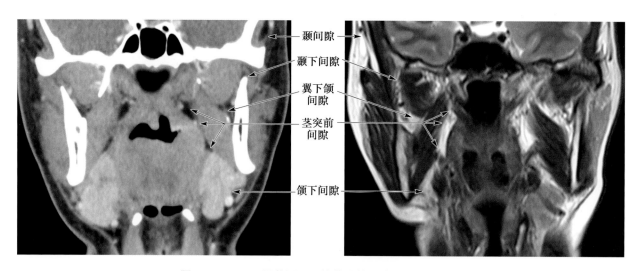

图 14 CT/MRI 冠状面显示的茎突前间隙及其毗邻间隙

》 颊间隙

颊间隙有广义和狭义之分。

狭义的颊间隙系指咬肌与颊肌之间存在的一个狭小的筋膜间隙,颊脂垫正位于其中,此间隙亦称为咬颊间隙。

临床所指颊间隙一般为广义颊间隙,位于颊肌和咬肌之间(图 15)。

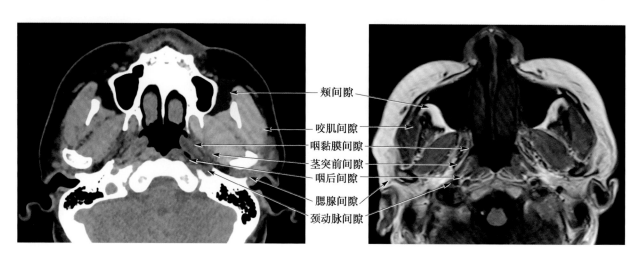

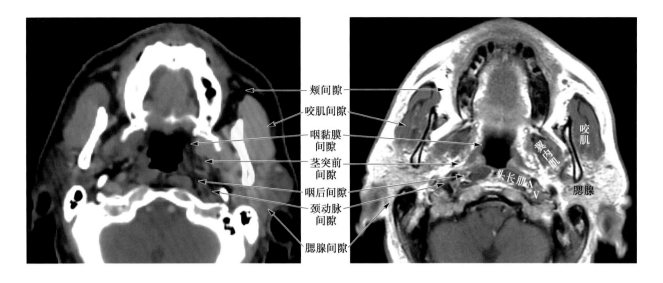

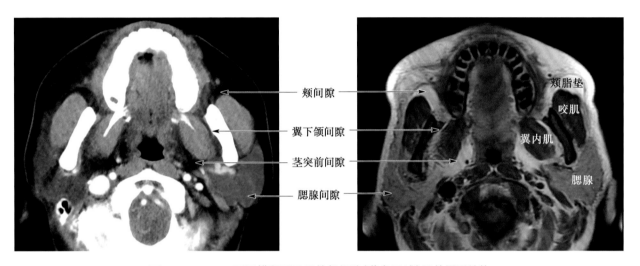

图 15 CT/MRI 不同横断面显示的颊间隙(紫色区域)及其周围结构

内有脂肪组织及颊脂肪垫、面神经颊支、腮腺导管、面动静脉、颊淋巴结等。

上界:颧弓下缘。

下界:下颌骨下缘。

前界:颧骨前下缘至鼻唇沟至口角至下颌骨下缘的连线。

后界:后界浅面相当于咬肌前缘,深面为翼下颌韧带(即下颌支前缘及颞肌前缘)。

内界:颊肌。

外界:皮肤和浅筋膜。

》 **颞间隙**

位于颞窝内颞肌筋膜潜在的间隙。

借颧弓与颞下间隙分界。

借颞肌分为颞浅与颞深间隙。

颞间隙与颞下间隙、翼下颌间隙、咬肌间隙和颊间隙相通。

》 **颞下间隙**

位于颞下窝内,间隙内有上颌动脉及其分支、翼静脉丛和下颌神经。

上界:蝶骨大翼的颞下嵴及颞下面。

下界:翼外肌下缘平面,以此界与翼下颌间隙区分。

内界:蝶骨翼突外侧板。

外界:颞肌下份、下颌支上部的内面及颧弓。

前界:上颌骨的后面。

后界：茎突及茎突诸肌。

颞下间隙位于颌面部诸间隙的中央，与周围间隙如颞间隙、咽旁间隙及颊间隙、翼下颌间隙广泛交通，并借眶下裂通眼眶，借卵圆孔、棘孔通颅腔，借翼静脉丛连海绵窦。

放疗临床上常用的颞窝、颞下窝概念，并不等同于颞间隙及颞下间隙：颞间隙位于颞窝内，颞下间隙位于颞下窝内。

颞窝和颞下窝的区分是以颧弓为界，以上为颞窝，颧弓下、上颌窦后外侧壁结构为颞下窝（图16、图17）。

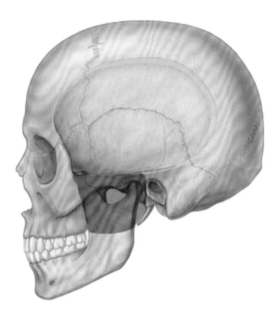

图16　颞窝（绿色区域）颞下窝（红色区域）解剖示意

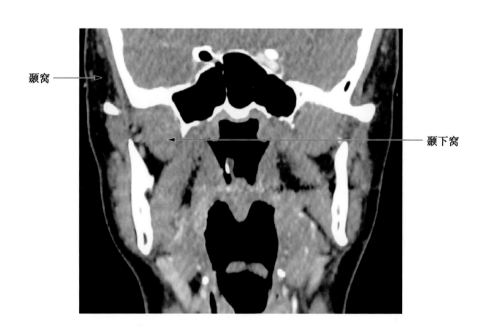

颞窝　→

颞下窝

颈部筋膜及头颈部间隙

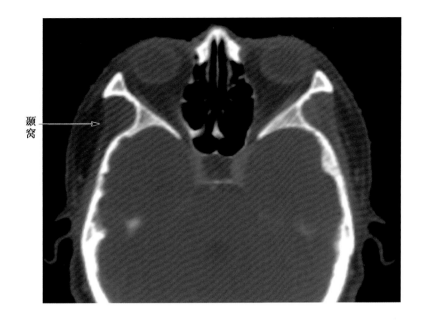

颞窝 →

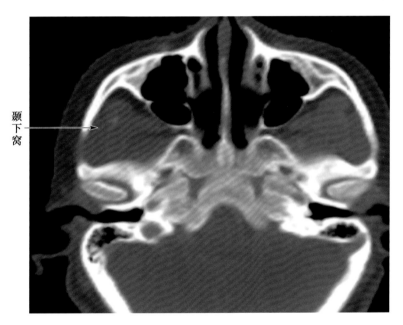

颞下窝 →

图 17　CT 显示的颞窝（红色区域）和颞下窝（粉色区域）

>> **咬肌间隙**

　　分为狭义的咬肌间隙及广义的咬肌间隙。

　　狭义的咬肌间隙为咬肌周围的间隙，位于咬肌深面与下颌支之间（图 18、图 19）。

　　前界：咬肌前缘。

　　后界：下颌支后缘及腮腺前缘。

　　上界：颧弓下缘。

　　下界：下颌骨下缘。

　　内界：下颌支的外面。

　　外界：咬肌及腮腺的深面。

　　此间隙与颊间隙、颞下间隙、翼颌间隙、腮腺间隙、咽旁间隙（茎突前间隙）等相通。

　　解剖学上的咬肌间隙为广义的概念，也称为咀嚼肌间隙，包括咬肌间隙、翼颌间隙、颞下间隙。

　　咀嚼肌间隙内主要有四对咀嚼肌，即咬肌、翼内肌、翼外肌和颞肌下部，以及下颌骨升支、下颌神经（V3）和颌内动脉等。

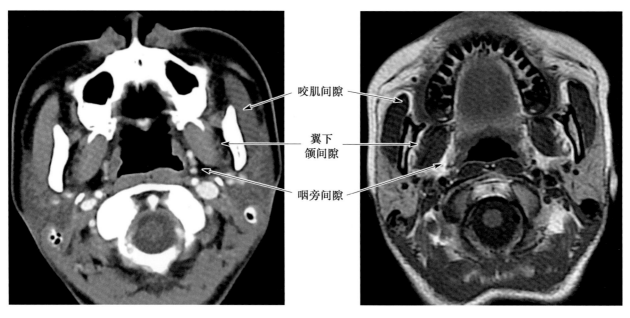

图 18　CT/MRI T$_1$ 像显示狭义的咬肌间隙及与周围间隙的关系

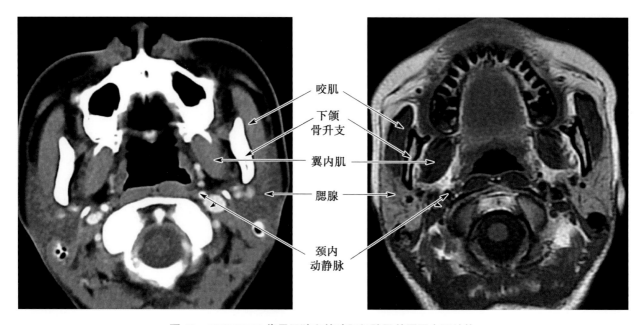

图 19　CT/MRI T$_1$ 像显示狭义的咬肌间隙及其周围主要结构

　　咀嚼肌间隙被下颌骨升支分为深、浅两部(图 20、图 21)。

》 翼下颌间隙

　　又名翼颌间隙,位于下颌支内侧面与翼内肌外侧面之间,内含下齿槽神经、舌神经、下颌舌骨肌神经、相关动、静脉(图 22~ 图 25)。

　　上界:翼外肌下缘。

　　下界:翼内肌附着于下颌支内侧面的翼肌粗隆处。

　　前界:颞肌、颊肌及下颌骨冠突。

　　后界:下颌支后缘和腮腺。

　　内界:翼内肌及其筋膜。

　　外界:下颌支内侧面。

　　翼颌间隙向上通颞间隙和颞下间隙、下通下颌下间隙、前通颊间隙、后通腮腺间隙、外通咬肌间隙。

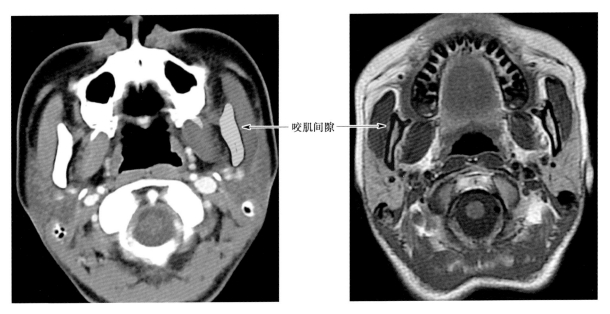

图 20　CT/MRI T$_1$ 像显示广义的咬肌间隙，即咀嚼肌间隙

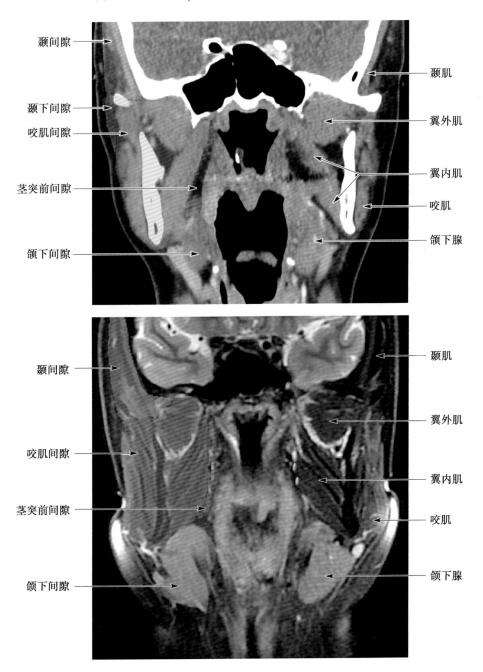

颞间隙

颞肌

颞下间隙

翼外肌

咬肌间隙

翼内肌

茎突前间隙

咬肌

颌下腺

颌下间隙

颞间隙

颞肌

翼外肌

咬肌间隙

翼内肌

茎突前间隙

咬肌

颌下间隙

颌下腺

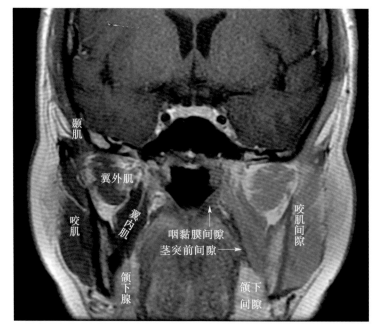

图 21 冠状面 CT/MRI T$_2$ 像显示广义的咬肌间隙与周围间隙的关系

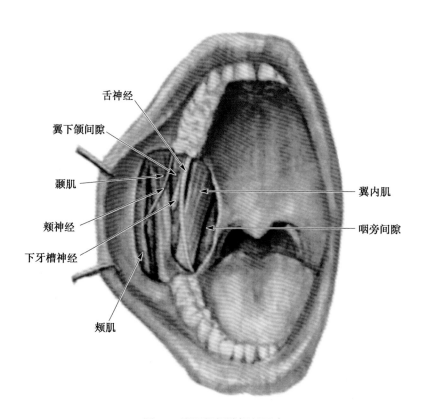

图 22 翼下颌间隙解剖示意

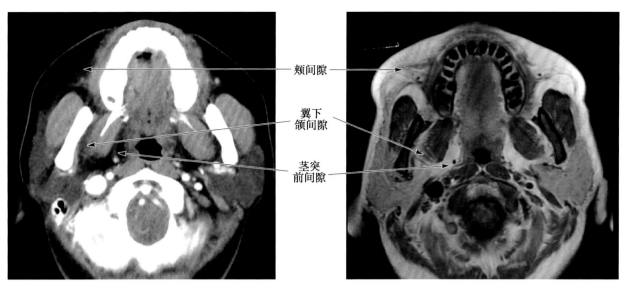

图 23　翼下颌间隙与颊间隙、茎突前间隙的关系

颊间隙

翼下
颌间隙

茎突
前间隙

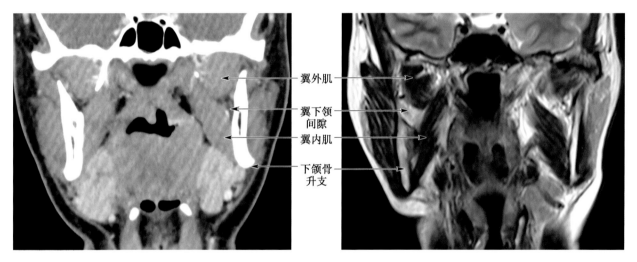

翼外肌

翼下颌
间隙

翼内肌

下颌骨
升支

图 24　CT/MRI 冠状面显示的翼下颌间隙（黄色区域）及茎突前间隙（蓝色区域）

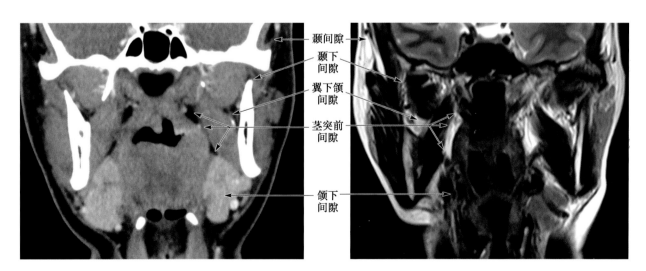

颞间隙

颞下
间隙

翼下颌
间隙

茎突前
间隙

颌下
间隙

图 25　翼下颌间隙与周围间隙的交通

颈部筋膜及头颈部间隙

与颈动脉鞘为同一概念,是颈深筋膜中层在颈部大血管和相关神经周围形成的血管神经束鞘(图26、图27)。

上起自颅底,下续连纵隔。

内有颈总动脉,颈内动、静脉,后4对脑神经及颈深淋巴结等。

后4对脑神经出颅底后与颈内动静脉伴行,但至颈部时与颈鞘伴行的只有颈内动静脉间的迷走神经。

临床上一般将鼻咽颅底水平的颈动脉间隙称为茎突后间隙,其下统称为颈动脉间隙。

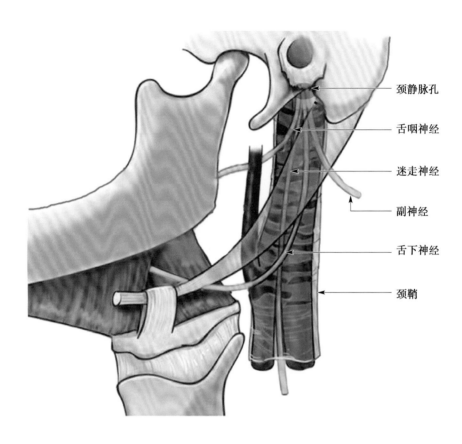

颈静脉孔

舌咽神经

迷走神经

副神经

舌下神经

颈鞘

图26 颈鞘与其内的后4对脑神经

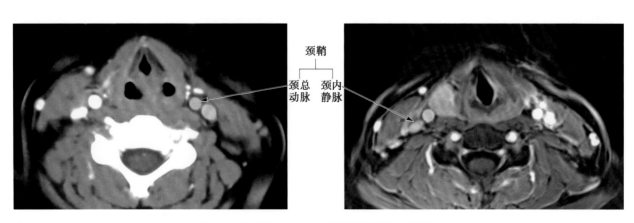

颈鞘

颈总动脉　颈内静脉

图27 喉水平 CT/MRI 显示的颈鞘(红色区域)

>> **腮腺间隙**

腮腺鞘内的潜在间隙(图28),内有以下结构:

1. **腮腺** 以面神经为界分为位于其外侧的腮腺浅叶和其内侧的腮腺深叶。
2. **血管** 穿经腮腺的血管有颞浅动静脉、面后静脉、颈外动脉、颌内动静脉和面横动脉。
3. **神经** 包括面神经的5大分支和下颌神经的分支耳颞神经。
4. 腮腺淋巴结。

具体边界:

上界:颧弓或颅底水平。

下界:下颌角下方,最低不超过舌骨水平。

前界:咬肌前缘和下颌支前缘。

后界:胸锁乳突肌上部的前缘,即乳突尖范围。

内界:茎突诸肌和咽侧壁。

外界:腮腺筋膜。

腮腺间隙内侧无腮腺筋膜封闭,直接与咽旁间隙和翼颌间隙相通。

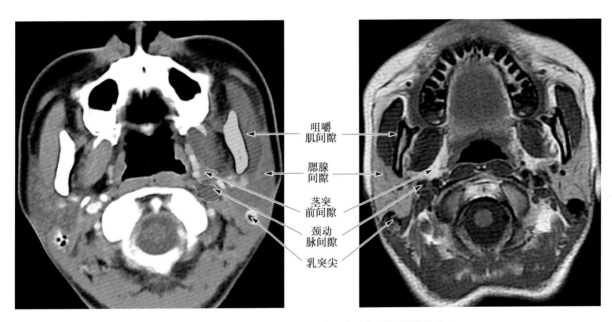

咀嚼肌间隙
腮腺间隙
茎突前间隙
颈动脉间隙
乳突尖

图28 CT/MRI T₁像显示的腮腺间隙及与周围间隙的关系

>> **下颌下间隙**

临床常简称为颌下间隙。

相当于下颌下三角(图29、图30),位于颏下间隙的后外侧,内有下颌下腺、面动静脉和下颌下淋巴结。

前内界:二腹肌前腹。

后外界:二腹肌后腹和茎突舌骨肌。

上界:下颌舌骨肌环绕下颌骨体下缘。

下界:舌骨水平。

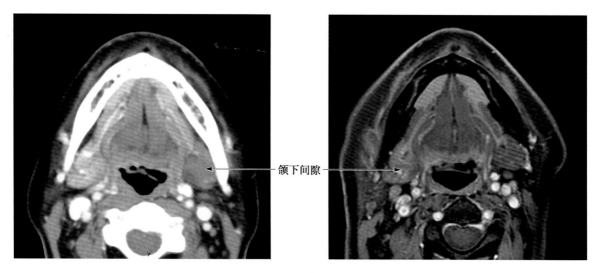

图 29　CT/MRI 横断面显示的颌下间隙

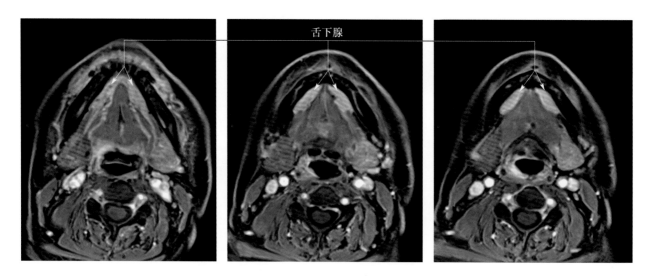

舌下腺

图 30　MRI 连续 3 个层面显示的颌下间隙（红色区域）

》 颏下间隙

相当于颏下三角（图 31、图 32），位于两侧二腹肌前腹之间，尖端伸至颏联合，上界为下颌舌骨肌，下界舌骨水平，内有颏下淋巴结及颈前静脉的起点。

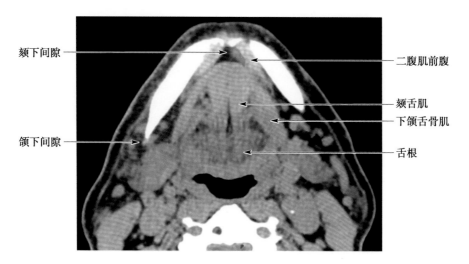

图 31　颏尖水平 CT 显示的颏下、颌下间隙

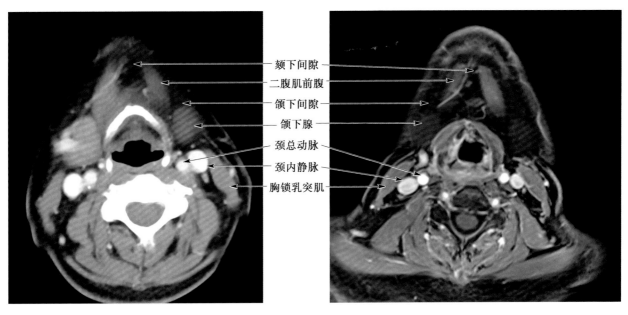

图 32　舌骨水平 CT 显示的颏下、颌下间隙

标注（自上而下）：颏下间隙、二腹肌前腹、颌下间隙、颌下腺、颈总动脉、颈内静脉、胸锁乳突肌

舌下间隙

位于舌和口底黏膜之下,下颌舌骨肌及舌骨舌肌之上(图33、图34)。

前界及两侧为下颌体的内侧面,后部止于舌根。

内有舌下腺及其周围结构,如下颌下腺管、舌动静脉、舌神经和舌下神经等。

舌下间隙与下颌下间隙相交通,后上通翼下颌间隙。

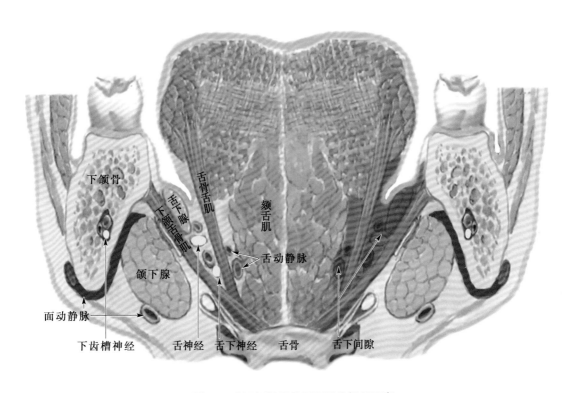

图 33　舌下间隙及其周围结构解剖示意

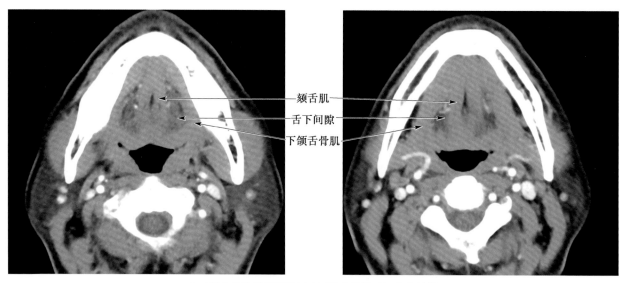

颏舌肌

舌下间隙

下颌舌骨肌

CT 两个不同层面显示的舌下间隙(红色区域)

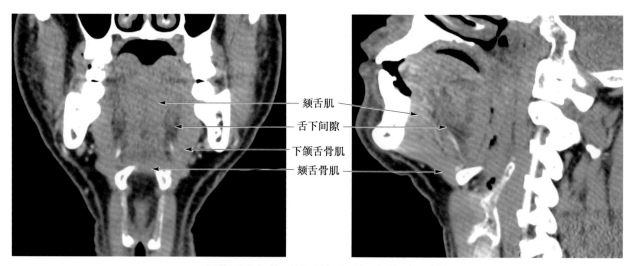

颏舌肌

舌下间隙

下颌舌骨肌

颏舌骨肌

CT 冠状面和矢状面显示的舌下间隙(红色区域)

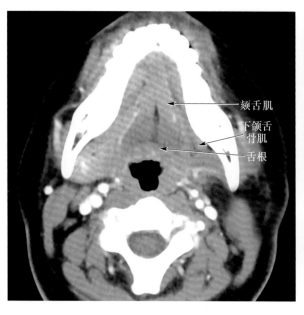

颏舌肌

下颌舌骨肌

舌根

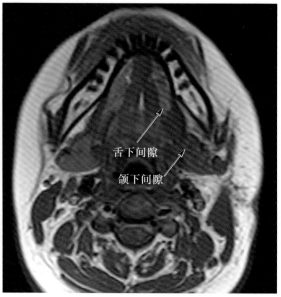

舌下间隙

颌下间隙

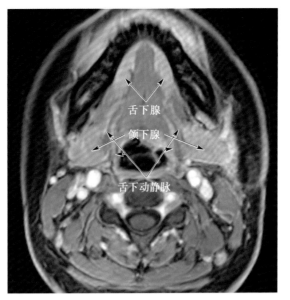

同一层面强化 CT、MRI T$_1$、强化 MRI 显示的舌下间隙及其周围结构

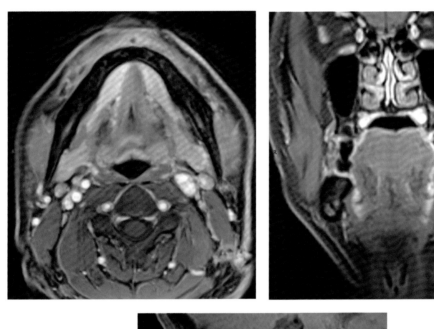

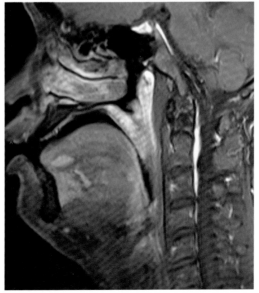

强化 MRI 三维层面显示的舌下间隙（红色区域）

图 34　CT/MRI 显示的舌下间隙及其周围结构

气管前间隙

位于气管前筋膜与颈深筋膜浅层之间,即颈深筋膜脏、壁两层在气管前方围成的潜在间隙(图35~图37),内有甲状腺、淋巴结及血管(甲状腺最下动脉、头臂干、左头臂静脉、左右甲状腺下静脉构成的甲状腺奇静脉丛)等。

气管前间隙向下通前纵隔。

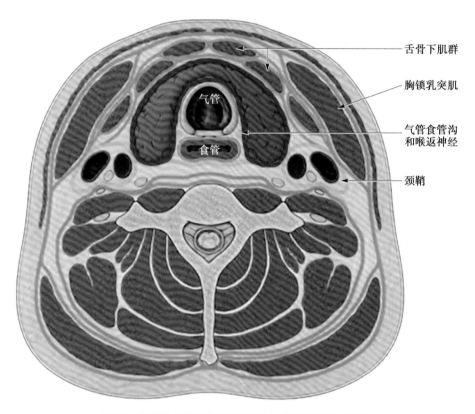

图35 气管前间隙(红色区域)及其周围结构解剖示意

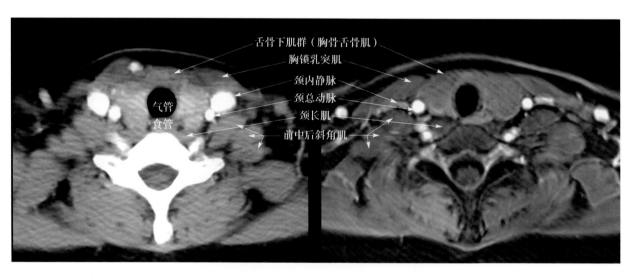

图36 CT/MRI 横断面显示的气管前间隙(红色区域)及其周围结构

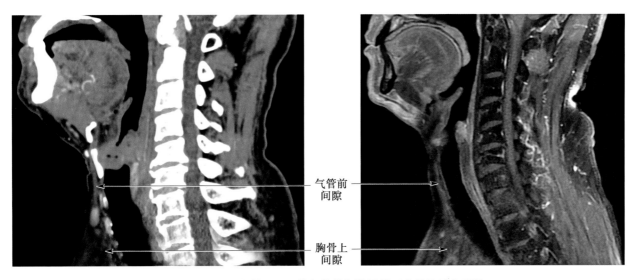

图 37　CT/MRI 矢状面显示的气管前间隙及其下方的胸骨上间隙

气管前间隙

胸骨上间隙

≫ 咽后间隙

颊咽筋膜与椎前筋膜(翼状筋膜)之间,下通食管后间隙,外侧毗邻颈鞘(图 38)。

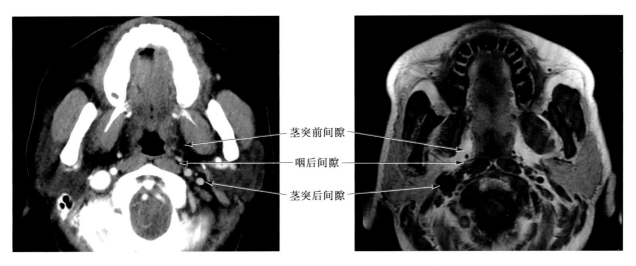

图 38　CT/MRI 显示的咽后间隙(红色区域)及其毗邻间隙

茎突前间隙

咽后间隙

茎突后间隙

≫ 胸骨上间隙

位于胸骨柄上缘。是颈深筋膜浅层(封套筋膜)在距胸骨柄上缘 3~4cm 处分为前、后两层,分别附着在胸骨柄的前、后缘,形成胸骨上间隙。内有胸锁乳突肌胸骨头、颈前静脉下段、颈前静脉弓、淋巴结和脂肪组织等。

≫ 锁骨上间隙

位于锁骨上缘,由封套筋膜一分为二层形成,经胸锁乳突肌后方与胸骨上间隙相通,内有颈前静脉、颈外静脉末段及蜂窝组织等。

≫ 食管后间隙

为咽后间隙(颊咽筋膜与椎前筋膜之间)向下的延续,向下通后纵隔。

≫ 危险间隙

≫ 椎前间隙

位于椎前筋膜与颈、胸椎之间,上达颅底,下至第三胸椎(图 39、图 40)。

前方为咽后间隙(图 41),两侧为颈外侧区,并经腋鞘与腋窝相通。

一般而言,自颅底平面以下出现咽后间隙、咽旁间隙和椎前间隙。咽旁间隙的断面自上而下逐层缩小,至舌骨平面消失;咽后间隙向下延续为食管后间隙;椎前间隙随层面下移至胸部。下颈部的气管前方有气管前间隙,随层面下移逐渐增大。

各间隙的交通示意及内容总结为图42、图43。

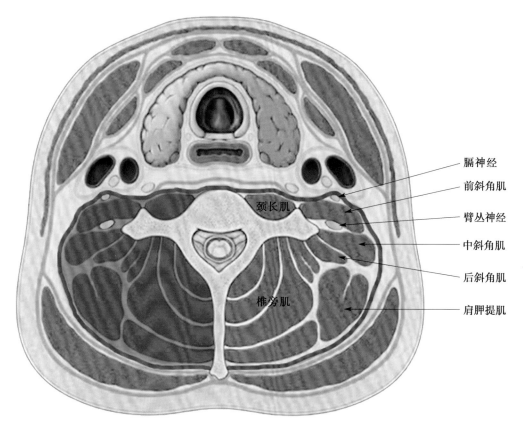

图39　椎前间隙(红色区域)解剖示意

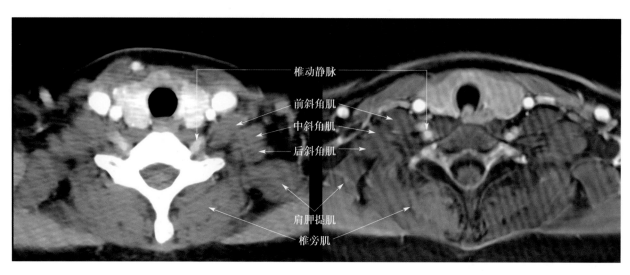

图40　CT/MRI 显示的椎前间隙(红色区域)及其结构

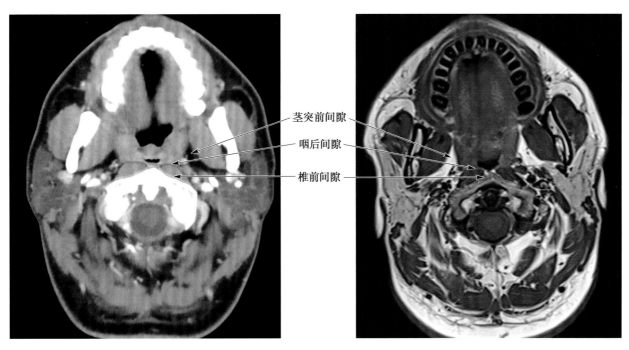

图 41 CT/MRI 显示的椎前间隙与咽后间隙

茎突前间隙
咽后间隙
椎前间隙

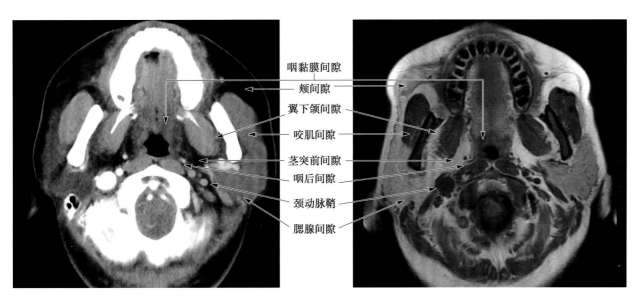

咽黏膜间隙
颊间隙
翼下颌间隙
咬肌间隙
茎突前间隙
咽后间隙
颈动脉鞘
腮腺间隙

图 42 CT/MRI 横断面显示的常见间隙

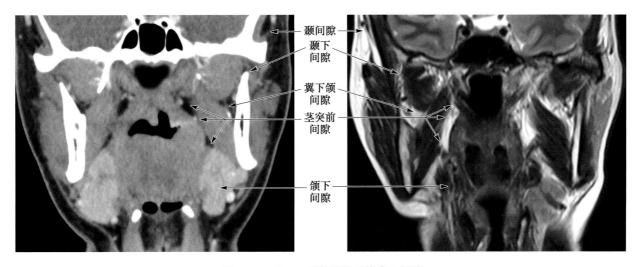

颞间隙
颞下间隙
翼下颌间隙
茎突前间隙
颌下间隙

图 43 CT/MRI 冠状面显示的常见间隙

颈部筋膜及头颈部间隙

283

头颈部间隙交通示意：

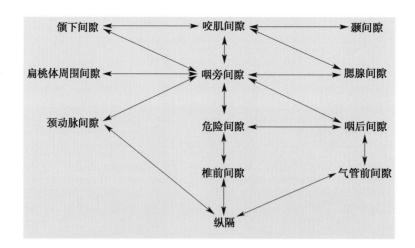

头颈部常见间隙及其内容物：

间隙 / 解剖结构	主要结构
颈部浅筋膜（皮下组织）	皮下脂肪、皮下静脉、淋巴管和皮神经、颈阔肌、颈前静脉和颈外静脉
咽后间隙	咽后淋巴结，脂肪
内脏后间隙（食管后间隙）	食管、脂肪
气管前间隙	喉、气管、甲状腺、甲状旁腺、喉返神经、交感干、Ⅵ区淋巴结、甲状腺动脉、脂肪
危险间隙	脂肪，其前为咽后间隙和食管后间隙，后为椎前间隙，两侧为咽旁间隙
椎前间隙	前纵韧带、颈椎、前中后斜角肌、肩胛提肌、头夹肌、颈夹肌、膈神经、臂丛神经根、椎动脉、椎静脉、脂肪
颈动脉鞘	颈内动、静脉，颈总动脉，Ⅸ、Ⅹ、Ⅺ、Ⅻ脑神经，Ⅱ、Ⅲ、Ⅳ区淋巴结，脂肪
下颌下间隙	下颌下腺、下颌下淋巴结、脂肪
颏下间隙	颏下淋巴结、脂肪
腮腺间隙	腮腺、面神经、腮腺淋巴结、颈外动脉、下颌后静脉、脂肪
咬肌间隙	翼内、外肌、咬肌、颞肌、下颌支、下颌神经（Ⅴ3）、脂肪
咽旁间隙（茎突前间隙）	脂肪、咽升动脉、上颌内动脉、翼静脉丛、下颌神经（Ⅴ3）、颈交感神经干、小涎腺、腮腺深部

图 44~ 图 49 为 1 例喉癌患者因气管切开术引起的气体在各间隙的蔓延情况，对于理解和掌握相关间隙解剖有帮助。

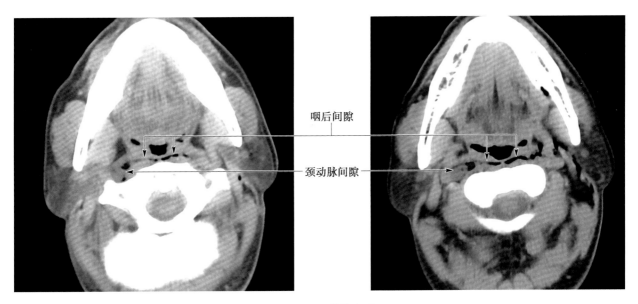

咽后间隙

颈动脉间隙

图 44 颈 1 椎体水平

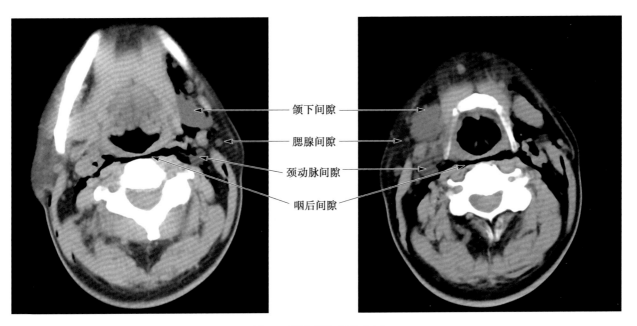

颌下间隙

腮腺间隙

颈动脉间隙

咽后间隙

图 45 下颌骨和舌骨水平

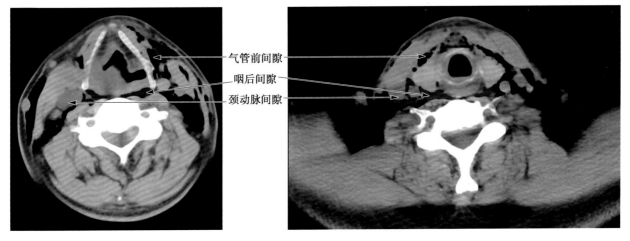

气管前间隙

咽后间隙

颈动脉间隙

图 46 甲状软骨和环状软骨水平

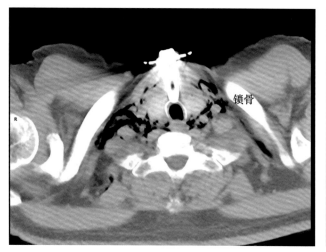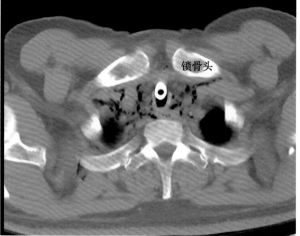

锁骨

锁骨头

图 47　锁骨上缘水平

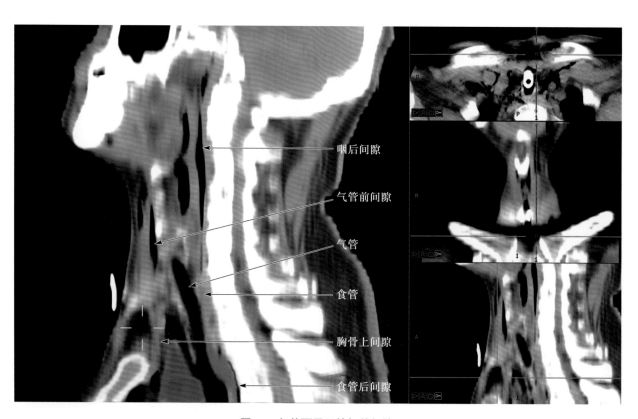

咽后间隙

气管前间隙

气管

食管

胸骨上间隙

食管后间隙

图 48　矢状面显示的相关间隙

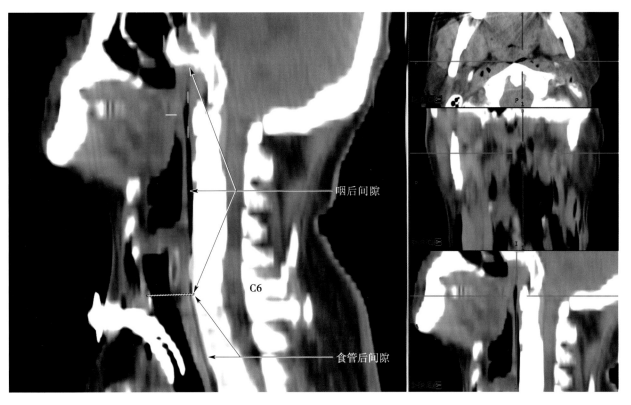

咽后间隙

C6

食管后间隙

图 49　以环状软骨下缘相当于颈 6 椎体下缘作为咽后间隙和食管后间隙的分界

罗京伟讲图

垂体及海绵窦

垂　体

> ### 大体解剖

垂体(图 1~ 图 4)位于蝶鞍的垂体窝,成人垂体大小平均为 1.2cm × 1.0cm × 0.5cm。

垂体分为垂体前叶和垂体后叶。垂体前叶又名腺垂体,垂体后叶又名神经垂体。

垂体通过垂体柄和下丘脑相连。

垂体及蝶鞍上方 10mm 为视交叉。

蝶鞍前方为鞍结节,后方为鞍背,其向上伸展的两侧角为后床突。

蝶鞍前方、蝶骨小翼后缘内侧的局部隆起为前床突。

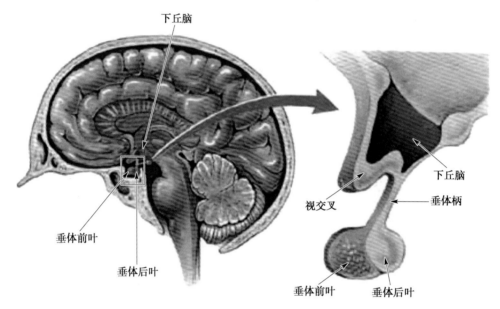

图 1　垂体大体解剖示意

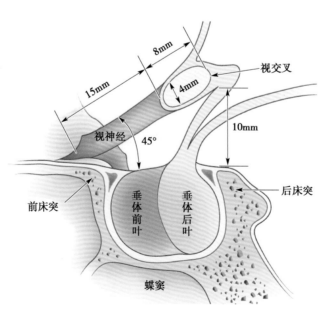

图 2　垂体与周围结构如视交叉、视神经的正常距离

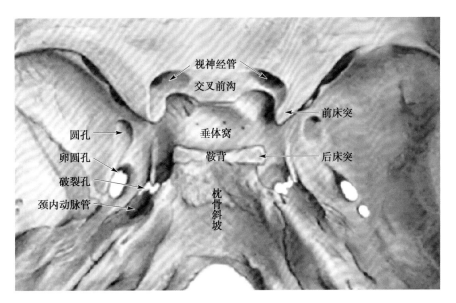

图 3　垂体周围的骨性颅底结构

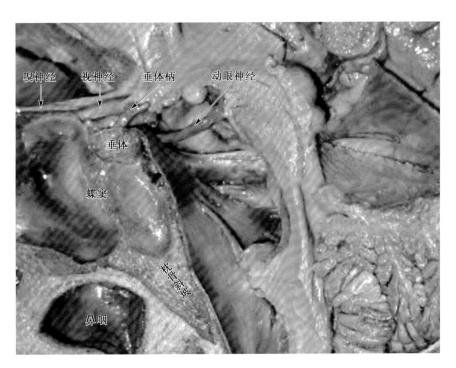

图 4　垂体及其周围结构的矢状面大体解剖

影像解剖

垂体的解剖结构及与周围结构的关系在 MRI 可清晰显示(图5~图8)。

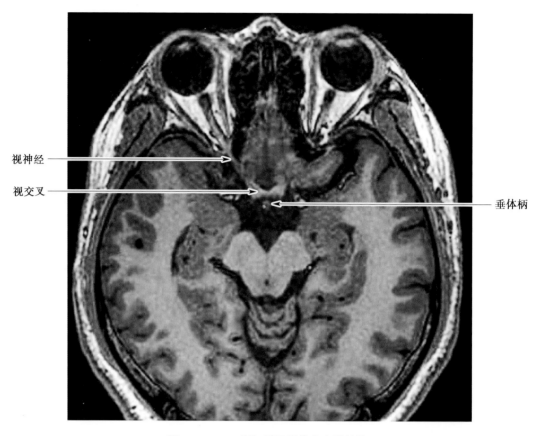

视神经

视交叉

垂体柄

图 5　MRI T$_1$ 平扫显示垂体上方的结构

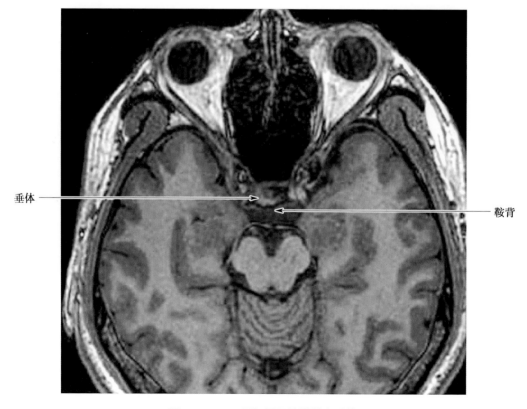

垂体

鞍背

图 6　MRI T$_1$ 平扫显示的蝶鞍内垂体

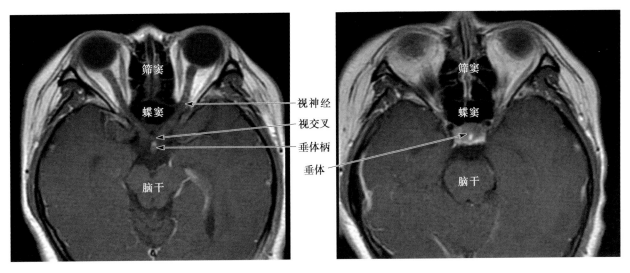

筛窦

蝶窦

脑干

筛窦

蝶窦

脑干

视神经

视交叉

垂体柄

垂体

图 7 MRI 横断面强化扫描显示的垂体

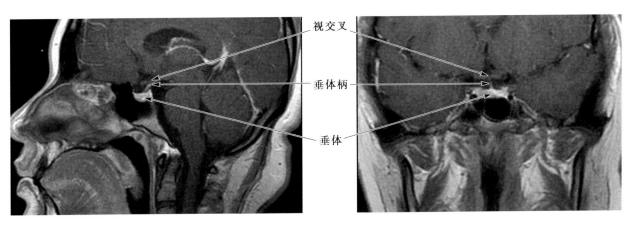

视交叉

垂体柄

垂体

图 8 MRI 增强扫描的冠状面和矢状面显示的垂体结构

矢状面 MRI 无论是平扫还是强化扫描均可区分出垂体前叶和后叶。一般而言, T_1WI 平扫垂体前叶的信号略低于后叶,但增强扫描则前叶强化明显,而后叶则强化不明显(图 9)。

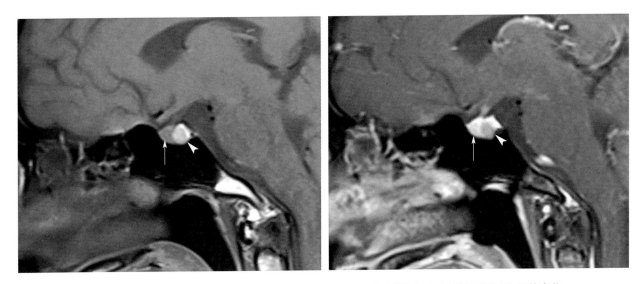

图 9 MRI 矢状面 T_1WI 平扫及强化扫描见垂体前叶(垂直白箭)和后叶(斜行箭头)信号的变化

垂体及海绵窦

图 10 为 MRI 强化扫描时在三维方向上显示的垂体。

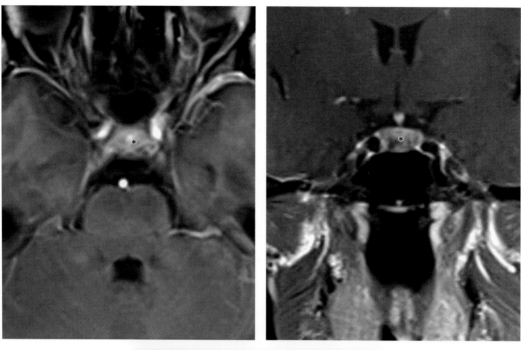

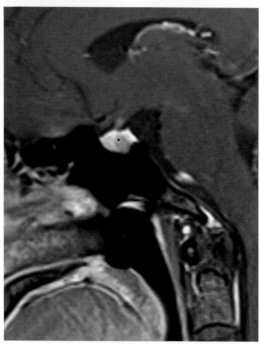

图 10　MRI 强化扫描时三维方向显示的垂体(*)

垂体与其周围结构见图11~图13。

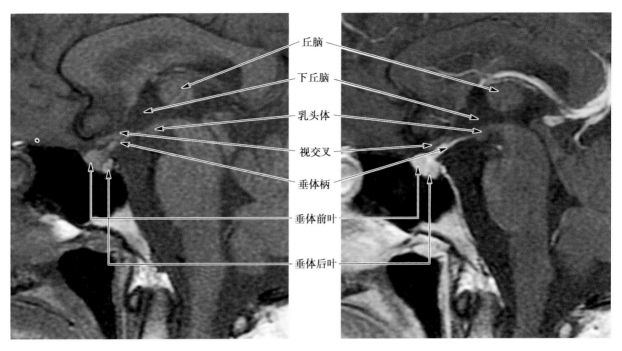

丘脑
下丘脑
乳头体
视交叉
垂体柄
垂体前叶
垂体后叶

图 11　MRI 矢状面显示的垂体及其邻近结构

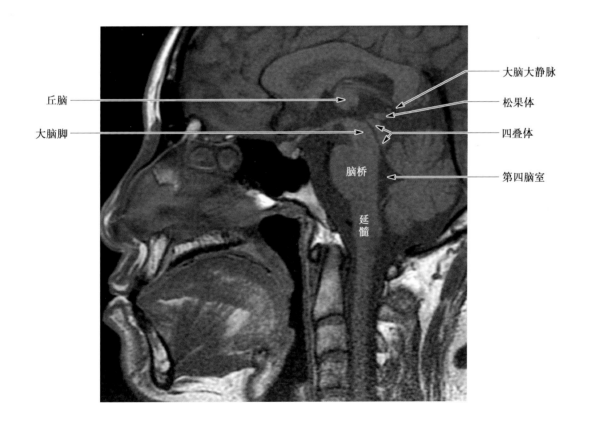

丘脑
大脑脚

大脑大静脉
松果体
四叠体
第四脑室

脑桥
延髓

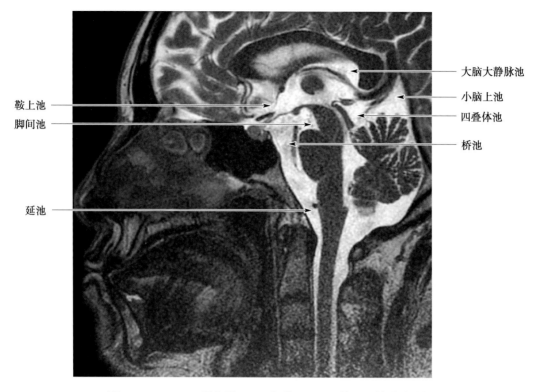

大脑大静脉池

小脑上池

四叠体池

桥池

鞍上池

脚间池

延池

图 12　MRI T₁WI 平扫及 T₂WI 矢状面显示垂体周围的脑池结构

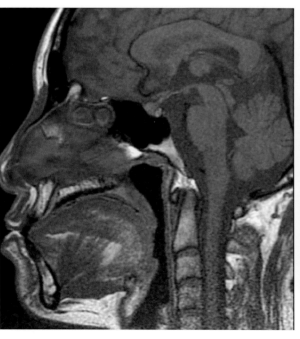
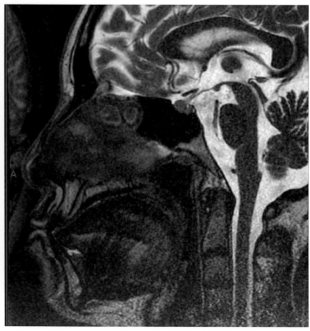

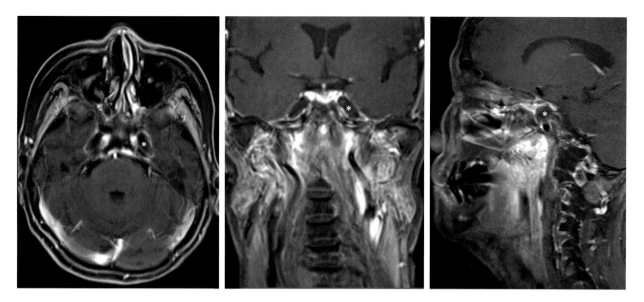

图 20　强化 MRI 三维方向显示的 Meckel 腔（*）

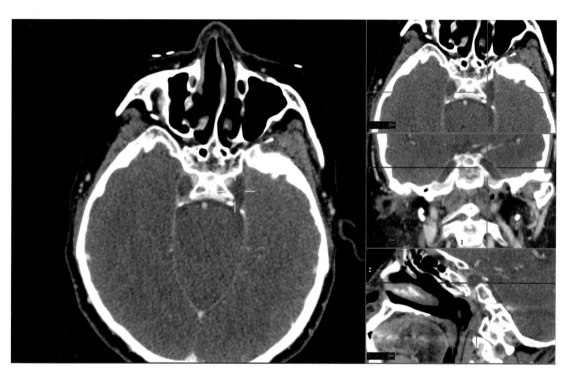

图 21　CT 三维层面显示的 Meckel 腔（+）

眼　部

➤ 大体解剖

解剖学上将眼部称为视器,由眼球和眼副器两部分组成。

➤ 眼球

眼球的结构见图1。

眼球的组成:

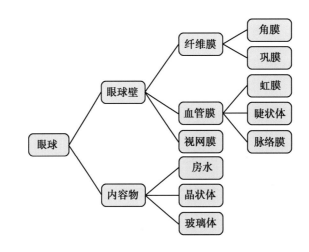

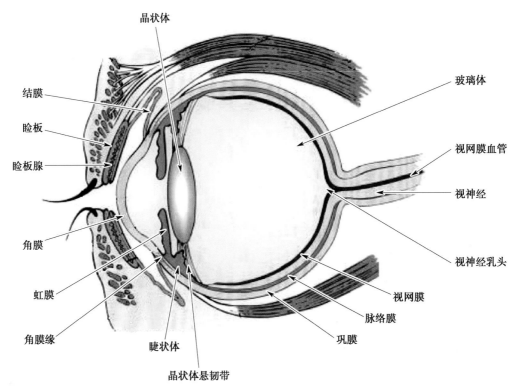

图1　眼球的解剖示意(矢状面)

➤ 眼副器

即眼球周围结构,包括眼睑、结膜、泪器、眼外肌、眶脂体和眶筋膜,以及血管、神经等。

1. 眶壁周围重要结构　眶壁周围有许多重要解剖结构,如各种孔、裂,对于放疗了解相关肿瘤的侵犯范围、靶区勾画有重要意义(图2~图7)。

(1)眶上裂:由蝶骨大、小翼组成,是眼眶上壁与外侧壁之间的骨性裂隙。

内有动眼神经、滑车神经、三叉神经第1支眼神经、展神经以及眼上静脉通过。

(2)眶下裂:位于上颌骨与蝶骨大翼之间,在眼眶下壁与外侧壁交界处后份。

内有三叉神经第2支上颌神经及其分支眶下神经、颧神经及眶下动、静脉等通过。

(3)视神经孔：视神经管的前端,视神经管位于眶尖稍内侧。

内有视神经、眼动脉、交感神经通过。

(4)眶上孔：又名眶上切迹,位于眼眶上壁偏内侧。

内有眶上神经、眶上动、静脉通过。

(5)眶下孔：是眼眶下壁内面眶下沟、眶下管的延续。

内有眶下神经,眶下动、静脉通过。

相关孔道走行的神经血管总结如下。

视神经通过视神经管入颅腔。

动眼神经、滑车神经、展神经及三叉神经第1支(眼神经)自颅内经眶上裂入眶。

眶上神经经眶上孔至额部。

三叉神经第2支上颌神经的分支眶下神经、颧神经经眶下裂入眶,眶下神经经眶下沟、眶下孔至面部。

眼动脉经视神经管入眶。

眼静脉经眶上裂汇入海绵窦。

眶下动脉由眶下裂至眶下孔。

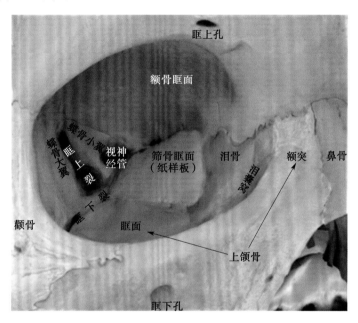

图 2　眼眶结构的大体解剖

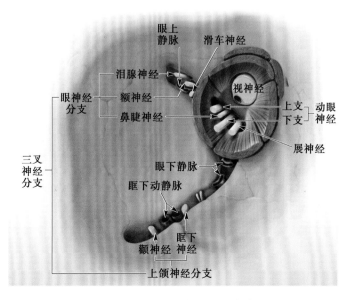

图 3　眼眶相应孔道走行的血管神经

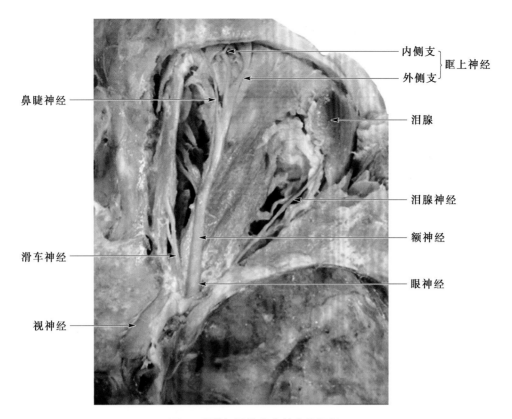

内侧支 ⎤
　　　 ⎬ 眶上神经
外侧支 ⎦

泪腺

鼻睫神经

泪腺神经

额神经

眼神经

滑车神经

视神经

图 4　眼神经及其分支的大体解剖

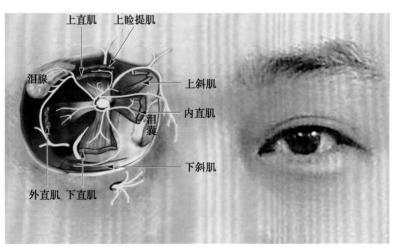

上直肌　上睑提肌

泪腺

上斜肌

内直肌

泪囊

下斜肌

外直肌　下直肌

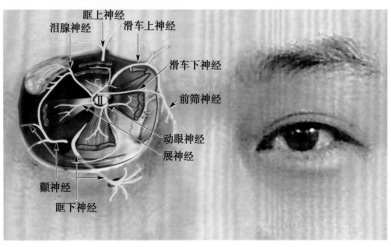

眶上神经

泪腺神经　滑车上神经

滑车下神经

前筛神经

Ⅱ

动眼神经

展神经

颧神经

眶下神经

图 5　眼部肌肉及神经解剖示意

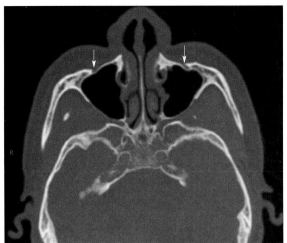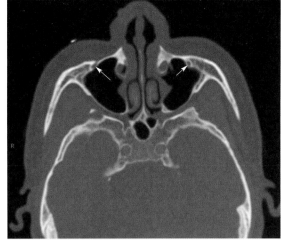

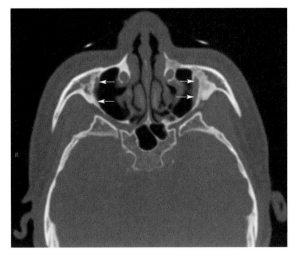

图 6 CT 连续层面显示的眶下神经孔及眶下神经管（白箭）

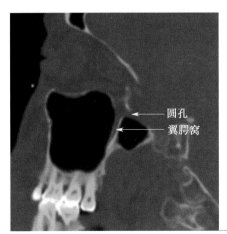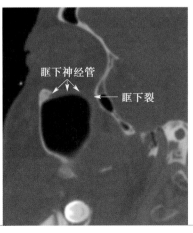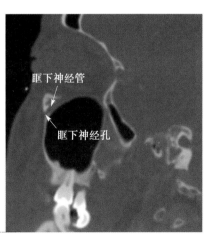

图 7 CT 矢状面显示的眶下神经管及其周围结构

眼

部

307

2. **眼部肌肉**　眼部肌肉,包括运动眼睑的上睑提肌,及运动眼球的上、下、内、外直肌和上、下斜肌(图 8)。

3. **泪器**　泪器包括泪腺和泪道,泪道由泪点、泪小管、泪囊和鼻泪管组成(图 9)。

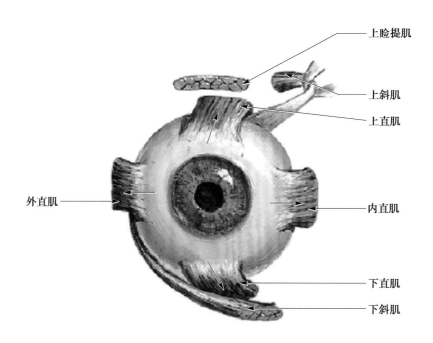

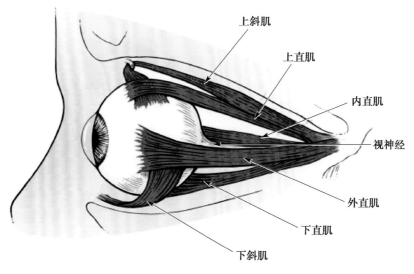

图 8　眼部肌肉解剖示意

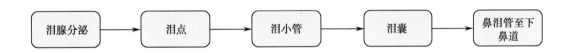

泪腺

泪点

泪囊

泪小管

鼻泪管

图 9 泪液排泄解剖示意

泪液排泄途径：

```
泪腺分泌 → 泪点 → 泪小管 → 泪囊 → 鼻泪管至下鼻道
```

❯❯ 淋巴引流

眼睑内外侧淋巴引流途径不同：

内侧引流至颌下和颈上深淋巴结,外侧引流至腮腺浅淋巴结和腮腺深淋巴结。

将球结膜分为内外各一半,其内侧和外侧淋巴引流同眼睑引流途径。

角膜一般认为无淋巴引流。

泪器包括泪腺、泪小管、泪囊和鼻泪管,引流至腮腺浅淋巴结和下颌下淋巴结。而鼻泪管除此之外尚可引流至咽后淋巴结和上颈深淋巴结。

❯❯ 影像

1. 眼球壁的影像 放疗而言,主要是辨认角膜、晶状体、视神经,便于作为危及器官限制安全放疗剂量(图 10)。

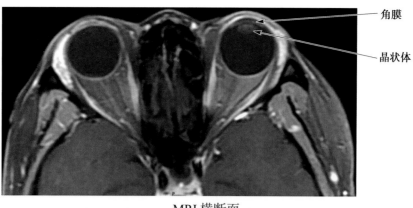

角膜

晶状体

MRI 横断面

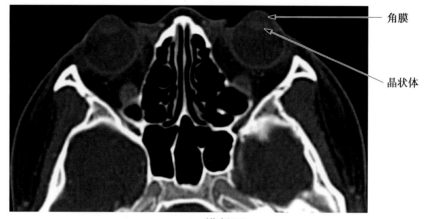

角膜

晶状体

CT 横断面

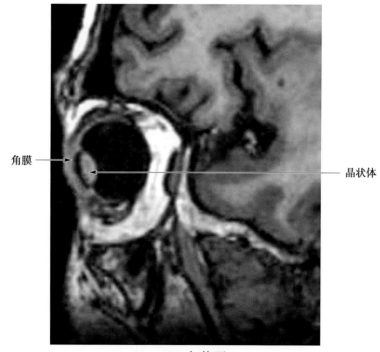

角膜

晶状体

MRI 矢状面

图 10　CT/MRI 显示的角膜、晶状体

2. 眶壁的影像　眶壁结构除眶上孔较小影像上不易辨别外,其他解剖结构在 CT 骨窗上均能清楚地显示(图 11~ 图 14)。

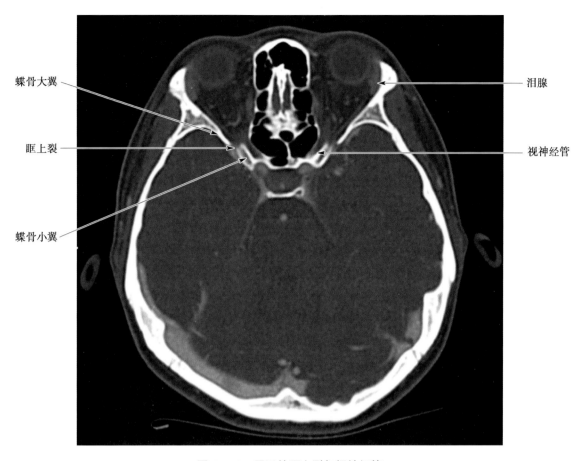

蝶骨大翼

眶上裂

蝶骨小翼

泪腺

视神经管

图 11　CT 显示的眶上裂与视神经管

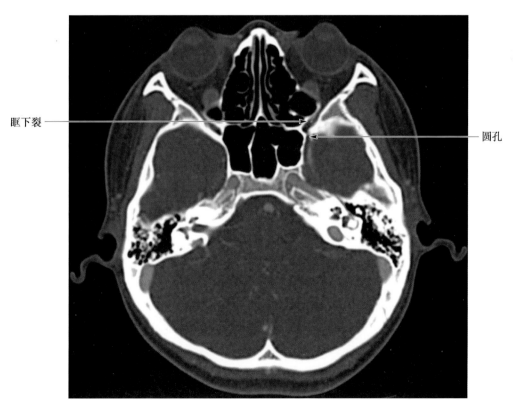

眶下裂

圆孔

图 12　CT 显示的眶下裂

眼

部

311

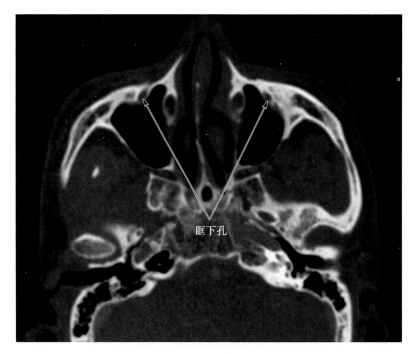

图 13　CT 横断面显示的眶下孔

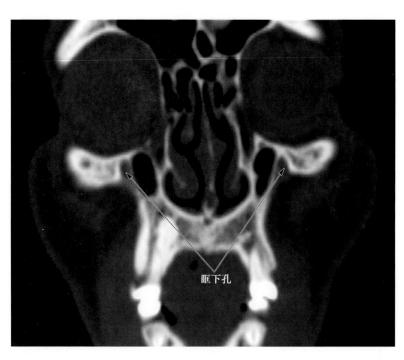

图 14　CT 冠状面显示的眶下孔

3. **眼部肌肉影像**　眼部肌肉影像上均可清楚显示(图 15)。

4. **泪器影像**

(1)MRI/CT 均能显示泪器系统结构,以前者显示为优;但由于临床上 MRI 扫描层厚明显厚于 CT,因此 MRI 的优势受到一定影响。

(2)CT 显示泪器除泪腺在软组织窗显示,其他宜在骨窗位观察(图 16)。

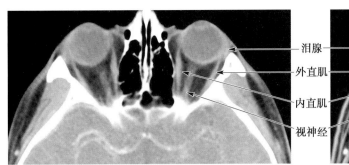

CT/MRI 横断面

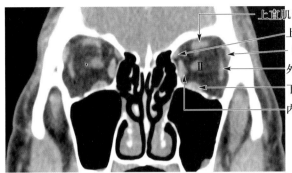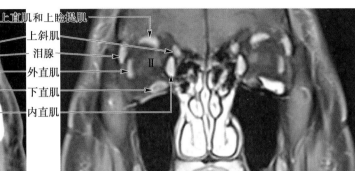

CT/MRI 冠状面

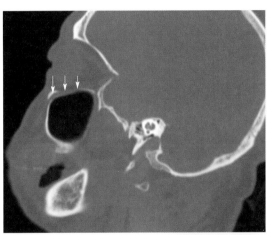

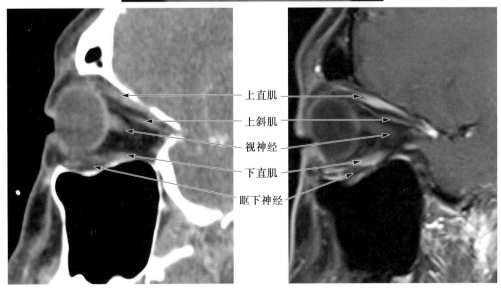

CT/MRI 矢状面（垂直白箭：眶下神经管）

图 15　CT/MRI 三维层面显示的眼部肌肉

眼

部

313

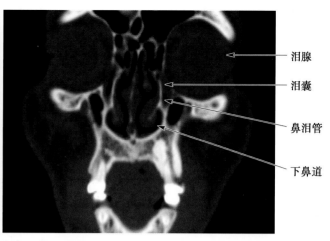

鼻泪管

泪腺
泪囊
鼻泪管
下鼻道

CT 显示的鼻泪管及其开口

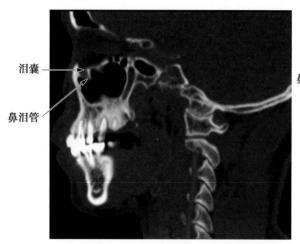

泪囊
鼻泪管

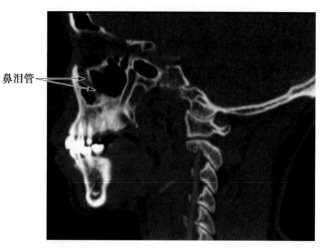

鼻泪管

CT 矢状面显示的鼻泪管

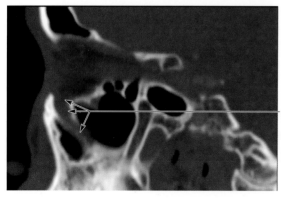

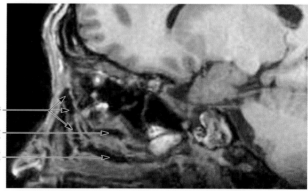

鼻泪管
中鼻道
下鼻道

CMRI 矢状面显示的鼻泪管

图 16　CT/MRI 显示的鼻泪管及其走行

眼
部

耳部

» 大体解剖

耳分为外耳、中耳和内耳三部分(图1)。

外耳道骨部、中耳、内耳和内听道(内耳道)均位于颞骨内。

耳部解剖分区：

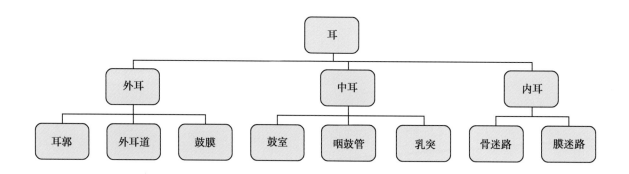

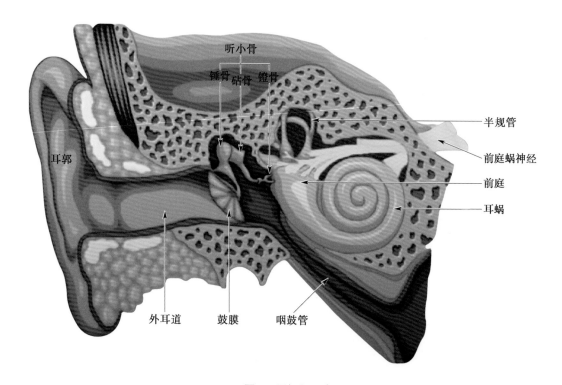

图1　耳解剖示意

耳镜检查可见鼓膜。

鼓膜分为上 1/4 的松弛部和下 3/4 的紧张部,其前下方的反光区称为光锥(图2)。

影像检查以 CT 为首选,图3 显示的为 CT 检查的耳部所见。

» 神经支配和淋巴引流

外耳的神经支配包括感觉神经、运动神经以及交感神经。

感觉神经有来自颈丛的枕小神经、耳大神经,来自下颌神经的分支耳颞神经、迷走神经耳支,以及来自面神经和舌咽神经的分支。

运动神经有面神经颞支及耳后支,支配耳郭肌。

交感神经来自颈动脉交感丛,沿动脉和静脉分布。

外耳的淋巴引流至耳郭周围淋巴结:

耳郭前面的淋巴流入耳前淋巴结与腮腺淋巴结。

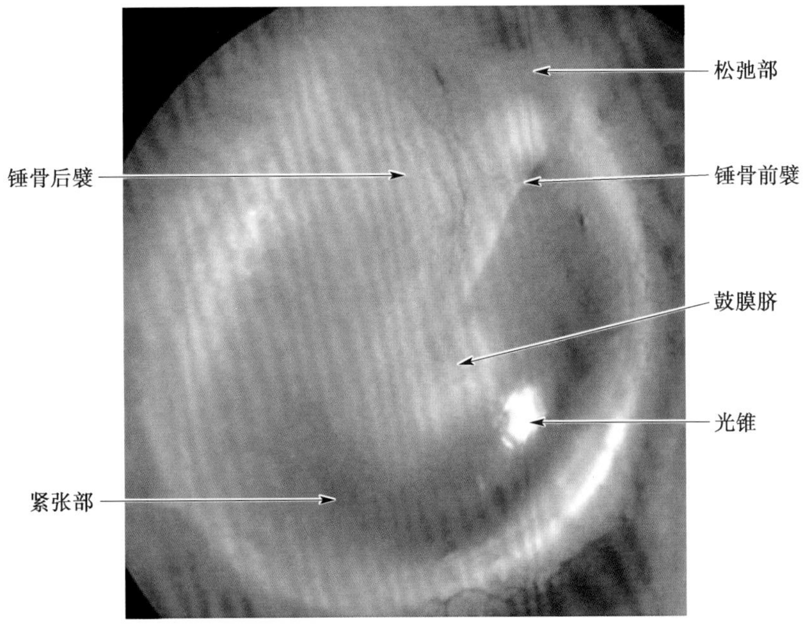

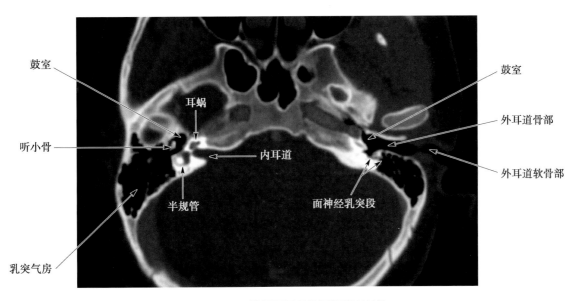

松弛部

锤骨前襞

鼓膜脐

光锥

锤骨后襞

紧张部

图2　正常鼓膜结构

鼓室

耳蜗

听小骨

内耳道

半规管

乳突气房

鼓室

外耳道骨部

外耳道软骨部

面神经乳突段

图3　CT 横断面显示的耳部解剖结构

耳郭后面的淋巴流入耳后淋巴结。

耳郭下部及外耳道下壁的淋巴流入耳下淋巴结(属颈浅淋巴结上群)及颈深上淋巴结。

耳

部

>> 影像解剖

以CT薄扫骨窗显示为佳(图4),MRI作为一种补充。

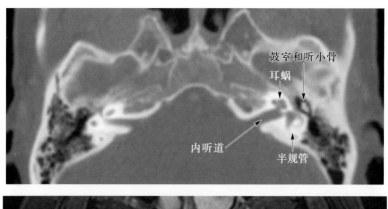

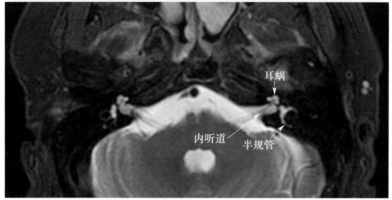

图4　CT/MRI横断面显示的中耳、内耳结构

耳部重要结构在横断面CT/MRI上辨认要点:

内听道容易辨认,其前上方为耳蜗,外上方为鼓室、鼓室里有听小骨,外下方为半规管。

>> 外耳

包括耳郭、外耳道和鼓膜。

外耳道为鼓膜以外部分,由软骨部和骨部组成,长2.5~3.5cm。

当CT上鼓膜不能显示时,锤骨柄多可显示,而锤骨柄外侧即为鼓膜,因此可作为外耳与中耳分界的参考(图5)。

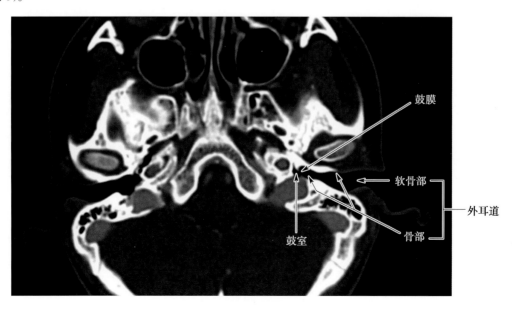

图5　CT横断面显示的外耳道结构

耳
部

中耳

包括鼓室、咽鼓管、乳突窦及乳突小房4部分。

狭义的中耳仅指鼓室及其内容结构,即鼓室和听小骨(锤骨、砧骨和镫骨)。

1. **鼓室** 中耳的主要构成部分(图6)。

鼓室内有听小骨(锤骨、砧骨和镫骨)和两块肌肉(鼓膜张肌和镫骨肌)。

鼓室向前通过咽鼓管与鼻咽相通,向后与乳突窦及乳突小房相通。

2. **咽鼓管(图7)** 沟通中耳鼓室与鼻咽的管道,故有2个开口:通往鼻咽者为咽鼓管咽口,通向中耳者为咽鼓管鼓室口。咽鼓管成人全长约35mm。外2/3为软骨部,内1/3为骨部。

3. **乳突窦** 又名鼓窦,是位于鼓室后上方一较大含气腔隙、介于上鼓室和乳突小房之间,并沟通鼓室与乳突小房(图8)。

4. **乳突小房** 又名乳突气房,为颞骨乳突内的许多含气小腔,互相连通。

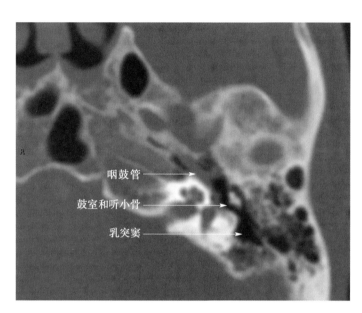

图6 中耳鼓室

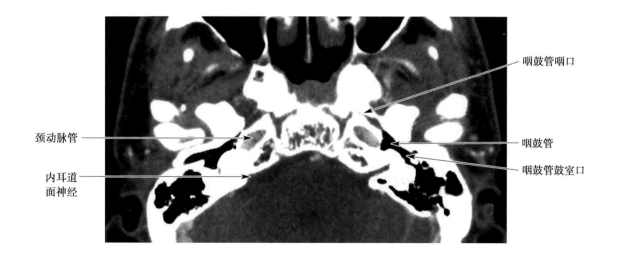

耳部

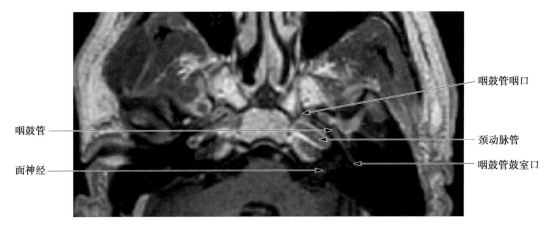

咽鼓管

面神经

咽鼓管咽口

颈动脉管

咽鼓管鼓室口

图7　CT/MRI 显示的咽鼓管结构

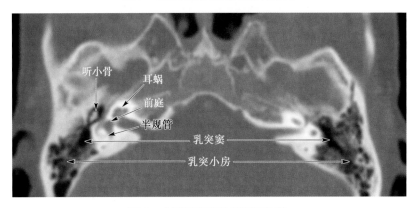

听小骨

耳蜗

前庭

半规管

乳突窦

乳突小房

图8　中耳乳突窦及其周围结构

> **内耳**

又名迷路,位于颞骨岩部内,由复杂的管道组成,含有听觉与位置觉感受装置。

内耳分骨迷路与膜迷路,两者形状相似,膜迷路位于骨迷路之内。

内耳从前内向后外沿颞骨岩部(即岩骨)长轴排列,结构分别为:耳蜗、前庭、半规管(图9)。

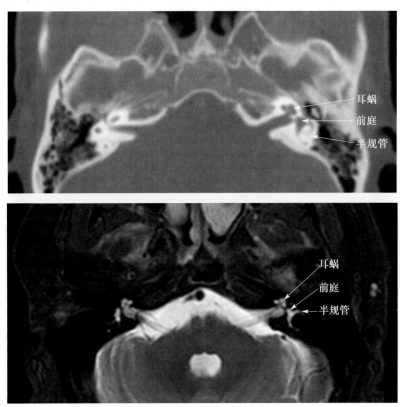

耳蜗

前庭

半规管

耳蜗

前庭

半规管

图9　CT/MRI 横断面显示的内耳结构

内听道内有面神经和前庭蜗神经走行(图10、图11)。

前庭蜗神经,又名位听神经,简称听神经。

一般而言,面神经位于前庭蜗神经的前上方,而且为单一的束状结构。

前庭蜗神经由前庭神经和蜗神经组成。而前庭神经又分为前庭上神经和前庭下神经,CT/MRI均可显示。

》 茎乳孔与面神经

在茎突与乳突之间有茎乳孔,为面神经管的下口,面神经由此出颅。

面神经于脑桥下缘出脑,经内耳道进入面神经管。

面神经管位于颞骨岩部,起于内耳道的底部,开口于茎乳孔。

面神经管的分段,临床有多种分法,常用的为6段分法:

脑池段、内听道段、迷路段(包括膝状神经节)、鼓室段(水平段)、乳突段(垂直段)和颅外段。

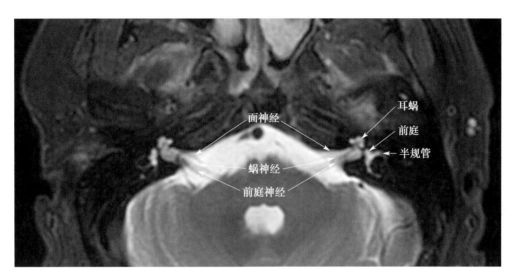

图10 MRI显示的面神经和前庭蜗神经

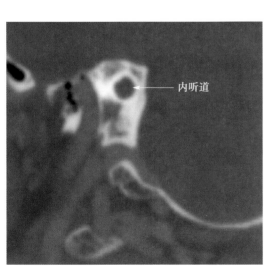
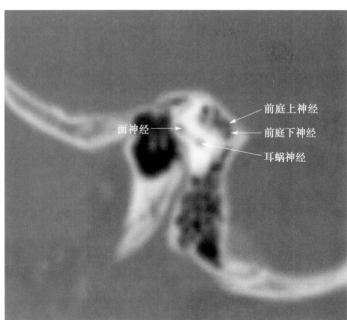

图11 CT矢状面显示的面神经和前庭蜗神经

对放疗而言,在CT/MRI上能辨认出面神经的走行即可,因此多采用四段分法:内听道段、迷路段、鼓室段和乳突段,而具体辨认要点是先找出内听道和茎乳孔,然后辨认出面神经的迷路段、垂直段、水平段即可(图12~图14)。

耳
部

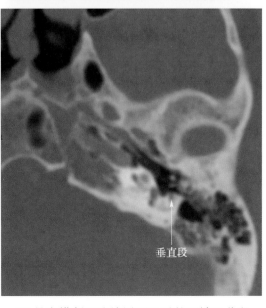

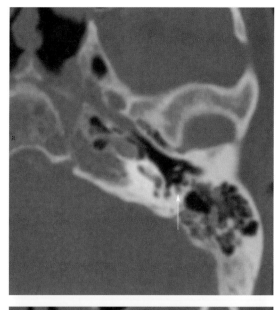

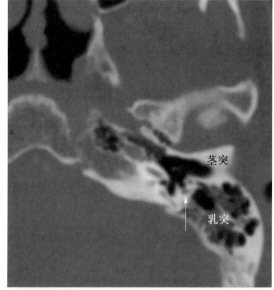

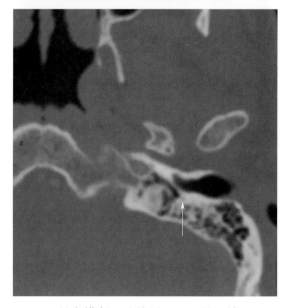

CT 骨窗横断面连续层面显示的面神经分段

CT 骨窗横断面连续层面显示的面神经
垂直段(白箭)

耳
部

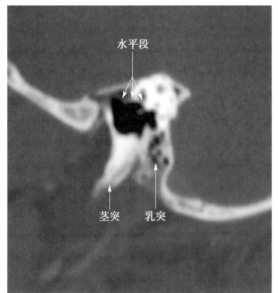

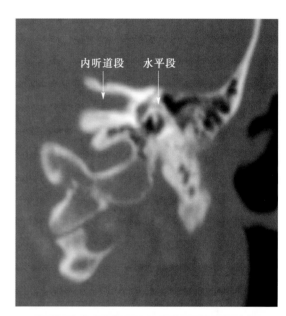

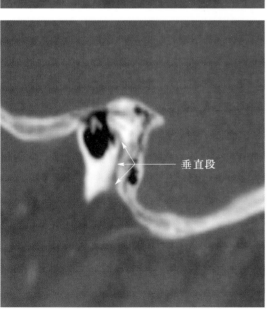

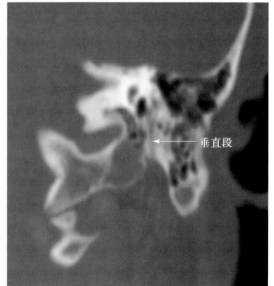

CT 骨窗矢状面连续层面显示的面神经分段　　　　　　CT 骨窗冠状面显示的面神经分段

图 12　CT 骨窗三维层面显示的面神经分段

耳

部

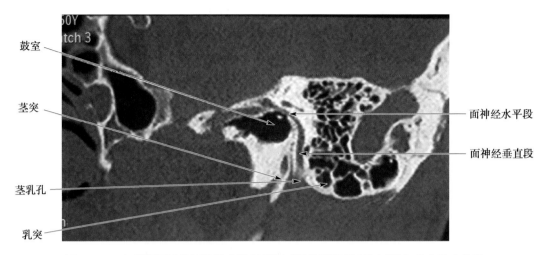

鼓室

茎突

面神经水平段

面神经垂直段

茎乳孔

乳突

图 13　CT 矢状面显示的面神经水平段(鼓室段)和垂直段(乳突段)与茎突乳突关系

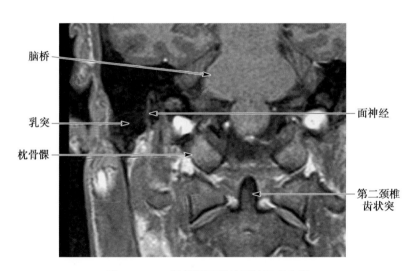

脑桥

面神经

乳突

枕骨髁

第二颈椎
齿状突

图 14　MRI 冠状面显示的面神经垂直段

影像上辨认面神经和听神经的要点:

1. 面神经和听神经是前后和上下的关系,即面神经位于听神经的前上方。

2. 听神经位于耳蜗与半规管之间,据此可以很容易区别面神经和听神经,在 MRI 的 T_2WI 像上尤为明显(图 15)。

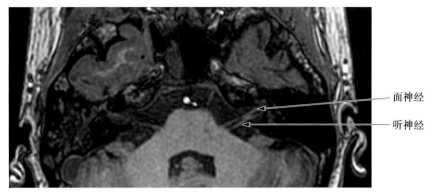

MRI T_1WI 像显示的面神经和听神经的前后关系

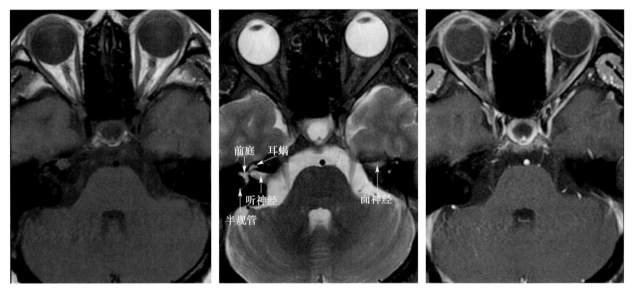

MRI T_1WI、T_2WI 及强化像显示的面神经和听神经

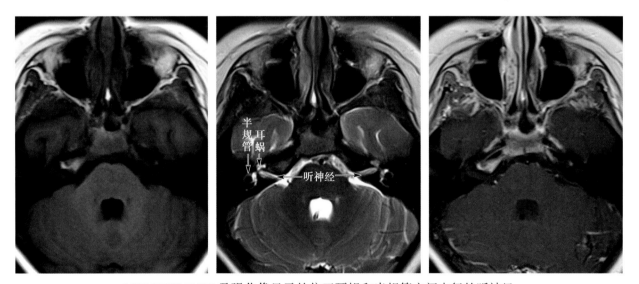

MRI T_1WI、T_2WI 及强化像显示的位于耳蜗和半规管之间走行的听神经

图 15　MRI 面神经和听神经的鉴别

耳

部

图 16 显示耳部及其周围的重要解剖结构。

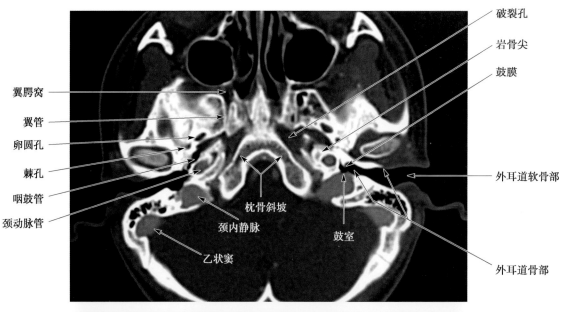

翼腭窝

翼管

卵圆孔

棘孔

咽鼓管

颈动脉管

乙状窦

枕骨斜坡

颈内静脉

鼓室

破裂孔

岩骨尖

鼓膜

外耳道软骨部

外耳道骨部

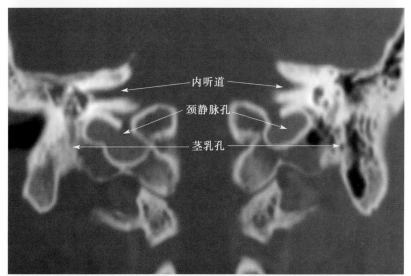

内听道

颈静脉孔

茎乳孔

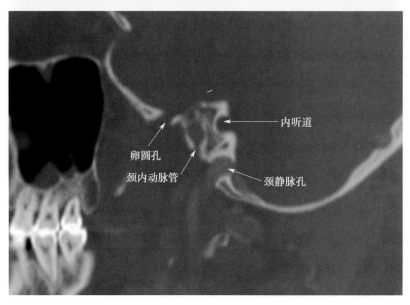

卵圆孔

颈内动脉管

内听道

颈静脉孔

图 16　CT 三维层面显示的耳部及其周围结构

甲状腺

甲状腺是人体最大的内分泌腺(图 1~ 图 3)。

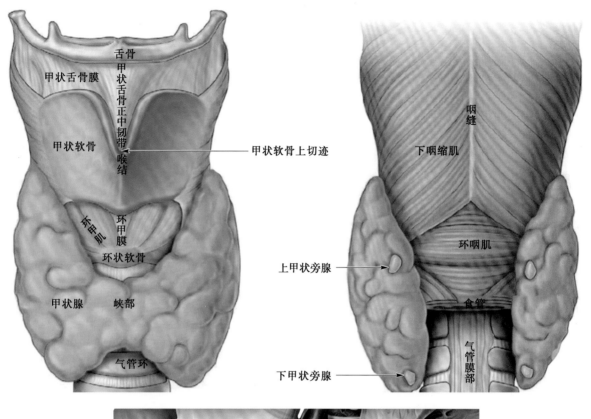

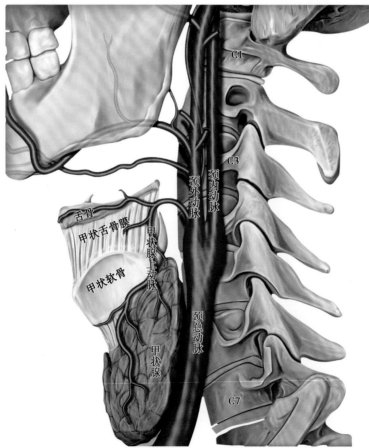

图 1　甲状腺前、后、侧面观解剖示意

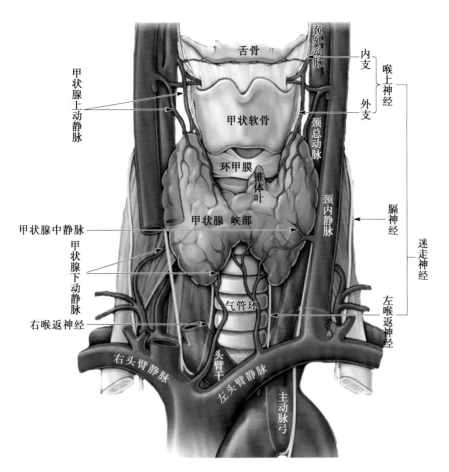

图 2　甲状腺与周围血管神经的（前面观）解剖示意

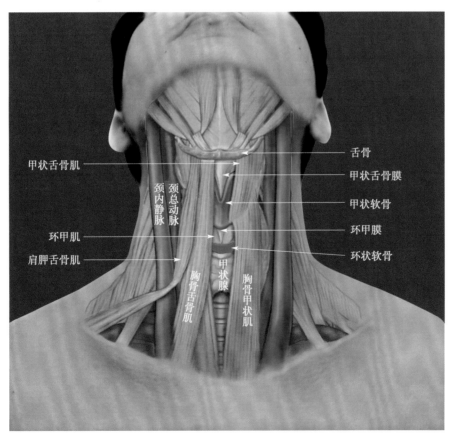

图 3　甲状腺与周围肌肉在正常人体的位置

甲状腺形如"H",分左、右两个侧叶,中间以峡部相连。

位于甲状软骨下,紧贴在气管第3、4软骨环前面。

甲状腺后面,上、下各有两对甲状旁腺,并与喉返神经相邻。

甲状腺周围肌肉为舌骨下肌群,共4对肌肉分深、浅两层分布:浅层呈纵行并列,包括内侧的胸骨舌骨肌和外侧的肩胛舌骨肌;深层包括上份的甲状舌骨肌和下份的胸骨甲状肌。

血液供应主要有四条动脉,即左、右甲状腺上、下动脉。甲状腺血供较丰富,腺体受颈交感神经节的交感神经和迷走神经支配。

淋巴引流

见图4。

首站淋巴引流位置:喉前、气管前、气管旁、气管食管沟淋巴结。

第2站淋巴引流位置:颈深、锁骨上、枕部淋巴结。

一般而言,甲状腺腺体常引流至Ⅵ区,即喉前、气管前、旁和气管食管沟淋巴结,但不同部位的甲状腺腺体淋巴引流有所不同:

上部腺体→喉前淋巴结(Delphian淋巴结)→上颈深淋巴结

下部腺体→喉前淋巴结(Delphian淋巴结)、气管前淋巴结→下颈深淋巴结

峡部可直接引流至胸导管或颈深淋巴结。

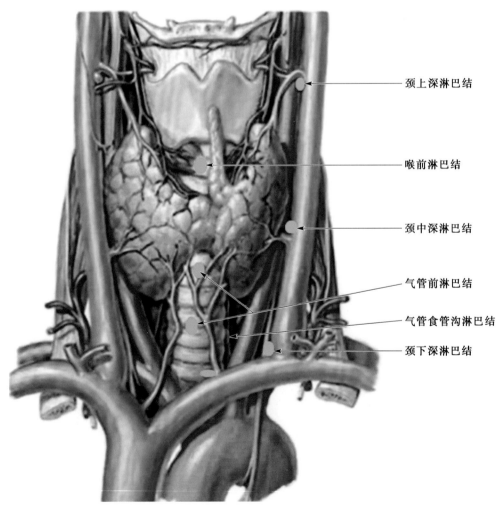

颈上深淋巴结

喉前淋巴结

颈中深淋巴结

气管前淋巴结

气管食管沟淋巴结

颈下深淋巴结

图4 甲状腺淋巴引流示意

影像解剖

B 超是首选的初筛检查。

CT 是常用检查项目。

MRI 是检查甲状腺病变极具潜力的检查方法。

图 5 为甲状腺大体解剖与影像比对。

图 6 为 CT 两个不同层面显示的甲状腺及其周围结构。

图 7 为 CT/MRI 三维层面显示的甲状腺及其周围结构。

高质量的 MRI 在诊断甲状腺病变方面具有重要的作用,尤其是在细节的显示上有其独到之处。图 8、9 为增强 CT 和普通、高质量 MRI 在显示肌肉、血管、臂丛神经方面的比较。

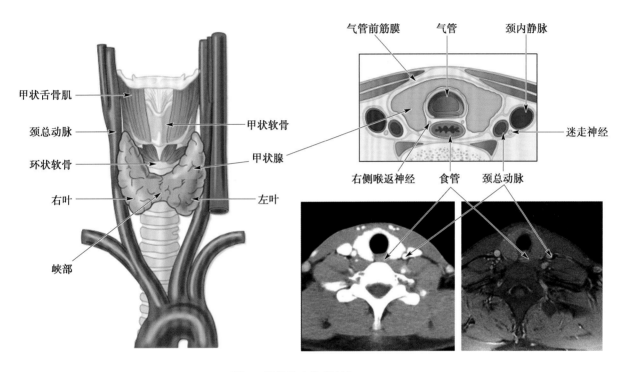

图 5　甲状腺大体解剖与 CT/MRI

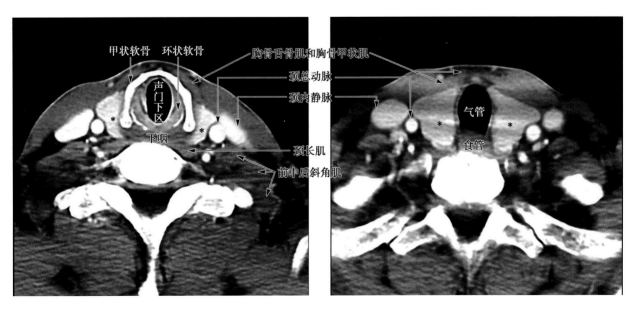

图 6　CT 横断面显示的喉水平及气管水平的甲状腺(＊)及其周围结构

甲
状
腺

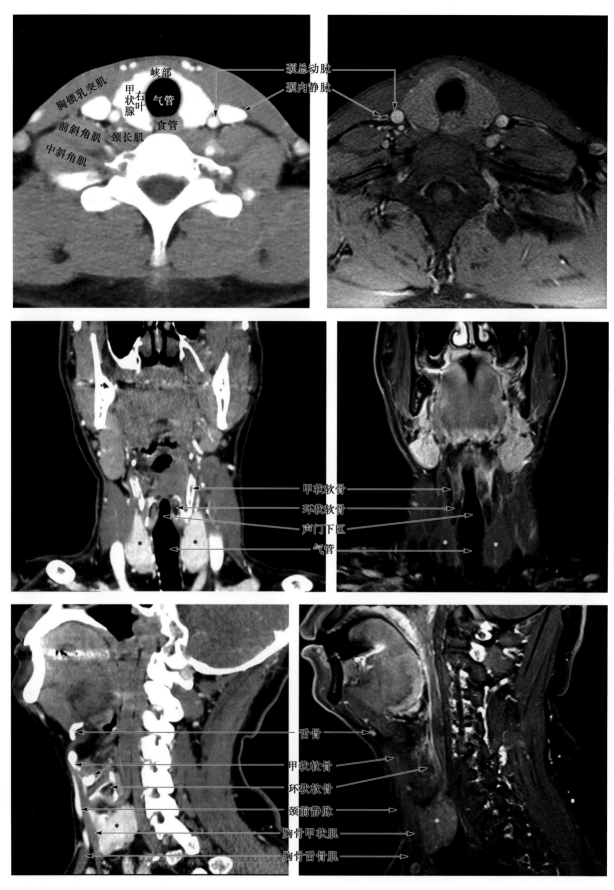

图 7　CT/MRI 三维层面显示的甲状腺(*)及其周围结构

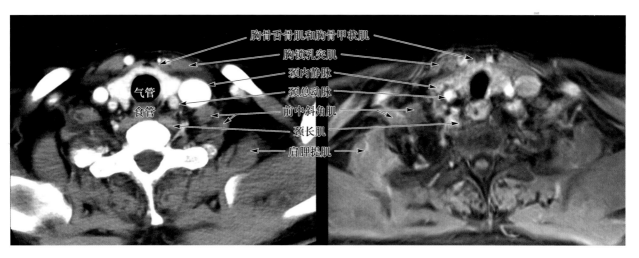

图 8　一般 MRI(右图)显示的甲状腺及其周围结构

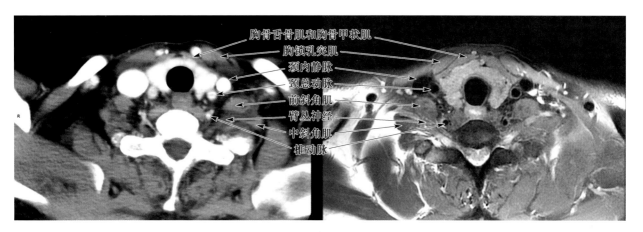

图 9　高质量 MRI(右图)显示的甲状腺及其周围结构

臂丛神经

大体解剖

臂丛由第5~8颈神经前支和第一胸神经前支的大部分神经纤维交织汇集而成。

该神经丛的主要部分先经斜角肌间隙向外侧穿出,后行于锁骨下动脉的后上方,经锁骨后方进入腋窝。

组成臂丛的五条颈神经的前支先形成上、中、下三个干,由三干再重新编排和组合,包绕腋动脉形成内侧束、外侧束和后束,臂丛的主分支多由三个束发出,臂丛的分支主要分布于上肢和部分胸、背浅层肌(图1、图2)。

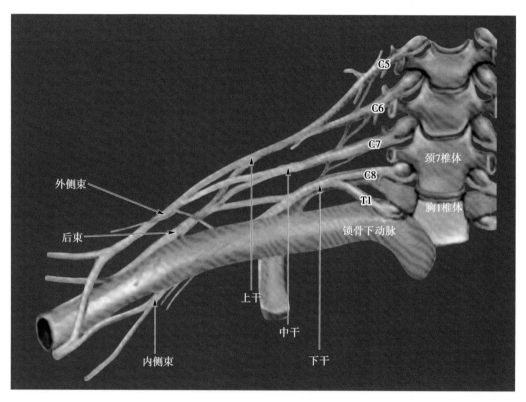

图1 臂丛神经解剖示意

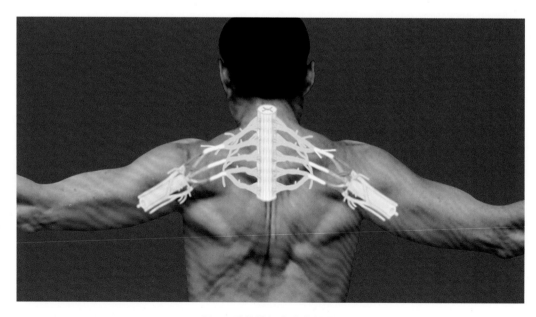

图2 臂丛神经在人体投影

臂丛神经

⨠ 影像解剖

MRI 序列可清晰辨认臂丛神经的全貌及与周围结构的关系（图3~图6）。

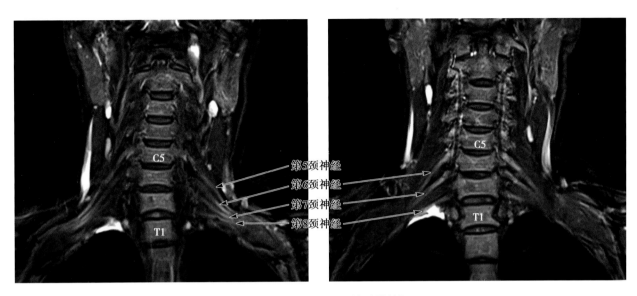

图 3　MRI 冠状面显示的臂丛神经

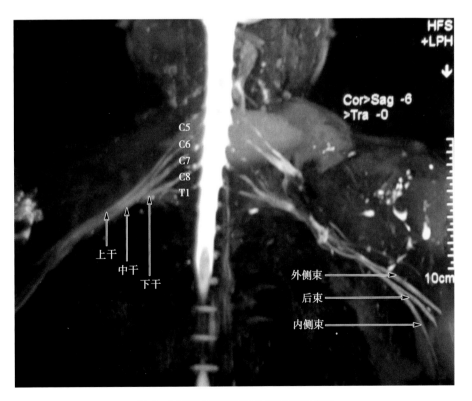

图 4　MRI 冠状面显示的臂丛神经全程

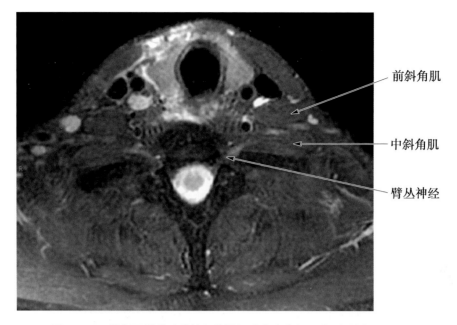

前斜角肌

中斜角肌

臂丛神经

图 5　MRI 横断面辨认臂丛神经从椎间孔发出走行于前、中斜角肌之间

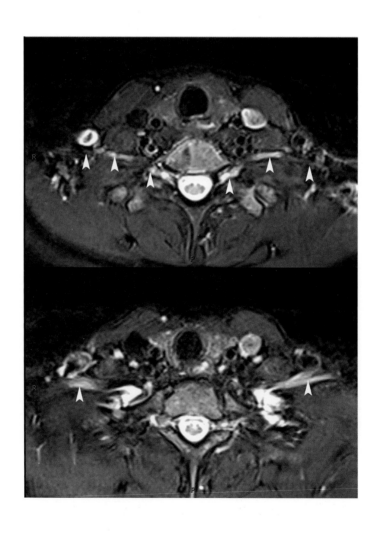

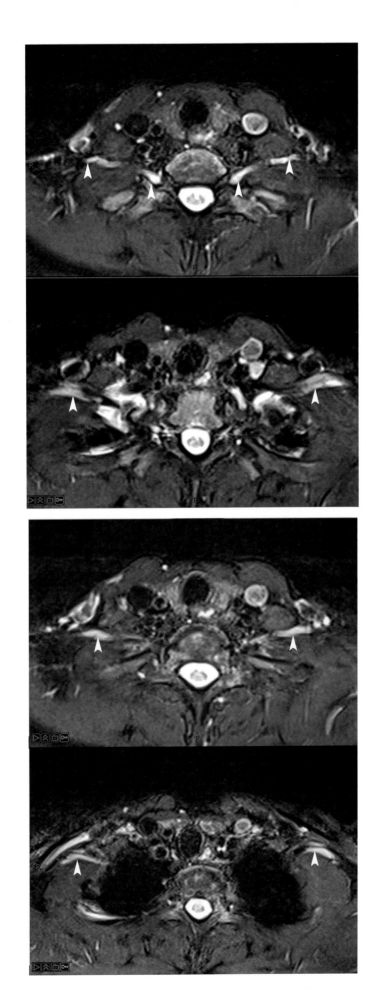

图 6　MRI 连续横断面显示的臂丛神经走行（白箭）

CT 显示臂丛神经则较为困难,临床上一般根据其周围的解剖标志加以确认(图 7)。

辨认要点:

1. 椎间孔发出。

2. 走行于前、中斜角肌之间。

3. 下颈部锁骨上位置以锁骨下动脉为标志,3 个干走行于锁骨下动脉的后上方。

4. 腋窝部位以腋动脉为参考标志。

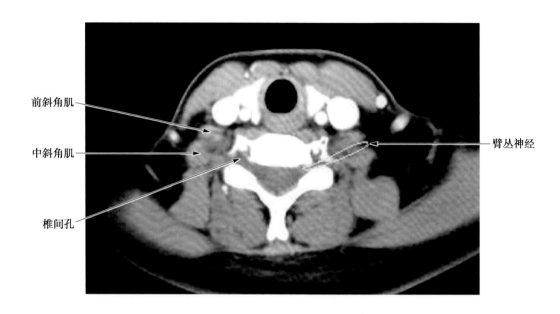

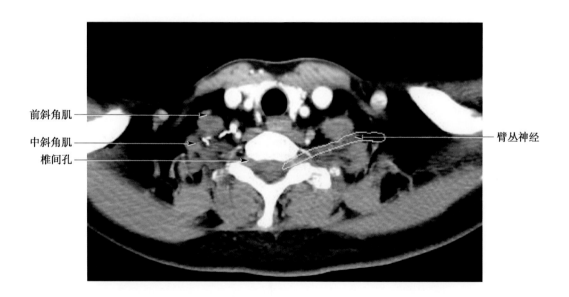

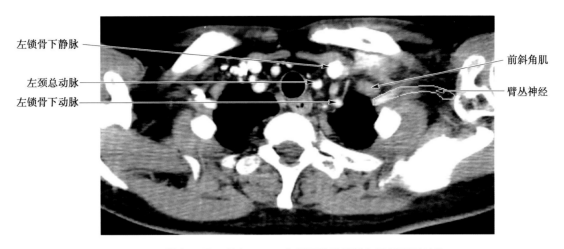

左锁骨下静脉

左颈总动脉

左锁骨下动脉

前斜角肌

臂丛神经

图 7　CT 横断面显示从上至下 3 个层面的臂丛神经及其周围结构

后 记

作为一名临床医生,撰写专业文章和参与写书是家常便饭。但真的要自己编撰专著,的确并非易事。

一不留神,自己编著出版了两本专著,而且被放疗同道视为案头必备专业书籍,总有些"诚惶诚恐、实不敢当"的感觉!

之所以斗胆编著出版了两本放疗方面的专著,完全是"无心插柳"。

第一本《头颈部肿瘤放射治疗图谱》源于 2003 年。在贵阳市第二人民医院支边期间,在放射治疗工作之余进行读书和整理自己平时积累的笔记资料,周围同行看了内容后认为简单实用、便于普及,建议编撰成书以便传阅。正好那时国内也缺乏头颈部放射治疗图谱相关内容,于是在前辈徐国镇教授的支持下,在人民卫生出版社出版。当时印象非常深刻的是书稿交给出版社后便意识到内容过于简单,但来不及修改补充便出国进修学习了半年,期间阅读了大量的当时国内看不到的相关英文专著和文献,图文并茂的写作方式让我茅塞顿开:一张好图胜过千言万语!于是便有了写一本辅助临床、便于随时参阅的工具书的冲动,并立即行动起来。8 年的时间修改出版了第 2 版,受到同行的认可和好评。目前我们已经告别了二维照射,步入调强放射治疗年代,因此又是 8 年的时间出版了第 3 版。

在出版《头颈部肿瘤放射治疗图谱》第 2 版期间,人民卫生出版社接到许多读者反馈,我在带教年轻医生时,也了解到他们的困惑:头颈放疗之所以比较难以掌握,主要在于解剖的复杂性!于是接受了人民卫生出版社关于编写《头颈部放射治疗解剖图谱》的邀请!这是个艰巨的任务!于我而言也是一个挑战!因为一个临床放疗医生,要出版解剖方面的专著何其难矣!本着学以致用、一切以实用为目的前提,我基于数年临床积累的资料,又通过不断的学习和大量文献的复习,耗费数年时间完成《头颈部放射治疗解剖图谱》的编撰,尽管也得到广大同行的一致好评,并和《头颈部肿瘤放射治疗图谱》视为案头必备专业书籍,但我总是感觉内容不尽理想,远不能达到广大读者的期望,因此在工作之余不断收集和补充大量的图文资料,形成了第 2 版。尽管仍有不少瑕疵,但较第 1 版毕竟是前进了一步,我也心有所慰。

希望《头颈部肿瘤放射治疗图谱》《头颈部放射治疗解剖图谱》这两本专业书籍能为放疗同道掌握相关内容、解决相关困惑带来一定帮助,同时更欢迎同道继续批评指正,您们的批评和指正是我不断学习和进步、不断修正不足和错误的鞭策和激励!

最后,谨以此书纪念罗湛(Ross Luo)!

一直以他为傲,他也是我前行路上的动力源泉!

金色年华永远定格在 29 岁,而我们在一起共同生活的时间不足 13 年!

也以此书衷心感谢在异国他乡陪伴他 10 年之久的 Catherine Steffel!

惟愿天下无痛,大爱无疆,天上人间共安好!

2023 年 1 月 27 日